들어가며

내가 처음으로   서다. 면역학 교수가 강의를 시작할 때 "면역ㅎ ~~~~~~~~~~~~~~~ 내가 이야기하는 것이 조만간 거짓말이 될지 모른다"라고 한 말을 듣고, '그런 학문이 있나?' 하며 매우 놀람과 동시에 흥미가 생긴 것을 지금도 확실히 기억하고 있다. 물론 당시에는 내가 면역학 기초 연구자가 될 거라고 꿈에도 생각지 않았지만 말이다.

당시 면역학의 핵심은 문자 그대로 '유행병에는 두 번 걸리지 않는다(면역의 어원)'라는 면역의 원리, 다시 말해 감염증에 대한 방어 기구(자연 면역계)를 해명하는 것이었다. 마침내 단일 클론(Monoclonal) 항체의 등장으로 T세포에는 두 가지 종류(당시 CD4와 CD8이라고는 불리지 않았다)가 있다는 사실이 밝혀졌고, IL-1(당시에는 '모노카인'이라고 불렸다)과 IL-2(당시에는 '림포킨'이라고 불렸다)의 존재가 증명된 시기였다.

그러나 이후 면역학의 발전으로 감염증에 대한 방어 원리가 해명되고, 많은 세포 간의 네트워크가 잇따라 밝혀진 덕분에 많은 염증성 질환에 면역계가 어떻게 관여하는지 알 수 있게 됐다. 더 나아가 최근에는 암세포의 치료를 위해 면역계를 조작하는 방법도 임상 응용 단계에 접어들었다.

이 책에서는 현재까지 밝혀진 면역의 원리와 구조를 가능한 한 알기 쉽게 설명했다. 하지만 이 책의 내용도 지금으로부터 30년 정도 지나면 몇몇 내용이 '거짓말'이 될지도 모른다. 이처럼 여전히 밝혀지지 않은 부분이 많은 학문이 바로 '면역학'이다.

마쓰모토 켄지(松本 健治)

○ 목차 ○

 1장_면역 체계

2장_면역을 담당하는 것

3장_외적 격퇴 프로세스

4장_감염증과 예방접종

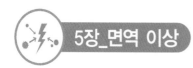

5장_면역 이상

6장_면역과 의료

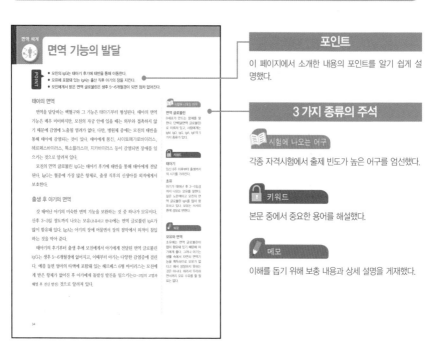

포인트

이 페이지에서 소개한 내용의 포인트를 알기 쉽게 설명했다.

3가지 종류의 주석

시험에 나오는 어구

각종 자격시험에서 출제 빈도가 높은 어구를 엄선했다.

키워드

본문 중에서 중요한 용어를 해설했다.

메모

이해를 돕기 위해 보충 내용과 상세 설명을 게재했다.

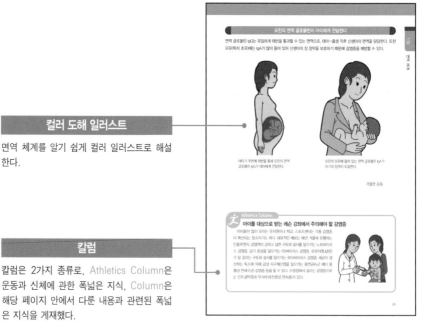

컬러 도해 일러스트

면역 체계를 알기 쉽게 컬러 일러스트로 해설한다.

칼럼

칼럼은 2가지 종류로, Athletics Column은 운동과 신체에 관한 폭넓은 지식, Column은 해당 페이지 안에서 다룬 내용과 관련된 폭넓은 지식을 게재했다.

면역 체계

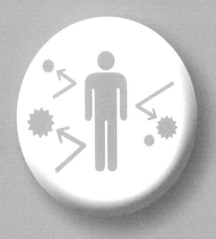

면역이란?

- 면역은 병원체에게서 몸을 지키는 체계를 말한다.
- '유행병은 두 번 걸리지 않는다'라는 사실은 오래전부터 알려져 있다.
- 의학에 면역을 이용한 것은 제너의 종두에서 시작됐다.

'같은 병에 두 번 걸리지 않는다'라는 것은 경험상으로 알고 있다

면역의 '면(免)'은 '면하다', '피해를 입지 않고 지나간다', '역(疫)'은 역병, 즉 유행병이라는 뜻이다. 따라서 면역은 '유행병에 걸리지 않고 지나간다'라는 의미이다. 다시 말해, 면역은 세균, 바이러스 등의 병원체(14쪽 참조)로부터 몸을 지키는 장치를 말한다.

옛날부터 어떤 종류의 병(감염증)은 한 번 걸리면 두 번 다시 걸리지 않으며, 설사 걸린다고 해도 가볍게 지나가는 것으로 알려져 있다. 이것이 바로 면역의 기능을 의미한다고 볼 수 있다.

면역이 의학에 이용된 것은 18세기 말경이다. 에드워드 제너(Edward Jenner)라는 영국 의사가 감염력이 강하고 사망률도 높은 천연두를 예방하기 위해 천연두에 가까운 바이러스인 소의 감염증 '우두(牛痘)'에 감염된 여성의 손에 생긴 병변을 채취해 인체에 접종한 종두(種痘)라는 예방접종에서 시작한 것으로 알려져 있다.

사람은 진화 과정에서 우리 주위에 있는 무수히 많은 병원체에게서 몸을 지키는 면역 기능을 몸에 익히고 종으로서의 생명을 이어왔다. 예를 들어 피부와 점막은 물리적인 벽이 돼 병원체의 침입을 저지할 뿐 아니라 병원체가 갖고 있는 공통의 구조를 인식해 병원체를 공격한다(자연면역계). 그 벽을 돌파해 병원체가 체내에 침입하면 혈관 안이나 조직 등 몸의 여기저기에 있는 백혈구(46쪽 참조)들이 협력해 공격한다. 그리고 다음 번에 이와 똑같은 병원체가 침입하면 처음 공격 때보다는 훨씬 효율적으로 제거할 수 있도록 기억을 남긴다(획득면역계).

면역
세균, 바이러스 등과 같은 병원체에게서 몸을 지키는 원리를 말한다.

백신
감염증을 예방하기 위한 접종으로 병원체를 무독화하거나 약하게 한 것을 말한다. 체내에서 특이적인 면역을 만들게 한다.

우두
소가 걸리는 바이러스성 감염증을 말한다. 사람도 걸리기는 하지만 증상은 가볍다. 사람에게 심각한 감염증을 일으키는 천연두와 바이러스 DNA가 가까워 옛날에는 천연두의 예방접종에 이용됐다.

자연면역계
종(種)을 뛰어넘어 하등 생물에까지 존재하는 병원체로부터의 방어 기구를 말한다. 병원체가 갖고 있는 공통 구조를 인식하고 면역 응답을 시작하며, 세포와 조직이 상해를 입었을 때 발동한다.

획득면역계
감염과 예방접종 등으로 얻은 면역을 말한다. 스스로 항체를 만드는 능동면역과 타개체가 만든 항체에 따른 수동면역이 있다.

면역학의 시초

에드워드 제너는 우두에 걸린 사람은 천연두에 걸리지 않는다는 현상에 주목해 1798년에 천연두 백신을 개발했다. 백신 접종의 효과는 매우 컸고, 이후 천연두는 빠른 속도로 진정됐다. 이것이 면역학의 시초로 여겨진다.

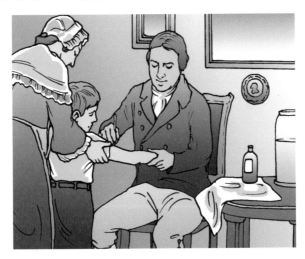

면역의 기능

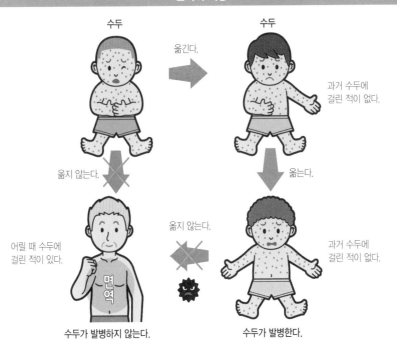

수두

수두

옮긴다.

과거 수두에
걸린 적이 없다.

옮지 않는다.

옮는다.

어릴 때 수두에
걸린 적이 있다.

면역

옮지 않는다.

과거 수두에
걸린 적이 없다.

수두가 발병하지 않는다.

수두가 발병한다.

※발병 : 질환의 경과 중에 증상이 악화되는 것

사람에게 외적이란?

- 육안으로 보이지 않을 정도의 작은 생물을 '미생물'이라고 한다.
- 주요 미생물에는 세균, 바이러스, 곰팡이(진균) 등이 있다.
- 미생물 등에 감염돼 병을 일으키는 것을 '병원체'라고 한다.

무수히 많은 세균과 바이러스, 곰팡이…

우리 주변에는 미생물이 셀 수 없을 정도로 많다. 미생물은 육안으로 보이지 않을 정도로 작은 생물을 말하며 세균, 바이러스, 곰팡이(진균), 유글레나와 같은 미세조류, 아메바와 같은 원생생물 등이 있다. 미생물에는 사람에게 병을 일으키는 것, 인체에 정착해 유익한 일을 하는 것, 사람에게 좋지도 나쁘지도 않은 것이 있다. 또한 같은 세균이라도 사는 장소에 따라 유해하기도 하고 무해하기도 한다. 일반적으로 생물에 감염돼 병을 일으키는 미생물을 병원체라고 하는데, 이 책에서는 이를 '외적'이라고 표현한다. 면역은 외적을 물리치는 기능을 한다.

〈주요 미생물과 특징〉

● 세균(크기 1~5㎛)

세포막 안에 세포질과 세포핵을 갖고 있는 세포로, 스스로 세포 분열해 증식한다. 병원체에는 대장균, 결핵균, 살모넬라균 등이 있다.

● 바이러스(크기 0.02~0.1㎛)

껍질에 유전 정보를 기록한 DNA나 RNA가 들어 있을 뿐 세포는 아니기 때문에 스스로 증식하지는 못한다. 병원체에는 인플루엔자 바이러스, 노로 바이러스, 간염 바이러스 등이 있다.

● 곰팡이(진균. 크기 수~수십㎛)

엽록소를 갖고 있지 않은 식물성 생물을 진균(균류)이라고 하며, 곰팡이, 버섯, 효모 등이 이에 해당한다. 병원체에는 백선균, 칸디다 등이 있다.

미생물
육안으로는 보이지 않는 크기의 생물을 말한다. 세균, 바이러스, 곰팡이(진균), 미세조류, 원생생물 등이 있다.

세균
세포의 형태를 띠고 있고 자력으로 분열해 증식할 수 있다. 대장균 등이 있으며, 유산균 등 인체에 유익한 세균도 있다.

바이러스
DNA 또는 RNA와 이것을 감싸는 껍질로 이뤄진 미생물을 말한다. 다른 생물의 세포에 침입한 후 스스로를 복제해 증식한다. 인플루엔자 바이러스 등이 있다.

프리온
단백질로 구성된 감염성 인자를 말한다. 소해면상뇌증(광우병)과 크로이츠펠트-야코프병 등과 같은 신경 변성 질환의 원인이 된다.

면역의 대상은 외적만이 아니다
외적이라고 볼 수 없는 음식이나 꽃가루, 체내에서 생긴 암 등도 면역의 공격 대상이 되기도 한다(알레르기와 암 면역 참조).

병원체의 종류

병을 일으키는 원인이 되는 미생물을 병원체라고 하며, 병원체는 크게 세균, 바이러스, 곰팡이(진균) 등이 있다.

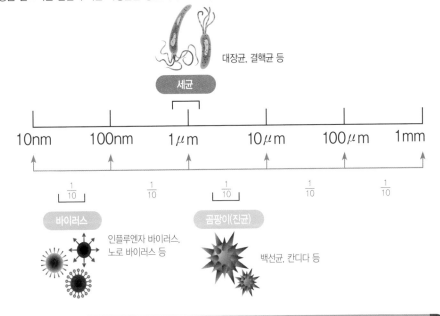

사람과 병원체의 크기 비교

예를 들면 사람의 신장(약 150cm)을 3,776m의 산으로 대체한 경우, 각 미생물의 크기는 대략 다음과 같다.

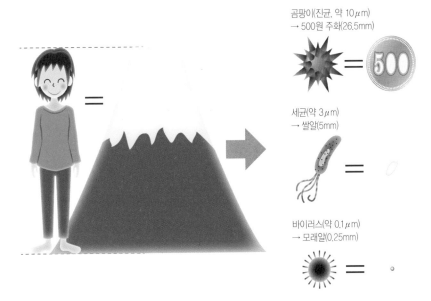

감염이란?

POINT
- 병원체가 몸 표면이나 체내에서 증식한 상태를 '감염'이라고 한다.
- 감염 결과로 나타난 병을 '감염증'이라고 한다.
- 병원체가 침입하는 경로를 '감염 경로'라고 한다.

감염은 병원체가 체내에서 증식하는 것

감염은 병원체가 몸 표면에 달라붙거나 체내에 침입해 몸 어딘가에서 증식한 상태와 그 과정을 말하며, 그 결과로 나타난 병을 감염증이라고 한다.

세균은 스스로 증식할 수 있기 때문에 부착·침입한 장소의 온·습도, 산소 등이 적합하고 영양이 충분하면 계속 세포 분열을 하면서 증식한다.

바이러스는 점막과 상처를 통해 체내에 침입하고 세포 안에 잠입한 후 그 세포의 단백을 만드는 원리를 이용해 스스로를 대량으로 복제한다. 새로운 바이러스는 세포를 파괴하고 뛰쳐나와 다음 세포로 잠입, 증식한다.

감염증은 병원체에 감염돼 몸의 조직이 파괴되거나 면역의 공격에 따라 염증(118쪽 참조)이 일어나 통증과 발열, 설사와 구토, 기침 등과 같은 다양한 증상을 보이는 상태를 말한다. 면역이 승리해 병원체를 격퇴할 수 있으면 증상은 사라지고 병은 치유된다. 그러나 면역이 패배해 병원체의 세력이 우세해지면, 병원체가 전신으로 퍼지거나 최악의 경우 사망하는 원인이 되기도 한다.

다양한 감염 경로

병원체가 침입하는 경로를 감염 경로라고 한다. 주요 감염 경로에는 음식물 등을 거쳐 입으로 옮는 경구감염, 손이나 기구의 접촉으로 옮는 접촉감염, 기침 등으로 튄 침방울(비말, 飛沫)을 흡입해 옮는 비말감염, 침방울이 말라 공중에 떠도는 것을 흡입해 옮는 공기감염(비말감염), 수혈과 주삿바늘 등으로 옮는 혈액감염 등이 있다.

시험에 나오는 어구

감염
세균, 바이러스 등과 같은 병원체가 몸 표면이나 체내에서 증식한 상태 또는 그 과정을 말한다.

감염증
병원체가 체내에 증식해 일어나는 질병으로, 감염되면 발열이나 통증, 기침, 구토 등과 같은 증상이 나타난다.

키워드

감염 경로
병원체가 몸 안으로 침입하는 경로를 말한다. 경구감염, 접촉감염, 비말감염, 공기감염 등이 있다.

메모

모자감염
임신 중에 모체에게서 태아에게, 출산 시에 산도를 통해, 산후 수유 시에 엄마에게서 아기에게 감염되는 경우를 '모자감염(수직감염)'이라고 한다. 임신 초기에 풍진에 걸리면 태아의 청각에 장애를 일으킬 수 있으므로 미리 풍진 예방접종을 하는 것이 중요하다.

주요 감염 경로

병원체의 감염 경로는 다양하며, 주요 감염 경로는 다음과 같다.

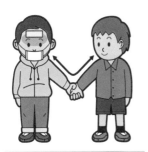

접촉감염

감염자와 직접 접촉해 감염된다(농가진,
임질(淋病), 매독, 광견병, 파상풍 등).

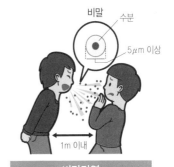

비말감염

병원체를 포함한
침방울을 흡입해 감염된다(인플루엔자, 풍진,
유행성 이하선염, 백일해, 세균성 폐렴,
마이코플라스마 폐렴 등).

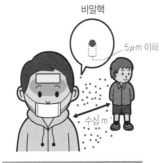

공기감염

공기에 떠도는 미세한 입자에 의해
감염된다(결핵, 홍역, 수두).

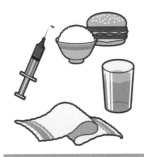

매개물 감염

오염물을 거쳐 감염된다(식중독,
인간면역결핍바이러스(HIV) 등).

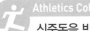
Athletics Column

식중독을 방지하기 위해

편의점 도시락이나 급식, 식당에서 발생하는 집단 식중독은 대부분 조리하는 사람에 따른 감염이다. 조리업
종사자는 손에 상처가 나서 황색포도상구균에 감염되거나 본인 또는 가족이 감염성 설사(특히 노로 바이러스)
증상이 있는 경우 조리를 하지 않는 것이 중요하다. 또한 가족 중 구토 설사 환자가 있을 경우, 구토물이나 배설
물에는 병원성 세균이나 바이러스가 포함돼 있으므로 적절한 방법으로 처리한 후에 손을 깨끗이 씻어야 한다.

자연면역과 획득면역

POINT

- 타고난 면역을 '자연면역'이라고 한다.
- 항원에 특유의 미세한 구조를 인식하고 기억했다가 다음 번 감염에 대비하는 면역을 '획득면역'이라고 한다.
- 획득면역은 외적에 대해 맞춤형으로 얻어진다.

태어날 때 갖고 있는 자연면역

자연면역은 사람뿐 아니라 종(種)을 뛰어넘어 많은 생물이 갖고 태어나는 방어 기구로, 외적의 침입을 감지해 먹어 죽이는 장치이다.

포유류의 경우, 외적이 침입하면 TLR(톨 유사수용체, 98쪽 참조)이라는 수용체가 감지한다. TLR은 외적인 미생물이 공통적으로 갖고 있는 구조를 인식하는 수용체로, 외적이 이와 결합하면 그 세포가 적이라고 인식한다. 사람의 TLR은 전신의 피부와 점막 등을 구성하는 상피세포와 백혈구 등에 있다. TLR이 외적의 침입을 감지하면 세포에게서 일종의 생리 활성 물질이 방출되고, 그 작용으로 조직에 염증이 생겨 상처가 회복되기 시작하며, 식균 작용을 하는 백혈구(식세포)가 모여들어 침입한 외적을 차례대로 잡아먹는다.

자연면역 기능은 세포와 조직이 상처를 입은 경우에도 발동한다.

외적과 전쟁을 거쳐 몸에 익히는 획득면역

척추동물은 자연면역과 더불어 획득면역 기능도 갖고 있다. 백혈구의 림프구(54쪽 참조)가 자연면역을 담당하는 세포에게서 외적의 상세 정보를 입수한 후 그 정보를 바탕으로 총공격을 개시한다. 어떤 림프구는 사령탑이 되고, 다른 림프구는 감염된 세포를 파괴하며, 또 다른 림프구는 항체라고 불리는 무기로 공격한다. 외적을 격퇴한 후 전쟁에 참가한 세포의 일부가 계속 살아남아 외적을 기억하는데, 이것이 획득면역의 기억 원리이다.

 시험에 나오는 어구

자연면역
병원체의 공통 구조를 인식하고 면역반응을 시작한다. 세포와 조직이 손상돼도 발동한다.

획득면역
병원체와 싸워 병원체에 관한 기억을 남기는 구조로, 다음에 외적이 침입했을 때는 면역반응이 신속하게 일어난다. 림프구(T세포, B 세포)가 그 역할을 담당하고, 사람, 상어, 연골어류와 같은 척추동물만이 갖고 있다.

 키워드

식균 작용
백혈구가 침입한 세균 등을 먹어 죽이는 기능이다.

식세포
식균 작용이 있는 백혈구, 호중구, 대식세포(마크로파지), 수지상세포(52, 68, 70쪽 참조)가 있다.

 메모

획득면역은 오더메이드
획득면역은 침입한 병원체에 대해 오더메이드(주문 제조)로 구축되며, 다른 병원체에는 효과가 없다. 이처럼 특정 외적에 대해 작용하는 방어를 '특이적 생체 방어'라고 한다(24쪽 참조).

자연면역과 획득면역

식세포에 따른 식균 기능은 태어날 때 갖고 있는 면역 구조로, 이를 '자연면역'이라고 한다. 한편 과거에 침입한 외적의 특징과 공격 방법을 기억하고 다음에 침입에 대비하는 것을 '획득면역'이라고 한다. 획득면역은 외적에 대해 오더메이드(주문, 제조)로 형성되므로 다른 병원체에는 효과가 없다.

자연면역의 기능

호중구. 대식세포와 같은 식세
포가 체내에 침입한 세균을 공
격한다.

호중구

세균

대식세포

획득면역의 기능

침입한 세균을 식세포가 공격
한다. 면역의 사령탑인 T세포
와 B세포도 외적에 대비한다.

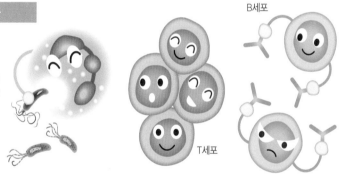

B세포

T세포

이전과 같은 세균이 침입하면
식세포와 T세포, B세포가 총공
격한다.

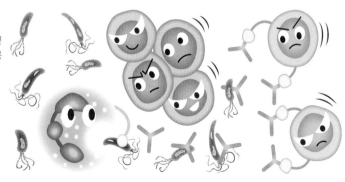

면역 체계의 전체 이미지

- 피부와 점막이 물리적인 방벽이 돼 외적의 침입을 저지한다. 또는 상피세포의 미생물 센서가 병원체를 감지해 병원체에 응답을 개시한다.
- 상처를 통해 외적이 침입하면 식세포가 잡아먹어 공격을 막는다.
- 식세포(수지상세포)가 잡아먹은 병원체에 특징적인 항원을 T세포에 제시하면 백혈구들이 총공격한다.

우선 자연면역으로 방어한다

피부와 점막은 외적을 물리적으로 방어할 수 있지만(40쪽 참조), 상처를 입으면 그곳으로 외적이 침입한다(건강한 피부를 통해 침입하는 외적도 있다). 상피세포의 TLR이 외적의 침입을 감지하면 세포에서 위기를 알리는 화학물질이 방출된다. 한편, 피부와 점막에 있는 대식세포와 수지상세포가 각각의 TLR로 외적을 감지해 죽인다. 특히, 대식세포는 대식가답게 빠른 속도로 외적을 잡아먹는다. 더 나아가 세포에서 방출한 화학물질이 불러들인 호중구(52쪽 참조)도 침입한 외적을 잡아먹는다.

총공격을 가해 물리치고 기억한다

외적을 먹어치운 수지상세포와 대식세포는 림프절로 이동해 그곳에 있는 림프구의 T세포(T림프구)에 보고한다(항원 제시, 100쪽 참조). 그러면 T세포가 활성화돼 백혈구에게 공격을 하라고 지시한다(102, 104쪽 참조). 이 지시에 따라 림프구의 B세포(B림프구)는 그 외적을 상대하는 무기인 항체를 방출하고(106쪽 참조), 다른 T세포는 외적의 확산을 방지하기 위해 감염된 세포를 파괴한다(110쪽 참조). 외적이 사멸하면 T세포가 승리를 선언하고 쓸데없는 공격을 멈추게 한다(114쪽 참조).

상황이 종료되면 대부분의 T세포는 죽어버리지만, 일부 T세포가 오래(때로는 평생) 살아남아 다음 번 침입에 대비한다(기억한다).

 시험에 나오는 어구

T세포
림프구의 일종으로, T 림프구라고도 불리며, 면역의 중심 역할을 한다(56쪽 참조).

B세포
림프구의 일종으로, B림프구라고도 불리며, 활성화하면 항체를 생산, 방출한다(58쪽 참조).

 키워드

항체
B세포가 만드는 단백질로 이뤄진 무기(武器)이다. 외적에 달라붙어 무력화하거나 식세포의 공격 표식이 된다(108쪽 참조).

 메모

지시 없이도 움직이는 NK세포
NK(내추럴 킬러)세포는 T세포의 지령을 받지 않아도 자신의 판단으로 외적에 감염된 세포와 암세포를 공격하는 기능을 한다. 림프구의 일종이다(66쪽 참조).

면역 체계의 전체 이미지

면역 체계는 상피세포와 식세포가 담당하는 자연면역과 일부 식세포의 정보를 바탕으로 발동하는 획득면역이 반복된다. 다음은 전체적인 이미지다.

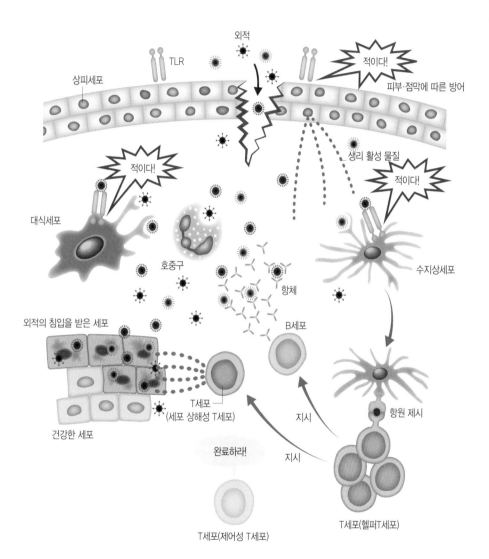

비특이적 생체 방어

- 비특이적 생체 방어는 자연면역을 말한다.
- 어느 외적에 대해서도 상대를 특정하지 않고 무차별로 공격을 가하기 때문에 자연면역은 비특이적으로 간주된다.

'비특이적'이란 어떤 의미인가?

"저 사람은 특이한 재능이 있다"라는 말의 의미는 '저 사람은 다른 사람과 다른 특별한 재능을 갖고 있다.'라는 것이다. 특이는 '특별한', '다른 것과 다른', '독특한'이라는 의미를 가진 단어이다. 그러면 비특이란 어떤 의미일까? 비(非)는 '부정(否定)'의 뜻이므로 비특이는 '특별하지 않다', '독특하지 않다'라는 뜻이 된다. 또한 비특이적 생체 방어란, 자연면역을 담당하는 상피세포와 백혈구가 침입하는 외적을 발견하면 상대를 특정하지 않고 무차별 공격을 가하는 것, 다시 말해 18쪽에서 설명한 자연면역을 가리킨다. 자연면역이 비특이적인 이유는 외적의 미세한 구조를 특정하지 않고 어느 외적에 대해서도 무차별 공격을 가하기 때문이다.

대식세포 등과 같은 식세포가 자연면역을 담당한다

비특이적 생체 방어(자연면역)를 담당하는 것은 주로 외계와 접하는 상피세포, 호중구나 대식세포와 같은 식세포(96쪽 참조), 최근 발견된 자연 림프구이다.

호중구는 전체 백혈구의 약 60%를 차지하고, 특히 세균이 침입했을 때 힘을 발휘한다. 대식세포는 식균이 전문인 세포로, 대식가이기 때문에 대식세포라고 불린다. 외적을 인식한 세포는 일종의 생리 활성 물질을 방출하고, 염증을 일으키거나 백혈구를 불러들인다.

특이적 생체 방어

특정 외적에는 특정 면역이 작용한다

22쪽에서 언급했듯이 특이(特異)란, '특별한', '다른 것과 다른', '독특한'이라는 의미이다. 또한 특이적 생체 방어란, 특정 외적에 특정 면역이 작용하는 것, 즉 18쪽에서 설명한 획득면역 체계를 가리킨다. 획득면역에서 중심적인 역할을 하는 T세포가 자신이 인식할 수 있는 외적에만 특이적으로 작용한다.

몸 어딘가에서 외적을 둘러싸고 있는 수지상세포(70쪽 참조)는 그 조각(항원, 28쪽 참조)을 T세포에 외적이 침입한 증거로 제시한다. 이를 항원 제시(100쪽 참조)라고 하며, 이 기능을 전문으로 담당하는 수지상세포는 프로페셔널 항원 제시 세포라고 불린다.

수지상세포에게서 항원 제시를 받은 T세포는 면역의 사령탑 역할을 한다. 다만, 항원 제시에 반응해 활성화하는 것은 그 항원을 인식할 수 있는 힘을 가진 T세포뿐이다. 예를 들면 수지상세포가 제시한 항원이 X였을 때 X를 인식할 수 없는 T세포는 반응하지 않고, X를 인식할 수 있는 T세포만이 활성화돼 X를 대상으로 면역을 기동한다. 또한 우리 몸에는 어떤 외적이 침입해도 대응할 수 있도록 다양한 T세포(나이브 T세포, 56쪽 참조)가 준비돼 있다.

그리고 활성화한 T세포가 중심이 돼 외적을 물리친 후 살아남은 일부 T세포가 다음 번 침입에 대비하는 것도 특이적 생체 방어의 중요한 포인트이다. 또한 처음 침입한 외적에 대해 특이적인 면역반응이 일어나 기억을 남기고 다음 번 침입 때 바로 반응할 수 있는 상태가 되는 것을 감작(感作)이라고 한다.

특이적 생체 방어

하나의 T세포는 하나의 외적의 특징밖에 인식할 수 없기 때문에 어떤 적의 침입에도 대응할 수 있도록 여러 T세포가 대기하고 있다. 외적과 딱 맞는 T세포만이 수지상세포에게서 항원 제시를 받아 증식한다.

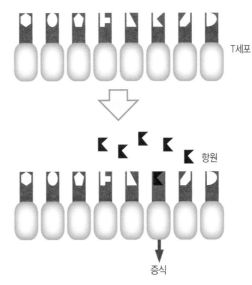

여러 유형의 T세포가 대기하고 있다.

T세포

항원

항원 제시 세포(수지상세포 등)가 제시하는 이물질의 일부에 특이적으로 결합하는 T세포가 증식해 면역 응답을 개시한다.

증식

특이적 생체 방어의 효율적인 구조

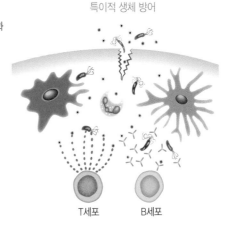

비특이적 생체 방어

수지상세포

호중구

세균, 바이러스 등과 같은 외적

대식세포

특이적 생체 방어

T세포   B세포

비특이적 생체 방어만으로 대응하려는 하는 경우, 방대한 수의 식세포가 필요할 뿐 아니라 방어 가능 여부도 알 수 없다.

특이적 생체 방어로 대응한 경우, 앞쪽에서 식세포가 저지하는 사이에 T세포와 B세포가 적을 분석해 정확하게 물리친다. 특히 두 번째 침입했을 때는 항체 등을 사용해 감염을 예방한다.

액성면역과 세포성면역

- 획득면역에는 액성 면역과 세포성 면역이 있다.
- 액성면역은 세포에 침입하지 않은 외적을 항체가 돼 격퇴하는 기능이다.
- 세포성면역은 세포에 침입한 외적을 세포별로 파괴해서 격퇴하는 기능이다.

항체가 담당하는 액성면역

획득면역은 액성면역(체액성 면역)과 세포성 면역으로 나뉜다.

액성면역이란, 림프구의 B세포가 만드는 항체로 외적을 물리치는 방법을 말한다. 항체는 단백질로 이뤄져 있으며 혈액, 타액, 점액 등과 같은 체액에 섞인 상태로 존재하기 때문에 '액성'이라고 불린다.

외적이 침입했다는 보고를 받은 T세포는 B세포에게 항체를 만들도록 한다. 그리고 B세포에서 방출된 항체는 외적에 달라붙어 외적을 무력화하거나 식세포가 다시 외적을 잡아먹기 위한 표식이 된다(108쪽 참조).

액성면역은 세균이 사람의 세포에 침입하지 않도록 외적을 공격한다.

세포 상해성 T세포 등이 담당하는 세포성면역

획득면역의 일종인 세포성면역은 림프구의 세포 상해성 T세포(110쪽 참조)와 NK세포(112쪽 참조), 대식세포와 같은 백혈구(식세포)가 역할을 담당하기 때문에 '세포성면역'이라고 불린다.

세포성면역은 바이러스, 결핵균 등 사람의 세포에 들어와 증식하는 유형의 외적을 격퇴하는 구조이다. 외적이 들어온 세포가 감염됐다는 신호를 보내면 세포 상해성 T세포 등이 세포를 파괴한다. 세포는 자기 자신 중 일부이지만, 세포에 들어온 외적에는 항체가 달라붙지 않으므로 세포별로 파괴해 더 이상 감염이 확대되는 것을 방지하는 것밖에 할 수 없다.

시험에 나오는 어구

액성 면역(체액성 면역)
항체를 사용해 외적을 공격하는 구조를 말한다. 세균 등 사람의 세포에 잠입하지 않는 유형의 외적을 공격한다.

세포성 면역
세포 상해성 T세포와 대식세포가 감염 세포를 파괴해 외적을 물리치는 구조를 말한다. 바이러스 등 사람의 세포에 잠입하는 유형의 외적을 공격하는 방법이다.

키워드

획득면역
T세포가 중심이 돼 특이적으로 외적과 싸우는 면역 구조를 말한다. 한 번 싸운 적이 있는 외적을 기억하고 두 번째로 침입하면 신속하게 대처한다.

메모

세포 상해성 T세포
'킬러 T세포'라 불리는 것으로, Tc 세포, CTL이라고 한다. 주로 CD8이라 불리는 표식을 갖고 감염 세포의 세포막에 구멍을 뚫어 아포토시스를 일으키는 물질을 주입한다.

체액성면역

B세포가 만드는 항체로, 외적을 공격하는 구조를 말한다. 외적에 항체가 달라붙으면 외적을 파괴하거나 무력화하고, 식세포가 외적을 식균하는 표식이 된다.

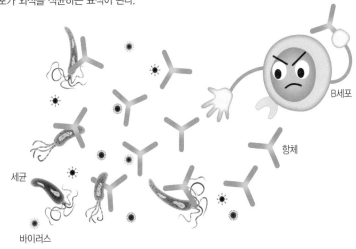

B세포

항체

세균

바이러스

세포성면역

세포 안에 들어온 외적을 격퇴하는 구조를 말한다. 외적이 세포 안으로 들어오면 B세포의 항체가 달라붙을 수 없기 때문에 감염이 확대되는 것을 방지하기 위해 감염 세포별로 파괴한다.

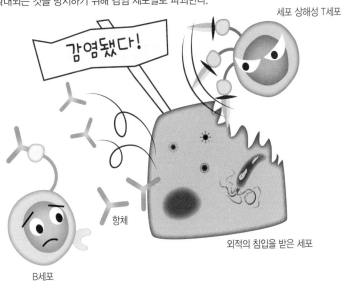

감염됐다!

세포 상해성 T세포

항체

외적의 침입을 받은 세포

B세포

항원과 항원 수용체

- T세포와 B세포의 표면에는 항원 수용체가 있다.
- 항원 수용체와 결합해 면역반응을 일으키는 물질을 '항원'이라고 한다.
- T세포와 B세포의 항원 수용체는 기본 구조와 역할이 다르다.

면역반응은 항원과 항원 수용체의 결합으로 시작된다

면역은 병원체 등과 같은 항원이 면역을 담당하는 T세포와 B세포가 가진 항원 수용체와 결합하면서 시작된다. 이처럼 면역의 원리가 작동하는 것을 면역반응이라고 한다.

항원은 인체에 침입해 면역반응을 일으키는 이물질을 통틀어 말하는 것이다. 세균, 바이러스 등과 같은 병원성 미생물, 일종의 단백질과 당류, 독소 등이 있다. 혈액형이 다른 혈액과 조직의 형태가 다른 타인의 장기 등도 항원이 되고, 이것들이 체내에 침입하면 면역반응이 활발하게 일어난다. 그뿐만 아니라 자기 자신의 세포를 파괴해 방출하는 성분도 항원이 되고 강한 면역반응을 일으킨다.

진드기, 꽃가루, 밀 등과 같이 알레르기를 일으키는 물질의 항원을 알레르겐이라고 부른다. 또한 항원이 항원 수용체에 결합하는 부분(분자) 또는 입체 구조를 에피토프(Epitope)라고 한다.

T세포와 B세포의 항원 수용체

항원 수용체는 T세포와 B세포의 세포 표면에 있는 단백질의 구조를 말한다. T세포의 항원 수용체(TCR, 56쪽 참조)와 B세포의 항원 수용체(BCR, 58쪽 참조)의 기본 구조와 역할은 다르다.

T세포의 항원 수용체는 항원 제시 세포인 수지상세포가 제시하는 항원과 주요 조직 적합 항원(MHC)의 복합체를 인식하지만, B세포의 항원 수용체는 항원을 직접 인식한다.

항원
영어로 'antigen'으로, 림프구가 가진 항원 수용체에 결합해 면역반응을 일으킨다.

항원 수용체
T세포와 B세포의 표면에 있는 항원이 결합하는 단백질의 구조를 말한다. 수용체의 세부 구조는 모두 다르다.

알레르기
특정 이물질(항원)에 대해 과잉 면역반응을 일으키는 것을 말한다. 유전과 생활환경 등이 원인으로 알려져 있다.

알레르겐
알레르기의 원인인 항원을 '알레르겐'이라고 부른다. 즉, 알레르기+항원이라는 의미이다.

항원이 되는 조건
어느 정도 큰 분자일 것, 구조가 복잡할 것 등이다. 물과 미네랄, 포도당, 비타민 등과 같은 작은 분자만으로는 항원이 될 수 없다. 다만, 작은 분자의 것이라도 단백질과 결합해 ('합텐'이라고 한다) 항원이 되기도 한다.

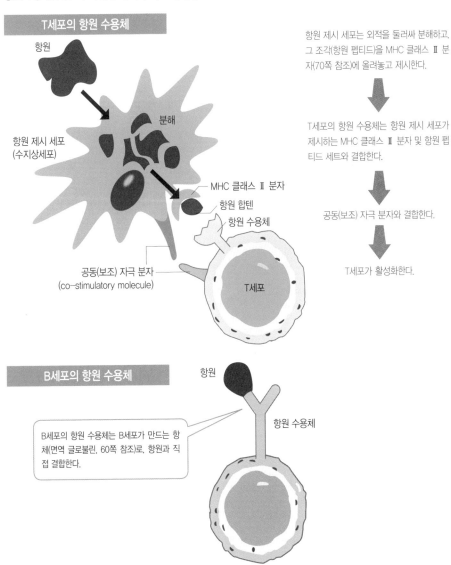

항원과 항원 수용체

T세포 등과 같은 림프구의 표면에는 항원 수용체가 있는데, 여기에 딱 맞는 항원이 결합하면 면역반응이 시작된다. 항원 수용체는 림프구의 종류에 따라 다르며, 동종의 림프구라도 각 항원 수용체의 미세 구조가 다르다.

T세포의 항원 수용체

항원

분해

항원 제시 세포
(수지상세포)

MHC 클래스 Ⅱ 분자

항원 합텐

항원 수용체

공동(보조) 자극 분자
(co–stimulatory molecule)

T세포

항원 제시 세포는 외적을 둘러싸 분해하고, 그 조각(항원 펩티드)을 MHC 클래스 Ⅱ 분자(70쪽 참조)에 올려놓고 제시한다.

T세포의 항원 수용체는 항원 제시 세포가 제시하는 MHC 클래스 Ⅱ 분자 및 항원 펩티드 세트와 결합한다.

공동(보조) 자극 분자와 결합한다.

T세포가 활성화한다.

B세포의 항원 수용체

항원

항원 수용체

B세포의 항원 수용체는 B세포가 만드는 항체(면역 글로불린, 60쪽 참조)로, 항원과 직접 결합한다.

항원을 한 번도 인식한 적이 없는 나이브 B세포의 항원 수용체는 항원을 항체인 IgM(면역 글로불린의 일종, 34쪽 참조)으로 인식하면, 활성화한 T세포의 지시로 증식해 항체를 방출한다(106쪽 참조). 과거에 그 항원을 인식한 적이 있는 메모리 B세포(116쪽 참조)의 항원 수용체가 IgG(34쪽 참조)로 그 항원과 결합하면, 항원이 남아 있다고 인식해 증식을 신속하게 개시해 항체를 방출한다.

자기관용의 원리

POINT
- 면역이 자기 자신을 공격하지 않는 것을 '자기관용'이라고 한다.
- T세포에 항원 수용체가 형성되면 자기 자신을 적으로 간주하는 자가반응성 T세포가 만들어지는데, 이때 제어성 T세포가 면역반응을 억제한다.

자신을 적으로 간주하는 T세포는 실격이다

면역은 기본적으로 자기 자신을 공격하지 않는데, 이를 자기관용이라고 한다. 당연하다고 생각할지 모르지만, 이에는 절묘한 원리가 숨어 있다.

항원 수용체는 면역의 중심 역할을 담당하는 T세포가 만들어질 때 랜덤으로 형성된다. 따라서 어떤 항원과 맞닥뜨려도 대응할 수 있는 T세포 '군대'를 준비할 수 있다. 그런데 랜덤으로 형성되기 때문에 자기 자신을 적으로 간주하는 항원 수용체를 가진 T세포인 자가반응성 T세포도 일정 수 생긴다. 그러나 이들 세포는 외적에 특화된 T세포를 선발하는 기관인 흉선에서 실격돼 배제된다(76쪽 참조). 하지만 흉선의 엄격한 선발을 뚫고 '현장'으로 나오는 자가반응성 T세포도 있다. 제어성 T세포(114쪽 참조)라 불리는 T세포는 자가반응성 T세포에서 면역반응이 일어나지 않도록 한다.

오래된 자신의 세포를 처리하기 위해 수용한 항원 제시 세포가 자가반응성 T세포를 만나면 둘러싼 것의 조각을 제시하지만, 외적인지 아닌지 등과 같은 정보(공동(보조)자극)는 없다. 자가반응성 T세포는 이 어중간한 보고 탓에 마비 상태(아네르기, 102쪽 참조)가 돼 제 기능을 하지 못하게 된다.

한편 세포가 파괴돼 세포 안의 물질이 누설되면 이를 경고로 보고 자기 자신의 세포에게서 나온 것(자가 항원)이라도 면역반응이 일어난다. 이 원리를 '덴저 모델'이라고 한다(31쪽 그림 참조).

시험에 나오는 어구

자기관용
면역이 자기 자신을 공격하지 않는 것을 말한다.

자가반응성 T세포
자기 자신을 적으로 간주하는 T세포를 말한다. 흉선의 선발에서는 배제되지만, 그래도 흉선을 빠져나가는 것이 있다.

키워드

자가 항원
자기 자신이 가진 물질에 항체가 생기는 것과 항원이 될 수 있는 물질을 가리킨다.

아네르기(anergy)
면역 세포가 마비 또는 휴면 상태가 되는 것을 말한다. 죽는 것은 아니다. 항원 제시 세포의 자극이 충분하지 않은 경우 등에 일어난다.

메모

B세포와 자기관용
자기 자신을 적으로 간주하는 성질을 가진 세포는 항체를 생산하는 B세포가 만들어지는 과정에서도 실격된다.

자기관용의 원리

면역이 자기 자신을 공격하지 않는 것을 '자기관용'이라고 한다. T세포가 만들어질 때 자기 자신을 적으로 간주하는 자가반응성 T세포가 일정 수 생기지만, 그들이 자기 자신을 공격하지 않는 구조를 갖추고 있다.

자가반응성 T세포는 흉선에서 불합격된다(떨어진다)

흉선은 T세포를 선발하는 기관으로, 여기서 자가반응성 T세포를 실격시킨다.

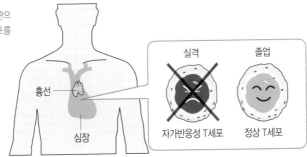

아네르기(마비 상태)가 된다

T세포가 항원 제시 세포에게서 항원만을 제시할 뿐 '이건 나쁜 놈이다' 내지 '반응해서 면역 기능을 발동하자'라는 공동(보조) 자극과 사이토카인(74쪽 참조)에 따른 뒷받침이 없으므로 마비 상태가 돼 제 기능을 하지 못하게 된다.

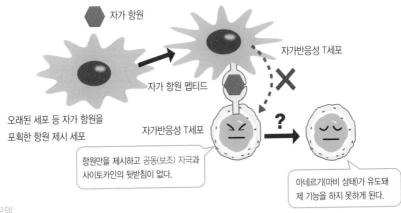

덴저 모델

세포가 파괴되면 세포 내의 물질이 외부로 누설된다. 이를 경고라고 인식해 면역반응이 일어난다.

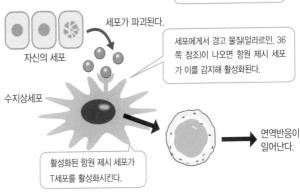

자기 자신을 공격하는 면역

자기 자신을 공격해 일어나는 자가면역질환

앞에서 설명한 바와 같이 면역은 본래 자기 자신을 공격하지 않도록 돼 있다. 하지만 경우에 따라서는 자기 자신을 공격하기도 한다.

첫째, 면역의 자기관용이 무너진 경우이다. 자신을 공격하는 성질을 띤 T세포(자가반응성 T세포)가 생기고, 더 나아가 면역반응이 일어나지 않도록 하는 안전 방책(제어성 T세포)도 어떤 이유에서인지 충분히 제 기능하지 못하게 되면, 자가반응성 T세포가 자기 자신의 세포를 적으로 간주하고 면역을 기동한다. 그러면 B세포가 자기 자신에 대한 항체(자가 항체)를 만들거나 세포상해성 T세포가 자신의 세포를 공격한다. 그 결과, 몸의 조직에 염증이 일어나고 통증, 발열 등과 같은 증상이 일어나는 질병을 자가면역질환(192쪽 참조)이라고 한다.

암세포를 공격하는 NK세포

둘째, 면역이 자기 자신을 공격하는 경우이다. 대표적인 예로 암세포를 공격하는 것을 들 수 있다. 암은 자신의 세포가 어떤 이유로 이상해지거나 무질서하게 증식하는 질병이다. 즉, 암세포는 자신의 세포이다.

면역을 담당하는 백혈구 중 NK세포와 NKT세포(66쪽 참조)라 불리는 림프구는 이상해진 세포와 지나치게 증식한 세포를 발견해 파괴하는 힘을 지니고 있다. 사실 암세포는 매일 체내 어딘가에서 생기지만, NK세포들이 파괴하기 때문에 발병하지 않는 것이다.

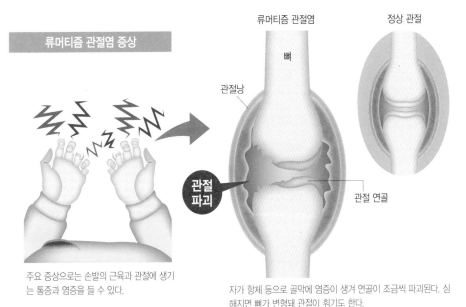

자가면역질환

면역의 자기관용이 무너져 자기 자신을 공격한 결과, 염증 등이 일어나는 질환을 '자가면역질환'이라고 한다.

류머티즘 관절염 증상

류머티즘 관절염

정상 관절

뼈

관절낭

관절
파괴

관절 연골

주요 증상으로는 손발의 근육과 관절에 생기
는 통증과 염증을 들 수 있다.

자가 항체 등으로 골막에 염증이 생겨 연골이 조금씩 파괴된다. 심
해지면 뼈가 변형돼 관절이 휘기도 한다.

암세포를 파괴하는 NK세포

어떤 이유로 DNA에 문제가 생기면 세포가 무질서하게 증식해 암세포가 된다. NK세포가 그 세포를 찾아 내 파괴
하면 암 발병이 억제된다.

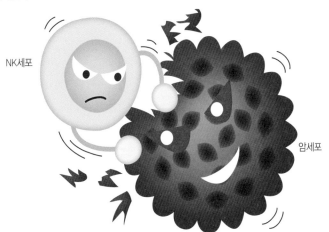

NK세포

암세포

면역 기능의 발달

- 모친의 IgG는 태아기 후기에 태반을 통해 이동한다.
- 모유에 포함돼 있는 IgA는 출산 직후 아기의 장을 지킨다.
- 모친에게서 받은 면역 글로불린은 생후 5~6개월경이 되면 점차 없어진다.

태아의 면역

면역을 담당하는 백혈구와 그 기능은 태아기부터 형성된다. 태아의 면역 기능은 매우 미미하지만, 모친의 자궁 안에 있을 때는 외부와 접촉하지 않기 때문에 감염에 노출될 염려가 없다. 다만, 병원체 중에는 모친의 태반을 통해 태아에 감염되는 것이 있다. 태아에게 풍진, 사이토메가로바이러스, 헤르페스바이러스, 톡소플라스마, 지카바이러스 등이 감염되면 장애를 일으키는 것으로 알려져 있다.

모친의 면역 글로불린 IgG는 태아기 후기에 태반을 통해 태아에게 전달된다. IgG는 혈중에 가장 많은 항체로, 출생 직후의 신생아를 외적에게서 보호한다.

출생 후 아기의 면역

갓 태어난 아기의 미숙한 면역 기능을 보완하는 것 중 하나가 모유이다. 산후 3~5일 정도까지 나오는 모유(초유라고 한다)에는 면역 글로불린 IgA가 많이 함유돼 있다. IgA는 아기의 장에 머물면서 장의 점막에서 외적이 침입하는 것을 막아 준다.

태아기의 후기부터 출생 후에 모친에게서 아기에게 전달된 면역 글로불린 IgG는 생후 5~6개월경에 없어지고, 이때부터 아기는 다양한 감염증에 걸린다. 예를 들면 엄마의 타액에 포함돼 있는 헤르페스 6형 바이러스는 모친에게 받은 항체가 없어진 후 아기에게 돌발성 발진을 일으키는(2~3일의 고열과 해열 후 전신 발진) 것으로 알려져 있다.

시험에 나오는 어구

면역 글로불린
B세포가 만드는 항체를 말한다. 단백질(면역 글로불린)로 이뤄져 있고, 사람에게는 IgM, IgD, IgG, IgA, IgE의 5가지 종류가 있다.

키워드

태아기
임신 8주 이후부터 출생까지의 시기를 가리킨다.

초유
아기가 태어난 후 3~5일경까지 나오는 모유를 말한다. 짙은 노란색이고 모친의 면역 글로불린 IgA를 많이 함유하고 있다. 모유는 서서히 흰색 성유로 변한다.

메모

모유와 면역
초유에는 면역 글로불린이 많이 함유돼 있기 때문에 아기에게 좋다. 그러나 아기는 생활 속에서 자연히 면역기능을 획득하므로 모유가 없다고 해서 성장하지 못하는 것은 아니다. 따라서 무리하면서까지 모유 수유를 할 필요는 없다.

모친의 면역 글로불린이 아이에게 전달된다

면역 글로불린 IgG는 유일하게 태반을 통과할 수 있는 면역으로, 태아~출생 직후 신생아의 면역을 담당한다. 또한 모유(특히 초유)에는 IgA가 많이 들어 있어 신생아의 장 점막을 보호하기 때문에 감염증을 예방할 수 있다.

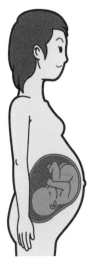

태아기 후반에 태반을 통해 모친의 면역
글로불린 IgG가 태아에게 전달된다.

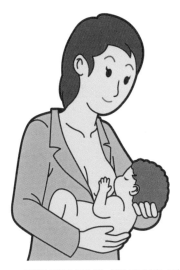

모친의 모유에 들어 있는 면역 글로불린 IgA가
아기의 장까지 도달한다.

격렬한 운동

아이를 대상으로 받는 레슨 강좌에서 주의해야 할 감염증

아이들이 많이 모이는 유치원이나 학교, 스포츠센터는 각종 감염증
이 확산되는 장소이기도 하다. 대표적인 예로는 매년 겨울에 유행하는
인플루엔자, 감염력이 강하고 심한 구토와 설사를 일으키는 노로바이러
스 감염증, 감기 증상을 일으키는 RS바이러스 감염증, 유유아(乳幼兒)
가 잘 걸리는 구토와 설사를 일으키는 로타바이러스 감염증, 세균이 생
산하는 독소에 의해 급성 사구체신염을 일으키는 용연균(A군 베타 용
혈성 연쇄구균) 감염증 등을 들 수 있다. 수영장에서 걸리는 감염증으로
는 인두결막염과 무사마귀(전염성 연속종)가 있다.

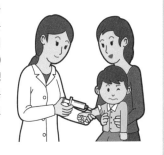

알라르민의 역할

- 세포가 파괴돼 바깥으로 나가는 물질에 이변이 생겼다고 경고한다.
- 파괴된 세포에서 나오는 경고 물질을 '알라르민'이라고 한다.
- 알라르민으로 면역 세포가 자극받아 면역반응이 시작되는 동시에 조직 세포에 작용해 조직이 회복되기 시작된다.

면역 기능은 세포가 파괴돼 나오는 물질로 작동한다

면역은 몸에 침입한 외적을 물리치고 몸을 지키는 체계를 만한다. 예를 들어 넘어져 상처를 입은 부위가 빨갛게 부어 아프고 상처에서 고름이 나오는 염증은 상처에 세균이 감염돼 면역이 싸우고 있다는 증거이다. 그러나 면역은 외적의 침입뿐 아니라 체내의 물질에 따라 기동되는 일이 있다. 이 경우, 면역이 공격해야 할 외적은 없지만, 자극을 받은 면역 세포가 손상된 조직을 깨끗하게 정리하고 원래대로 회복하기 위해 작용한다.

예를 들어 강하게 부딪히거나 화상을 입어 몸의 세포가 무너지면 세포 내의 물질이 바깥으로 나온다. 이것이 이변을 알리는 경고가 되고, 이를 감지하면 수용체를 지니고 있는 수지상세포와 대식세포 등이 활성화돼 면역이 기능하기 시작한다. 또한 면역 세포가 사이토카인이라는 생리 활성 물질을 방출해 비감염성 염증을 일으킨다. 이러한 반응도 자연면역반응이라고 부르며, 조직의 이변을 경고하는 물질을 통틀어 알라르민(Alarmin)이라고 한다.

알라르민에는 DNA·RNA와 같은 핵산, 활동 에너지를 제공하는 물질인 ATP(아데노신3인산), 요산과 HSP(열 충격 단백질), 사이토카인인 IL-33 등이 있다.

알라르민의 일부는 염증을 일으킬 뿐 아니라 항원 제시 세포도 활성화해 강한 면역반응을 일으키기 때문에 몸의 세포 성분인 핵에 대한 항체(항핵 항체)를 만들기도 한다. 따라서 항핵 항체가 존재한다는 것은 조직이 심하게 상처를 입었다는 뜻이다.

 시험에 나오는 어구

알라르민
조직이 손상됐다는 것을 알리는 경고 물질로, 세포가 파괴돼 세포 내 물질이 바깥으로 나온 것을 말한다. 'Alarmin'은 '알람을 낸다'라는 의미이다.

 키워드

ATP
아데노신3인산을 말한다. 인산의 결합 부분에 에너지가 축적돼 있고, ADP(아데노신2인산)와 인산으로 분해되면 에너지를 방출한다.

HSP
열 충격 단백질(Heat-Shock Protein)로, 열, 자외선, 활성 산소 등의 스트레스에 의해 만들어진다.

IL-33
혈관의 안쪽 면을 덮고 있는 혈관 내피 세포와 장기의 상피세포 핵 내에 있는 물질로 사이토카인은 알레르기와 관련이 깊다.

 메모

알라르민은 DAMPs라고 불렸다
알라르민은 최근까지 손상(상해)-연관 분자 패턴 DAMPs(damage-associated molecular patterns)라고 불렸다.

파괴된 세포에서 나오는 알라르민에 의해 면역이 기능하기 시작한다

알라르민은 세포가 파괴돼 세포 내 물질이 바깥으로 나와 이변이 생겼다는 것을 경고하는 물질이다. 앞에서 말한 것 이외에 알라르민이 되는 물질으로는 콜라겐, 엘라스틴에서 유래하는 펩티드, 프로테오글리칸이라 불리는 당단백질, 혈액 응고에 관여하는 피브리노겐 등을 들 수 있다.

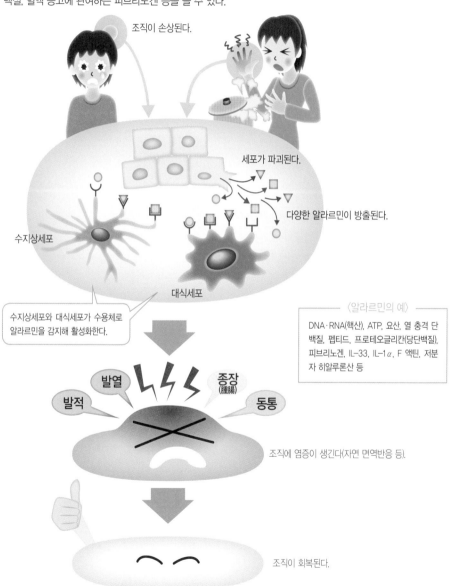

조직이 손상된다.

세포가 파괴된다.

다양한 알라르민이 방출된다.

수지상세포

대식세포

수지상세포와 대식세포가 수용체로 알라르민을 감지해 활성화한다.

〈알라르민의 예〉

DNA·RNA(핵산), ATP, 요산, 열 충격 단백질, 펩티드, 프로테오글리칸(당단백질), 피브리노겐, IL-33, IL-1α, F 액틴, 저분자 히알루론산 등

발적 발열 종창(腫腸) 동통

조직에 염증이 생긴다(자연 면역반응 등).

조직이 회복된다.

이미 2500년 전에
면역에 관한 기록이 있었다

12쪽에서 '유행병은 두 번 걸리지 않는다는 사실은 오래전부터 알려져 있다'라고 소개했다. 이 이야기를 좀 더 상세하게 알아보자.

면역에 관한 기록 중 가장 오래된 것은 투기디데스가 기원전 5세기경 고대 아테나이(현재의 그리스 아테네)의 역사를 정리한 『전사(戰史)』라고 알려져 있다. 이 기록은 고대 그리스 전역으로 확산된 펠로폰네소스 전쟁에 관한 것이다. 펠로폰네소스 전쟁은 고대 아테네를 중심으로 한 델로스 동맹과 스파르타를 중심으로 한 펠로폰네소스 동맹 간에 벌어진 전쟁이다. 이 전쟁에서 아테나이에 감염증이 확산돼 많은 희생자가 나왔다고 한다. 그리고 『전사』에는 '한 번 병에 걸렸다가 완치된 사람이 다른 환자를 간호했다. 그 이유는 경험자는 질병의 경과를 알고 있고, 한 번 걸리면 두 번은 걸리지 않아 죽을 염려가 없기 때문이다'라고 적혀 있다고 한다. 이 내용이 바로 면역의 원리라고 할 수 있다.

이 전쟁에서 만연한 감염증은 '아테네의 페스트'라 불렸다. 페스트는 페스트균에 따른 감염증으로, 발열과 림프절의 부종이 일어난다. 균이 비장과 간, 심장과 폐에 도달해 패혈증을 일으키면 사망에 이르기도 하는 질병이다. 그러나 『전사』에 적힌 증상과 경과를 분석한 결과, 이 감염증은 페스트가 아니라 천연두, 발진티푸스 또는 그 2가지가 동시에 발생한 것이라고 추측된다.

천연두는 천연두 바이러스에 따른 감염증으로, 전신에 농포가 생기고 호흡부전 등으로 사망하기도 하지만, 현재는 완전히 박멸됐다. 발진티푸스는 리케차(옮긴이:세균보다 작은 병원성 미생물)에 따른 감염증으로, 거의 전신에 발진이 생긴다. 두통, 정신 착란 등과 같은 뇌증상을 일으키기도 하며, 고령자의 사망률이 높은 질환이다. 어쨌든 당시에 이들 감염증이 유행했다면 감염자의 면역이 물리치기를 바라는 것 외에 다른 방법이 없었을 것이다.

2장

면역을
담당하는 것

면역을 담당하는 것

피부와 점막에 의한 방어

POINT
- 피부와 점막은 외적의 침입을 저지하는 장벽의 역할을 한다.
- 각질층의 각질 세포가 벗겨지거나 보습 인자가 없어지면 장벽 기능이 저하된다.
- 피부와 점막이 상처를 입거나 건조하면 외적과 항원이 침입하기 쉽다.

물리적 자극과 외적의 침입을 막는 피부·점막

전신을 뒤덮고 있는 피부는 표면의 표피와 그 아래의 진피로 이뤄져 있다. 피부는 장벽으로서 몸을 보호하고 체온 조절, 피부 감각 감지, 비타민 D 합성 등과 같은 기능을 한다. 장벽의 기능으로는 외부의 물리적인 자극에게서 보호하고, 체내의 수분을 빼앗기는 것을 방지하며, 세균이나 바이러스 등의 침입을 방지하는 것 등을 들 수 있다. 장벽의 기능은 넓은 의미에서의 자연면역으로, 특히 피부가 중요한 역할을 하고 있다.

피부는 깊은 쪽부터 기저층, 유극층, 과립층, 각질층의 4층 구조(손바닥과 발바닥 아래에는 담명층이 있기 때문에 5층)로 이뤄져 있다. 기저층에서 새로운 세포가 차례로 만들어져 오래된 세포를 밀어올리고 마지막에는 표면에서 벗겨 떨어진다. 각질층은 각질 세포라고 불리는 평평한 세포가 몇 층으로 겹쳐 있고, 그 세포 사이를 과립층의 세포가 분비하는 필라글린, 세라마이드 등과 같은 세포 간 지질이 메우고 있다. 이 표면을 긁거나 피부가 건조해지면 각질 세포가 벗겨진다. 이곳에서 외적과 피부 위에 있는 항원이 들어와 감염증, 알레르기를 일으키거나 땀 등의 자극을 받아 피부염이 일어나 악화된다.

입에서 항문까지의 소화관과 기관·기관지의 내면, 외음부 등을 둘러싼 점막은 주로 표면의 점막 상피와 그 아래의 점막 고유층으로 이뤄져 있고, 표면은 점액으로 미끌거린다. 점막도 외적의 침입을 막지만, 상처를 입거나 점막이 건조하면 외적이 침입하거나 자극을 받는다.

시험에 나오는 어구

피부
인체에서 가장 큰 장기로, 전체 면적(체표면적)은 신장 170cm, 체중 60kg인 사람을 기준으로 대략 1.7㎡, 중량은 체중의 16% 정도이다.

점막
소화관, 기도, 외음부 등을 덮고 있다.

키워드

피부의 장벽 기능
피부의 장벽 기능이 떨어지지 않도록 마찰을 피하고 충분히 보습하는 것이 중요하다. 피부 장벽 기능의 중심인 필라그린 유전자가 손상된 사람은 아토피성 피부염(176쪽 참조)에 쉽게 걸린다.

세포 간 지질
각질 세포 사이에 존재하는 지질로, 세라마이드와 유리지방산, 콜레스테롤 등으로 구성되며, 세포끼리 결합해 외적의 침입과 체내의 수분 과잉, 증발을 방지하는 장벽 기능의 일부를 담당한다.

메모

피부의 신진대사
기저층으로 이뤄진 세포가 15~ 30일 정도 지나면 표면의 각질층에서 벗겨져 떨어진다.

피부의 장벽

피부는 견고한 장벽의 역할을 하며, 외적의 침입을 저지하는 역할을 하기도 한다. 상처를 입거나 표피의 각질층을 다치면 방어를 돌파해 외적이 체내에 침입한다.

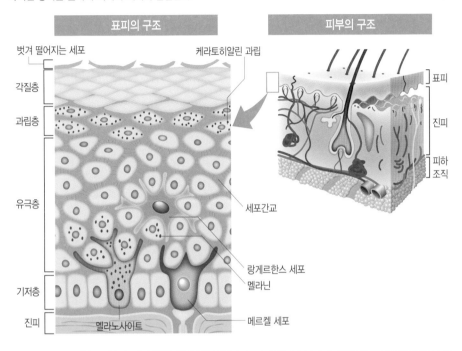

표피의 구조

벗겨 떨어지는 세포
케라토히알린 과립
각질층
과립층
유극층
세포간교
랑게르한스 세포
멜라닌
기저층
진피
멜라노사이트
메르켈 세포

피부의 구조

표피
진피
피하 조직

점막의 장벽

점막은 점액으로 미끌거리지만, 상처를 입거나 피부가 건조해지면 장벽 기능이 저하돼 외적이 침입하기 쉬워진다.

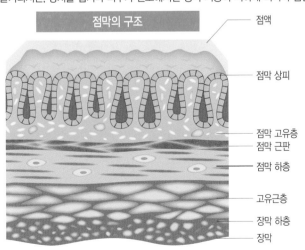

점막의 구조

점액
점막 상피
점막 고유층
점막 근판
점막 하층
고유근층
장막 하층
장막

눈물, 땀, 소화액에 의한 방어

POINT

● 눈물, 땀 등에 함유돼 있는 라이소자임에는 살균 작용이 있다.
● 위액은 강산성이고 많은 세균과 바이러스를 죽인다.
● 라이소자임과 소화액으로도 죽지 않는 세균이나 바이러스가 있다.

눈물, 땀, 콧물 등에 따른 방어

눈은 외부에 있기 때문에 외적이 침입할 가능성이 높아진다. 눈을 외적의 침입에게서 보호하는 것이 눈물이다.

눈에 먼지나 연기가 들어가면 눈물이 나온다.

눈물은 물리적인 자극을 받아 일어나는 반사에 따라 분비되는 것으로, 눈에 들어온 이물질을 씻어 내는 역할을 한다. 또한 눈물에는 일종의 세균의 세포막을 파괴하는 기능이 있는 라이소자임이라는 효소가 포함돼 있다. 눈물은 자극이 없어도 항상 소량씩 분비되고 있고, 눈의 표면을 촉촉하게 하는 동시에 외적의 침입을 방지한다. 라이소자임은 눈물뿐 아니라 땀이나 콧물에도 포함돼 있다. 다만, 외적 중에는 라이소자임의 기능만으로는 죽지 않는 것도 많다.

강산의 위액이 침입하는 외적을 물리친다

위와 소장에서 분비되는 소화액은 음식물 등과 함께 입에 들어오는 세균이나 바이러스 등을 물리치는 기능을 지니고 있다. 특히, 단백질 분해 효소인 펩신과 염산이 함유된 위액은 강력하다. 위액은 pH1.5~2의 강산성이므로 고기 덩어리를 녹일 뿐 아니라 음식물에 부착돼 있는 세균이나 바이러스의 대부분을 죽인다.

하지만 위액으로도 쉽게 죽지 않는 외적도 있다. 그 대표적인 예가 파일로리균과 노로바이러스이다. 파일로리균은 위액 안에서도 자신의 주변에 알칼리성 물질을 만들어 내면서 살아간다. 노로바이러스는 위액에 강하기 때문에 위를 통과한 후 장까지 쉽게 도달해 심한 식중독을 일으킨다.

시험에 나오는 어구

라이소자임
효소의 일종이다. 세균의 세포막을 파괴하는 기능을 지니고 있다. 눈물 외에 땀, 콧물, 모유에도 함유돼 있다.

위액
강산성의 위산과 단백질 분해 효소인 펩틴을 함유하고 있다. 음식물이 위에 머무는 동안 다양한 세균을 녹인다.

키워드

파일로리균
정식 명칭은 '헬리코박터 파일로리균'으로, 나선형을 띠고 있다. 자신이 가진 효소로 주위에 알칼리성 물질을 만들어 산을 중화하면서 위에서 살아간다. 위염이나 위암의 원인이 된다. 동양인은 유럽이나 미국인에 비해 위암이 많은데, 그 이유 중 하나가 파일로리균 감염 비율이 높기 때문이라고 한다.

노로바이러스
특히 겨울에 심한 식중독을 일으킨다. 굴 등의 이매패(二枚貝) 외에 감염자의 구토물이나 배설물, 그것을 처리한 손을 통해 감염된다. 감염력이 강할 뿐 아니라 알코올 소독도 효과가 없다.

눈물이 외적으로부터 눈을 보호한다

눈물은 눈에 들어온 먼지나 이물질을 씻어 내고, 눈물에 함유돼 있는 라이소자임은 세균의 세포막을 파괴한다.

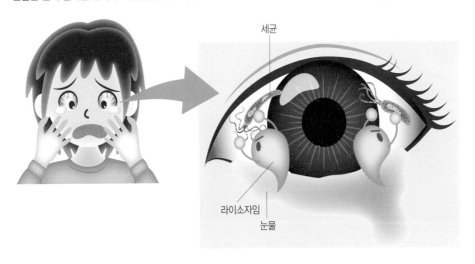

세균

라이소자임

눈물

위액은 강한 산으로 외적을 죽인다

위액에는 단백질 분해 효소가 포함돼 있고 pH1.5~2의 강산성이므로 대부분의 외적을 격퇴할 수 있다. 다만, 필로리균은 자신이 가진 산소로 주위를 중화해 위 안에서 살아남고, 노로바이러스는 위를 통과해 소장에 도달한다.

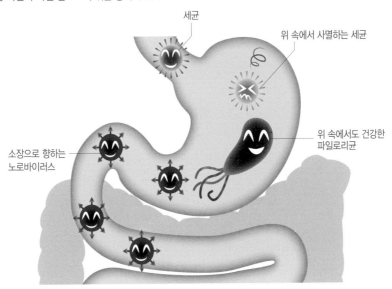

세균

위 속에서 사멸하는 세균

위 속에서도 건강한
파일로리균

소장으로 향하는
노로바이러스

획득면역을 담당하는 림프계

POINT
- 면역 기능을 담당하는 림프구 등의 집합을 '림프 조직'이라고 한다.
- 림프구를 만들어 선발하는 기관을 '1차 림프 기관'이라고 한다.
- 림프구 등이 기능하는 기관을 '2차 림프 기관'이라고 한다.

림프절, 비장, 편도 등으로 구성되는 림프계

면역 기능을 담당하는 림프구 등과 같은 집합을 림프 조직이라고 한다. 림프 조직은 여기저기에 흩어져 있는(점재) 림프절과 흉선, 비장, 소장의 페이에르판, 목의 편도 등에 있다. 이들 조직이 있는 기관과 림프액이 흐르는 림프관, 림프구를 만드는 골수 등을 림프 기관이라고 한다. 또한 이들 기관을 통합해 림프계라고 부른다.

림프계는 음식물을 소화, 흡수, 배설하는 소화기계와 혈액을 순환시키는 순환기계 등과 달리, 조금 어려울 수 있다. 림프계에는 익숙하지 않은 기관이 많을 뿐 아니라 전신에 흩어져 있어서 하나로 통합할 수 없다. 또한 소장은 소화기계, 비장은 순환기계에도 속해 있는 등 명확히 구분하기 어려운 것도 림프계의 특징이다.

1, 2차 림프 기관

림프구 등을 만드는 골수(48쪽 참조)와 특화된 T세포를 선발하는 흉선(76쪽 참조)을 1차 림프 기관이라고 한다. 이 밖에 림프절, 비장, 소장의 페이에르판, 편도 등은 면역 기능을 담당하는 림프구들의 일터로, 이들을 2차 림프 기관이라고 한다. 그리고 림프구의 일부는 림프 기관을 나와 모세혈관에서 전신의 조직을 순찰하고 림프관으로 들어가 림프절에 집합하거나, 가슴의 중앙을 통과하는 흉관이라 불리는 굵은 림프관을 거쳐 쇄골 근처에서 혈관에 들어가 혈액을 타고 전신을 돌아다닌다.

시험에 나오는 어구

1차 림프 기관
림프구 등을 만드는 골수와 T세포를 선발하는 흉선을 말한다.

2차 림프 기관
림프절, 비장, 소장의 페이에르판, 편도 등 림프구가 일하는 기관을 말한다.

키워드

조직
어떤 기능과 구조를 가진 한 종류 또는 여러 종류의 세포가 모인 것을 말한다. 조직의 예로는 림프 조직 외에 상피 조직, 신경 조직 등이 있다.

기관
몇 개 또는 몇 종류의 조직이 통합돼 일정한 기능과 구조를 가진 것을 말한다. 기관의 예로는 위, 심장, 폐, 뇌, 방광 등이 있다.

기관계
같은 종류의 기능을 지닌 기관을 통합해 기관계라고 한다. 기관계의 예로는 림프계, 소화기계, 신경계 등이 있다.

메모

기관과 장기
기관과 장기는 같은 의미이다. 기관과 장기의 예로는 간장과 신장, 심장 등이 있다. 대개 '장(臟)'이라는 글자가 붙어 있다.

림프계의 전체 모습과 주요 림프 기관

림프구 등을 만드는 골수와 T세포를 선별하는 흉선을 '1차 림프 기관', 림프절, 편도 등 림프구의 일터가 되는 부분을 '2차 림프 기관'이라고 한다. 각 기관의 위치는 다음과 같다.

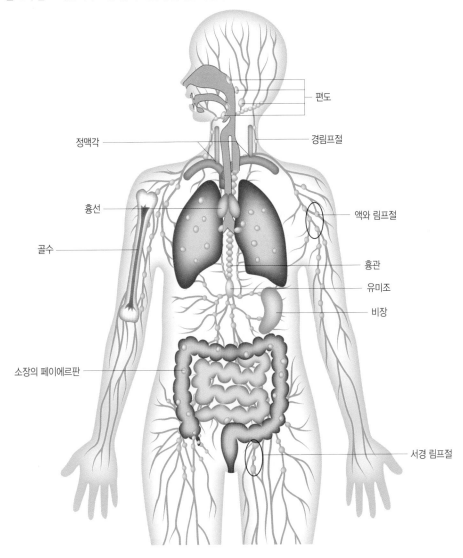

오른쪽 상반신에 모여 있는 림프관은 우정맥각, 왼쪽 상반신의 림프관과 복부부터 아래의 림프관이
모여 있는 흉관은 왼쪽 정맥각으로 들어간다. 림프구를 이루는 림프 기관을 나와 모세혈관에서 조직,
림프관, 림프절, 흉관을 거쳐 혈관으로 돌아간다.

혈액의 성분과 기능

- 혈액은 혈구 성분과 나머지 혈장 성분으로 나뉜다.
- 혈구 성분에는 적혈구, 백혈구, 혈소판이 있다.
- 혈장 성분에는 미네랄, 포도당, 단백질 등이 녹아 있다.

혈액의 45% 정도를 차지하는 혈구 성분

혈액은 혈관과 심장 안을 흐르며 성인 체중의 약 13분의 1을 차지하고 있다. 혈액을 채취해 장시간 방치하거나 원심분리기로 성분을 분리시키면 40~45% 정도의 혈구 성분과 위에 든 혈장 성분이 2층으로 나뉜다.

분리된 혈구 성분의 대부분인 적혈구는 아래에 가라앉고 그 위에 얇게 백혈구와 혈소판의 층이 생긴다. 적혈구는 한가운데가 패인 원반과 같은 형태를 띠고 있다. 그 이유는 적혈구가 생기는 과정에서 세포핵이 빠지기 때문이다. 적혈구는 헤모글로빈이라는 빨간 색소의 단백질에서 산소를 운반한다.

백혈구는 면역 기능을 담당한다(50쪽 참조). 림프구는 백혈구 안에서도 세포 분열로 자신을 복제한다.

혈소판은 출혈을 멈추는 기능을 지닌 혈구이다. 골수에서 만들어질 때 거핵구라는 혈구가 찢어지며 생기므로 작고 불규칙한 형태를 띠고, 세포핵을 갖고 있지 않다.

혈장에는 여러 가지가 녹아 있다

혈액의 액체 성분인 혈장에는 물에 나트륨, 칼륨 등의 미네랄, 포도당, 단백질 등이 녹아 있다. 혈장 중의 단백질에는 혈장 침투압을 유지하고 호르몬을 운반하는 알부민, 면역 물질인 글로불린, 혈액 응고 인자인 피브리노겐 등이 포함돼 있다.

글로불린은 몇 가지 종류로 분류되지만, 그중 항체는 γ-글로불린이라는 그룹이고, 면역 글로불린(60쪽 참조)이라고 불린다.

백혈구
혈구 성분 중 면역을 담당하는 세포로, 세포핵을 갖고 있다. 그중에서도 T세포와 B세포는 자력으로 증식해 클론을 만든다.

면역 글로불린
혈장에 녹아 있는 단백질의 글로불린 중 면역을 담당하는 γ-글로불린 항체를 말한다.

적혈구
혈구 성분의 대부분을 차지하고 있다. 세포 안의 빨간색 색소인 헤모글로빈으로 산소를 운반한다. 세포핵이 없고 수명은 약 120일이다.

알부민
혈장 단백질 중에서 가장 많은 양을 차지하고 있는 성분이다. 혈장의 침투압(교질 침투압)을 유지하고 호르몬과 지방산, 약물 등을 운반한다.

글로불린의 종류
글로불린은 α(1, 2), β, γ의 3가지로 나뉜다. 혈청(혈장의 혈액 응고 성분을 제외한 것)을 분자 크기로 나누는 혈청 단백질 전기영동(혈청 또는 소변에서 발견된 단백질)을 분리하는 방법으로 분화된다.

혈액의 성분과 기능

혈액은 혈구 성분과 혈장으로 구성돼 있다. 혈구의 성분으로는 적혈구, 백혈구, 혈소판이 있다. 또한 혈장에는 나트륨 등의 미네랄과 포도당, 단백질 등이 녹아 있다.

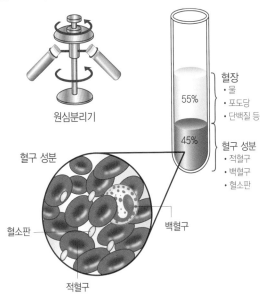

원심분리기

혈장
• 물
• 포도당
• 단백질 등

55%

45%

혈구 성분
• 적혈구
• 백혈구
• 혈소판

혈구 성분

혈소판

백혈구

적혈구

혈액의 기능

① 물질 수송
산소와 영양, 노폐물, 호르몬 등을 운반한다.

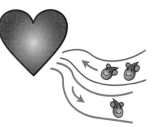

② 체온 조절
열을 전신으로 나르고 체온을 조절한다.

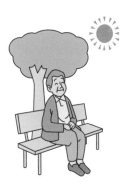

③ 면역 기능
진입한 세균 등을 배제하는 기능으로, 백혈구가 담당하고 있다.

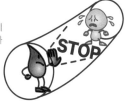

④ 혈액의 pH 조절
pH가 급격히 변화하면 완충 작용으로 보정한다.

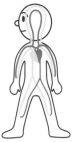

⑤ 지혈
피를 멈춘다.

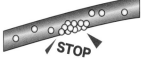

면역을
담당하는 것

혈액은 어떻게 만들어지나?

POINT
- 모든 혈구는 골수의 다능성 조혈 줄기세포(간세포)로 만든다.
- 조혈 기능을 가진 적색 골수는 성인이 되면 황색 골수로 대체된다.
- 혈구가 분화하는 프로세스는 혈구 세포의 증식·분화 인자인 사이토카인에 의해 조절된다.

모든 혈구는 다능성 조혈 줄기세포로 만든다

모든 혈구는 골수에 있는 다능성 조혈 줄기세포(이하 조혈 줄기세포)가 분화해 만들어진다. 골수는 뼈 안의 공동(空洞)에 채워져 있고, 조혈 기능을 하는 골수를 적색 골수라고 한다. 어릴 때는 전신의 골수가 적색이지만, 사지(四肢)의 골수는 성장함에 따라 조혈 기능을 잃고, 어른이 되면 지방 조직으로 대체돼 황색이 된다. 어른의 경우, 조혈을 담당하는 적색 골수는 골반과 흉골, 조골 등 체간의 뼈뿐이지만, 조혈 줄기세포는 자기 자신을 복제할 수 있기 때문에 사라지는 일은 없다.

조혈 줄기세포가 분화하는 프로세스는 연구 단계에 있다

조혈 줄기세포에서 혈구가 분화하는 프로세스는 사이토카인(74쪽 참조)이라 불리는 단백질(증식 인자, 분화 인자)에 의해 조절되고 있다.

기존에는 조혈 줄기세포가 골수계 줄기세포와 림프계 줄기세포로 분화한다. 골수계 줄기세포에서는 적혈구, 식세포(백혈구의 과립구와 대식세포 등의 단핵구, 50쪽 참조) 등이 생기고, 림프계 줄기세포에서는 림프구의 T세포와 B세포가 생긴다고 알려져 있다. 이를 고전적인 모델이라고 한다.

최근 들어 새롭게 제창된 모델에서는 조혈 줄기세포가 적혈구와 과립구, 대식세포로 분화하는 능력을 가진 전구세포와 과립구, 대식세포, 림프구로 분화하는 능력을 가진 전구세포로 분화하고, 이들이 다시 분화해 혈구가 생긴다고 보고 있다. 이 모델은 마이어로이드(골수의, 골수성의) 기본형 모델(시험에 나오는 어구 참조)이라고 불린다.

시험에 나오는 어구

적색 골수
조혈 기능을 가진 골수로, 빨간색이라고 해서 붙은 이름이다. 어릴 때는 전신의 골수가 적색이지만 성인이 되면 체간의 뼈만 골수가 된다.

황색 골수
적색 골수가 지방으로 대체돼 조혈 기능을 잃은 것을 말한다.

마이어로이드
'골수'라는 의미이다.

메모

비장과 간의 조혈
태아기에는 비장이나 간에서도 조혈이 이뤄진다. 생후가 되면 그렇지 않지만, 대량의 출혈이나 골수 기능이 현저하게 떨어지면 다시 조혈을 시작하기도 한다.

골수 이식
혈구 세포의 암에 관련된 경우, 강력한 항암제와 방사선 치료를 한 후 조직 적합 항원(52쪽 참조)이 유사한 기증자에게서 골수 세포를 이식받는 치료 방법을 말한다. 자기 자신의 조혈 줄기세포를 꺼내 보존했다가 치료하는 방법도 있다(자가 조혈 간세포(줄기세포) 이식).

조혈의 프로세스의 2가지 모델

조혈 줄기세포에서 혈구가 분화하는 프로세스로는 과거 고전적 모델을 생각했지만, 최근 들어 마이어로이드 기본형 모델이 새로 제기됐다. 각 모델의 차이는 다음과 같다.

고전적 모델
조혈 줄기세포가 골수계 줄기세포와 림프계 줄기세포로 나뉘고, 여기에서 각각의 혈구와 세포가 만들어진다.

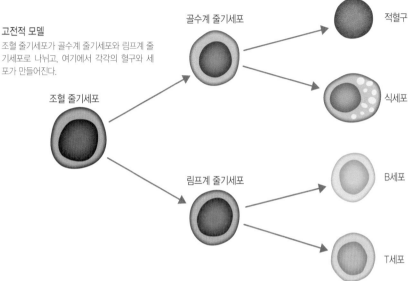

골수계 줄기세포

조혈 줄기세포

적혈구

식세포

림프계 줄기세포

B세포

T세포

마이어로이드 기본형 모델
조혈 줄기세포가 식세포와 적혈구로 분화하는 능력을 지닌 전구세포와 림프구와 식세포로 분화하는 능력을 가진 전구세포로 나뉘고, 다시 각각의 혈구를 만든다.

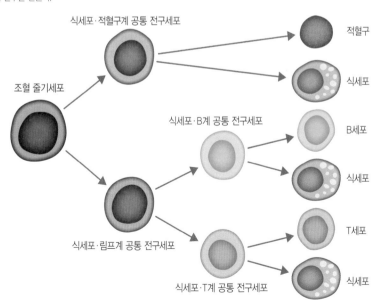

식세포·적혈구계 공통 전구세포

조혈 줄기세포

적혈구

식세포

식세포·B계 공통 전구세포

B세포

식세포

식세포·림프계 공통 전구세포

T세포

식세포·T계 공통 전구세포

식세포

면역의 중심을 담당하는 백혈구

- 과립구의 호중구는 전체 백혈구 중 가장 수가 많다.
- 림프구에는 T세포, B세포, NK세포 등이 있다.
- 호중구, 대식세포, 수지상세포는 식균 작용을 한다.

여러 가지 종류가 있는 백혈구

백혈구는 주로 면역 기능을 담당하는 혈구로, 세포핵을 가진 것이 특징이다. 혈구 중 빨간색을 띤 것을 '적혈구'라고 부르는 반면, 특별히 색이 없기 때문에 '백혈구'라고 불린다. 백혈구는 과립구, 림프구, 단핵구·대식세포와 수지상세포 등으로 나눌 수 있다.

〈백혈구의 종류와 특징〉

● 과립구(호중구, 호산구, 호염기구. 52쪽 참조)

세포에 과립이라 불리는 알갱이가 있는 백혈구의 일종으로, 어떤 염색법인지에 따라 호중구, 호산구, 호염기구로 나뉜다. 호중구는 백혈구 중에서 전체의 50~70%를 차지하며, 특히 세균을 먹어 죽이는 식균·살균 작용을 한다. 호산구는 기생충 등의 제거와 알레르기, 호염기구는 알레르기에 관여한다.

● 림프구(T세포, B세포, NK세포. 54쪽 참조)

과립구보다 작은 세포로, 세포 중에 과립은 없고 세포질이 적은 것이 특징이다. T세포(56쪽 참조), B세포(58쪽 참조), NK세포(66쪽 참조) 등이 있다.

● 단핵구·대식세포(68쪽 참조), 수지상세포(70쪽 참조)

단핵구는 혈중에서는 둥글지만, 혈관 밖으로 나와 활성화하면 일부는 아메바와 같은 형태의 대식세포가 된다. 대식세포는 왕성한 식균 기능이 있어 대식세포라고도 불린다. 수지상세포는 나뭇가지와 같은 돌기가 있고, 둘러싸고 있는 항원을 T세포에 제시하는 기능을 한다. 또한 피부의 수지상세포는 특수한 과립을 갖고 있으며, '랑게르한스 세포'라고 불린다.

시험에 나오는 어구

백혈구
백혈 성분 중 세포핵을 갖고 있는 것을 말하며, 면역 기능을 담당한다. 과립구, 림프구, 단핵구, 대식세포, 수지상세포 등이 있다.

과립
과립구의 세포 안에 있는 알갱이로, 백혈구의 기능을 담당한다. 호중구, 호산구, 호염기구의 과립은 모두 같은 것이 아니다(52쪽 참조).

키워드

염색법
백혈구와 다른 몸의 세포, 세균 등의 세포를 관찰하기 위해 여러 가지 색소로 물들이는 방법을 말한다. 색소에는 여러 가지 종류가 있고 세포에 따라 잘 물드는 색이 다르다.

메모

혈중 백혈구의 수
말초 혈액 검사를 통해 백혈구는 혈액 $1mm^3$당 3,500~9,500개 정도 있는 것으로 알려져 있다. 다만, 변동이 크고 연령차와 개인차도 있다. 예를 들어 세포 염색에서는 호중구가 증가하고, 특히 미숙한(핵의 분엽이 적다) 호중구가 많아진다(핵의 좌방 이식이라고 한다).

백혈구의 종류

백혈구는 과립구, 림프구, 단핵구ㆍ대식세포, 수상돌기로 나눌 수 있고, 각각의 특징이 다르다.

과립구

세포 안에 과립을 갖고 있는 백혈구를 말한다. 염색 방법의 차이에 따라 3가지로 나뉜다. 호중구는 백혈구 중 수가 가장 많다.

호중구

호산구

호염기구

림프구

다소 작은 세포로, 과립이 없고 핵이 대부분을 차지한다. T세포, B세포, NK세포가 있지만, 언뜻 봐서는 구별하기 어렵다. 또한 T세포와 B세포의 항원 수용체를 갖지 않는 림프구(자연림프구, 72쪽 참조)도 같은 형태를 띠고 있다.

T세포

B세포

NK세포

단핵구ㆍ매크로 퍼지

혈중에서는 둥근 단핵구 모양이고, 혈관을 나오면 아메바와 같은 형태를 띤 대식세포가 된다. 대식세포에는 식균 기능이 있다.

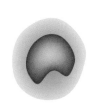
단핵구

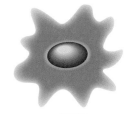
대식세포

수지상세포

식균 기능이 있고, 특히 T세포는 항원을 제시하는 기능이 뛰어나다.

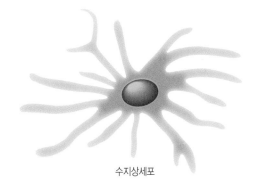
수지상세포

과립구와 그 기능

- 전체 백혈구 중 가장 많은 것이 호중구이다.
- 호중구는 식균·살균 작용을 갖고 있으며 세균 감염 시 혈중에서 증가한다.
- 호중구와 호염기구는 수가 적고, 2가지 모두 알레르기에 관여한다.

과립구는 세균 감염과 알레르기에 관여한다

백혈구 중 세포 안에 과립이라 불리는 알갱이를 갖고 있는 것을 과립구라고 하며, 호중구, 호산구, 호염기구의 3가지가 있다. 세포를 조사하기 위해 염색이라는 기술로 과립이 어떤 색소에 물드는지에 따라 분류한 것이다.

〈과립구의 종류와 특징〉

- 호중구
  - 과립이 중성 색소로 물든다.
  - 전체 백혈구 수의 50~70%를 차지한다.
  - 세균이 침입하면 제일 먼저 달려가 식균한다.
  - 과립에는 세균을 분해·살균하는 효소가 들어 있다.
  - 화농돼 나오는 고름은 세균을 잠식해 죽인 호중구이다.
- 호산구
  - 과립이 산성 색소(에오신)로 물든다(호산구는 영어로 'Eosinophil'이고, 에오신 호성 세포라는 의미).
  - 전체 백혈구의 2~4%로 적다.
  - 기생충 제거 및 알레르기 유발과 관련돼 있다고 알려져 있으며, 기생충 감염과 알레르기가 있으면 말초 혈중 수가 증가한다.
- 호염기구
  - 과립이 염기성 색소로 물든다.
  - 과립구 중에서 가장 적으며, 전 백혈구 수의 0~2%이다.
  - IgE 항체가 결합하는 수용체를 지니고 있으며, 알레르기의 발병에 관여하고 있는 것으로 알려져 있다.

 시험에 나오는 어구

호중구
전체 백혈구 수의 절반 이상을 차지한다. 주요 기능은 세균 식균이며, 살균 작용이 있는 과립이나 활성 산소로 세균을 죽인다. 세균 감염 시 한꺼번에 동원돼 혈중 수가 증가한다.

 키워드

고름
상처 등에 세균이 감염되면 나오는 황록색 액체를 말한다. 세균을 잡아먹어 죽은 호중구의 덩어리다.

 메모

조직 적합 항원과 주요 조직 적합 항원
골수 이식 등으로 다른 개체에서 이식된 유전자형이 다른 부분은 면역계에서 항원으로 인식해 거부 반응을 일으킨다. 거부 반응에 관련된 항원을 '조직 적합 항원', 면역에 깊이 관여하는 것을 '주요 조직 적합 항원(MHC 항원)'이라고 한다.

과립구의 종류와 특징

과립구는 염색에 따라 3가지로 분류되며, 각각의 역할이 다르다. 또한 백혈구에서는 호중구가 절반 이상을 차지하는 반면, 호산구와 호염기구의 비율은 꽤 적은 것을 알 수 있다.

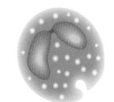

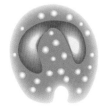

호중구
전체 백혈구의 절반 이상을 차지한다. 세균이 침입하면 제일 먼저 달려들어 식균한다. 고름은 세균을 죽인 호중구의 덩어리이다.

호산구
호산구 개수는 전체 백혈구의 2~4% 정도이다. 세포 상해성 과립을 갖고 있으며, 기생충 제거 및 알레르기 유발에 관련돼 있다.

호염기구
호염기구의 개수는 전체 백혈구의 0~2% 정도이다. IgE 항체 수용체를 지니고 있으며, 알레르기의 발병에 관여한다.

호중구의 기능

호중구의 기능은 세균 식균이다. 세균에 감염되면 동원돼 침입하는 세균을 잇따라 먹어 죽인다(식균 작용). 특히, 항체가 결합한 세균을 매우 효율적으로 먹는다(옵소닌화).

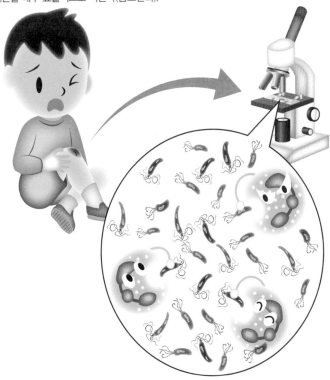

림프구의 종류와 특징

- 림프구는 전체 백혈구의 20~40%를 차지한다.
- 면역의 사령탑 역할을 하는 T세포, 항체를 만드는 B세포, 자신의 판단으로 감염 세포와 암세포 등을 파괴하는 NK세포가 있다.

면역 기능의 중심적 존재인 림프구

획득면역에 따른 특이적 생체 방어에서 중심적인 역할을 하는 림프구는 백혈구 전체의 20~40%를 차지한다. 림프구는 과립구와 같은 과립을 갖고 있지 않고, 크기가 작으며, 세포질이 적은 것이 특징이다. 기능에 따라 T세포, B세포, NK세포로 나뉘지만, 육안으로는 구별하기 어렵다.

림프구는 대개 전신의 림프절과 비장 등과 같은 림프 조직에 있고, 때로 혈류와 림프 흐름을 타고 전신을 돌아다닌다. 몸 여기저기를 순환한 후 동물의 귀소본능과 마찬가지로 원래 있던 장기로 돌아온다. 이러한 현상을 림프구의 호밍이라고 한다.

〈림프구의 종류와 특징〉

- T세포(T림프구라고도 한다. 56쪽 참조)
  - T는 Thymus(흉선)의 머리글자이다.
  - 골수에서 생성돼 T세포의 바탕이 되는 세포가 흉선으로 이동해 성장한 후 테스트를 거친 끝에 특화된 것만 분화하게 된다.
  - 사령탑 역할을 하는 헬퍼 T세포, 감염 세포를 파괴하는 세포 상해성 T세포 등이 있다.
- B세포(B림프구라고도 한다. 58쪽 참조)
  - B의 어원은 조류의 파브리키우스낭(Bursa Fabricii)이다. Bone Marrow(골수)의 머리글자이기도 하다.
  - T세포의 지시를 받아 항체를 만든다.
- NK세포(내추럴 킬러 세포. 66쪽 참조)
  - 스스로의 판단으로 바이러스에 감염된 세포와 암세포 등을 파괴한다.

 시험에 나오는 어구

T세포
림프구 중 흉선에서 선발돼 혈액으로 나오는 세포를 말한다. T림프구라고도 한다. 역할에 따라 헬퍼 T세포, 세포 상해성 T세포, 제어성 T세포로 나뉜다.

B세포
림프구 중 항체를 만드는 능력을 지닌 세포로, B림프구라고도 한다. T세포의 지시로 항체를 만든다.

NK세포
내추럴 킬러 세포를 말한다. 헬퍼 T세포의 지시를 받지 않아도 감염 세포와 암세포를 파괴하는 기능이 있다.

 키워드

호밍
림프구가 때때로 혈중으로 나와 돌아다니다가 동물의 귀소본능과 마찬가지로 자신의 본거지인 림프 조직과 장기로 돌아가는 것을 말한다.

 메모

NKT세포
림프구의 일종으로, NK세포와 T세포의 성질을 겸비한 NKT세포(내추럴 킬러 T세포)가 있다는 사실이 발견됐다(66쪽 참조).

림프구의 종류와 특징

림프구에는 T세포, B세포, NK세포 등이 있다. 눈으로 봐서는 거의 구별되지 않지만, 각각 서로 다른 면역 기능을 하며, 상호 협력해 외적을 격퇴한다.

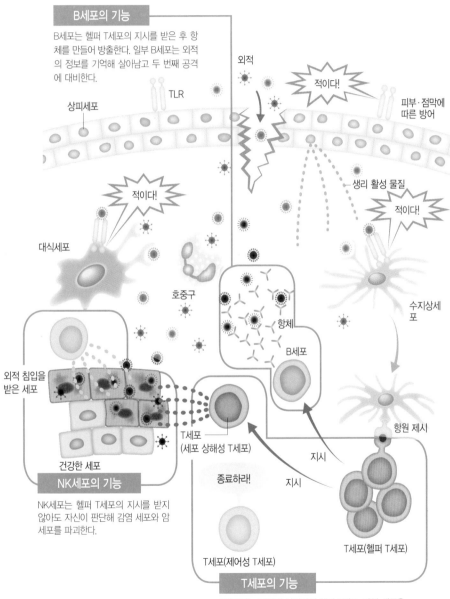

B세포의 기능

B세포는 헬퍼 T세포의 지시를 받은 후 항체를 만들어 방출한다. 일부 B세포는 외적의 정보를 기억해 살아남고 두 번째 공격에 대비한다.

외적

적이다!

피부·점막에 따른 방어

TLR

상피세포

생리 활성 물질

적이다!

적이다!

대식세포

호중구

항체

수지상세포

B세포

외적 침입을 받은 세포

T세포 (세포 상해성 T세포)

항원 제시

지시

건강한 세포

종료하라!

지시

NK세포의 기능

NK세포는 헬퍼 T세포의 지시를 받지 않아도 자신이 판단해 감염 세포와 암세포를 파괴한다.

T세포(헬퍼 T세포)

T세포(제어성 T세포)

T세포의 기능

T세포에는 면역의 사령탑인 헬퍼 T세포, 감염 세균을 파괴하는 세포 상해성 T세포, 공격을 종료시키는 제어성 T세포가 있다.

면역을
담당하는 것

T세포

POINT

● T세포는 흉선을 졸업한 림프구를 말한다.
● T세포의 표면에 TCR이라는 항원 수용체를 갖고 있다.
● 생성하는 단백질(사이토카인)의 종류에 따라 역할이 다르다.

TCR이라는 항원 수용체를 가진 것이 T세포

T세포는 흉선에서 선발돼 졸업한 림프구이다. 흉선이 영어로 'Thymus'인
것에서 유래했다.

골수에서 생긴 T세포의 전구세포는 흉선으로 이동해 선발되는데, 자신
을 적이라 오해하지 않고 적을 정확하게 인식하는 힘을 가진 것만 흉선에
서 선발된다.

T세포는 표면에 T세포 항원 수용체(TCR, T Cell Receptor)라는 항원 수용
체를 갖고 있다. TCR은 수상돌기와 대식세포가 제시하는 외적의 조작=
항원과 주요 조직 적합 항원(MHC 항원)의 복합체를 인식한다. TCR에는 구
조가 다른 여러 종류가 있지만, 1개의 T세포가 가진 TCR은 1가지이므로
1개의 T세포는 1가지의 항원밖에 인식할 수 없다. 또한 TCR은 외적을 직
접 인식할 수 없다.

T세포에도 여러 가지 역할을 하는 것이 있다

흉선에서 선발된 후 어떤 항원도 인식하지 않은 T세포를 나이브 T세포,
항원을 인식해 활성화한 T세포를 이펙터 T세포라고 한다.

세포 표면에 CD4라는 단백질을 가진 나이브 T세포는 항원을 인식해 이
펙터 T세포가 되면, 면역의 사령탑 역할을 하는 헬퍼 T세포(102쪽 참조)와
면역 기능을 종료시키는 제어성 T세포(114쪽 참조)가 된다. 또한 CD8이라
는 단백질을 가진 나이브 T세포는 항원을 인식해 이펙터 T세포가 되면 감
염된 세포를 파괴하는 세포 상해성 T세포(110쪽 참조)가 된다.

시험에 나오는 어구

TCR(T Cell Receptor)
T세포가 세포 표면에 갖고 있
는 항원 수용체를 말한다. 'T
세포 항원 수용체' 또는 'T세
포 수용체'라고도 한다. 각 T
세포가 지니고 있는 TCR은
모두 다르며, 다양한 외적에
대응할 수 있다.

CD4, CD8
CD4와 CD8 분자는 단백질
로 항원의 인식을 보조하는
기능을 한다. CD 분자는 국
제 회의에서 결정된 세포 표
면에 발현하는 분자로, 현재
350개 이상의 종류가 있으
며, 각각 다른 역할을 한다.

키워드

**나이브 T세포, 이펙터 T
세포**
나이브(Naive)는 '소박한'이
라는 의미로, 아직 항원을 인
식하지 않은 T세포를 말한
다. 이펙터의 이펙트(Effect)
는 '효과', '작용'이라는 의미
로, 활성화해 작용하는 능력
을 지닌 T세포를 말한다.

메모

**TCR과 CD4 · CD8 분자
는 별개의 것**
TCR은 항원 제시를 받아
야 인식하는 수용체이고,
CD4·CD8 분자는 그 인식을
보조하는 역할을 한다.

1개의 T세포는 1가지의 TCR을 갖는다

T세포는 항원을 인식하는 TCR을 갖고 있지만, 1가지의 항원밖에 인식할 수 없거나 외적 자체만을 인식하지 못할 때도 있다.

수상돌기가 흡수한 항원을 분재(조직 적합 항원)에 올려놓고 제시한다.

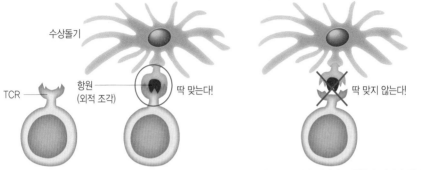

수상돌기

TCR

항원
(외적 조각)

딱 맞는다!

딱 맞지 않는다!

TCR은 세포에 따라 다르기 때문에 인식할 수 있는 항원도 모두 다르다.

TCR이 수상돌기가 제시하는 항원과 접시의 형태에 딱 맞으면 T세포가 활성화해 이펙터 T세포가 된다.

T세포는 외적 자체를 인식할 수 없다

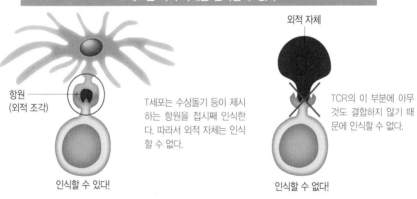

항원
(외적 조각)

외적 자체

T세포는 수상돌기 등이 제시하는 항원을 접시째 인식한다. 따라서 외적 자체는 인식할 수 없다.

TCR의 이 부분에 아무것도 결합하지 않기 때문에 인식할 수 없다.

인식할 수 있다!

인식할 수 없다!

CD4를 갖는 T세포와 CD8을 갖는 T세포

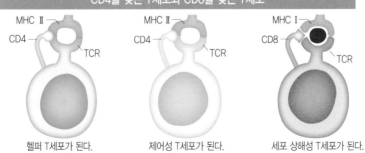

MHC Ⅱ

CD4

TCR

MHC Ⅱ

CD4

TCR

MHC Ⅰ

CD8

TCR

헬퍼 T세포가 된다.

제어성 T세포가 된다.

세포 상해성 T세포가 된다.

CD4라는 분자를 가진 나이브 T세포가 활성화하면 헬퍼 T세포와 제어성 T세포가 된다.

CD8이라는 분자를 가진 나이브 T세포가 활성화하면 세포 상해성 T세포가 된다.

면역을
담당하는 것

B세포

POINT
- B세포는 항체(면역 글로불린)를 만드는 림프구이다.
- B세포는 표면에 BCR이라는 항원 수용체를 갖고 있다.
- B세포에서 형질세포가 되는 것과 메모리 B세포가 되는 것이 있다.

항체를 만드는 것이 B세포의 일

B세포는 주로 항체를 만드는 기능을 하는 림프구이다. 항체는 외적에 달라붙어 무력화하는 면역 글로불린이라는 단백질을 말한다.

B세포라는 명칭은 이 세포가 분화하는 기관인 조류의 파브리키우스낭인 'Bursa Fabricii'와 사람의 골수인 'Bone Marrow'의 머리글자이다.

B세포는 표면에 B세포 항원 수용체(BCR, B Cell Receptor)라는 항원 수용체를 갖고 있다. BCR은 B세포 스스로 생성하는 항체이다. BCR에는 끝부분의 구조가 다른 여러 가지 종류가 있지만, 1개의 B세포가 가진 BCR은 1가지뿐이므로 이에 맞는 항원밖에 인식할 수 없다.

T세포의 자극으로 항체를 만드는 형질세포가 된다

골수에서 만들어진 미숙한 B세포 중 자기 자신에게 강하게 반응하는 것은 낙제로 여겨 죽인다. 선발 과정을 거친 미숙한 B세포는 골수를 나와 전신의 림프절, 비장 등과 같은 림프 조직으로 이동해 여기서 성숙한다.

자신이 가진 BCR에 딱 맞는 외적이 달라붙으면 B세포는 그 외적을 잡아먹고 MHCⅡ에 표출한다. 여기에 같은 외적의 침입을 알게 된 T세포가 와서 결합하면 자극을 받아 형질세포로 변신해 항체를 생성한다(106쪽 참조). 또한 일부 B세포는 외적을 기억하는 형질세포가 되지 않고, 메모리 B세포로 살아간다.

 시험에 나오는 어구

BCR(B Cell Receptor)
B세포가 세포의 표면에 갖고 있는 수용체를 말한다. 'B세포 항원 수용체' 또는 'B세포 수용체'라고도 한다. B세포 자신이 만드는 항체의 분자이다.

형질세포
B세포는 T세포에 의해 활성화돼 형질세포가 된다. 형질세포는 항체를 대량으로 만들어 방출한다.

 키워드

메모리 B세포
외적을 인식해 T세포로 활성화돼도 형질세포가 되지 않고 그대로 오래 살아남아 다음 번 외적의 침입에 대비하는 B세포를 말한다.

 메모

B세포도 식균 기능과 항원 제시 기능을 갖는다
B세포는 식세포가 아니지만, BCR에 결합한 항원을 잡아먹는다. 그리고 T세포에 그것의 일부를 제시하는 조직 결합 항원(MHC Ⅱ)도 갖고 있으므로 T세포에 항원 제시할 수 있다.

1개의 B세포는 1가지의 BCR(B세포 항원 수용체)을 갖는다

B세포는 BCR이라는 항원 수용체를 갖고 1개당 1가지의 항원을 인식한다. B세포는 식세포가 아니지만, 식균 작용을 한다.

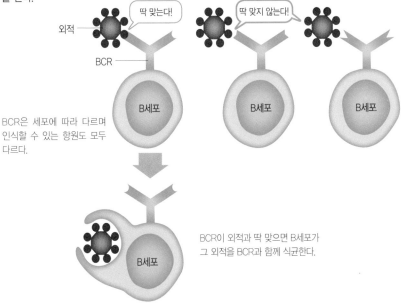

외적

딱 맞는다!

딱 맞지 않는다!

BCR

B세포

B세포

B세포

BCR은 세포에 따라 다르며 인식할 수 있는 항원도 모두 다르다.

B세포

BCR이 외적과 딱 맞으면 B세포가 그 외적을 BCR과 함께 식균한다.

같은 외적을 인식한 T세포의 자극으로 활성화한다

BCR에 달라붙은 외적의 침입을 감지한 T세포가 자극하면 형질세포가 돼 항체를 만들지만, 일부는 메모리 B세포가 돼 다음 번 외적의 침입에 대비한다.

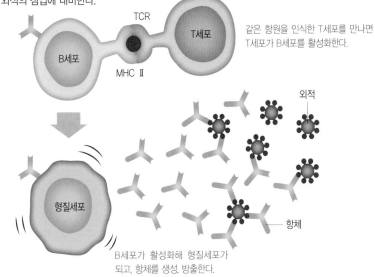

TCR

T세포

B세포

MHC Ⅱ

같은 항원을 인식한 T세포를 만나면 T세포가 B세포를 활성화한다.

외적

형질세포

항체

B세포가 활성화해 형질세포가 되고, 항체를 생성, 방출한다.

면역 글로불린의 종류

- 면역 글로불린은 항체를 말하며, L쇄와 H쇄로 구성돼 있다.
- 항체에는 항원과 결합하는 부분(Fab)과 면역 글로불린 수용체와 결합하는 부분(Fc)이 있다.
- IgM, IgG, IgA, IgD, IgE의 5가지 클래스가 있고, Fc 부분(H쇄)의 구조에 따라 나뉜다.

글로불린이라는 단백질로 구성돼 있는 항체

항체는 B세포가 산생하는 글로불린이라는 단백질로 구성돼 있으며 면역 글로불린이라고도 불린다. 항체는 면역 글로불린 수용체와 결합하는 부분(Fc)의 구조와 형상의 차이에 따라 IgM, IgG, IgA, IgD, IgE의 5가지로 나뉘며, 항체의 종류를 클래스라고 한다. 여기서 Ig란, 면역 글로불린(Immunoglobulin)의 약자이다.

항체의 기본적인 구조는 어느 클래스나 거의 같다(61쪽 그림 참조). 긴 H쇄(중쇄) 2개와 짧은 L쇄(경쇄) 2개가 조합된 Y자형이고, 근원 부분을 Fc 영역, 양측에 열린 부분을 Fab 영역이라고 한다. Fab 영역의 끝부분이 항원이 달라붙은 것인데, 항체를 만드는 B세포에 따라 구조가 조금씩 다르기 때문에 가변부라고 한다. 이 밖의 부분은 만드는 세포에 따른 차이가 없기 때문에 정상부라고 한다. 클래스의 M과 G 등의 문자는 H쇄의 면역 글로불린 수용체와 결합하는 부분(Fc)이 어떤 구조인지에 따라 결정된다.

면역 글로불린의 종류와 특징

IgM은 바이러스 감염 초기에 생성돼 5가지 IgM 분자가 결합한 5량체를 형성해 바이러스를 없앤다. IgG는 외적을 없애는 최강의 무기이며, 장기간 혈액 중에 남는다(108쪽 참조). IgA의 일부는 분비형으로 전신의 점액과 모유에 많이 함유돼 있고, IgE는 즉시형 알레르기 발병과 밀접한 관련이 있다. IgD의 상세한 역할은 아직 밝혀지지 않았다.

면역 글로불린의 기본적인 구조

면역 글로불린의 기본 구조는 어느 클래스이든 거의 같으며, 양측에 열린 가변부의 끝에 항원이 붙는다. H쇄의 구조에 따라 클래스가 분류된다.

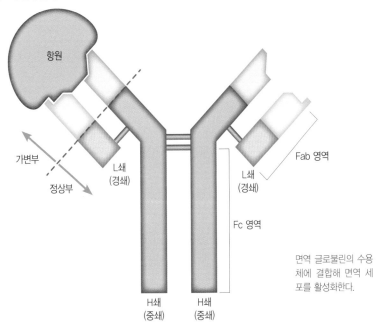

면역 글로불린의 수용체에 결합해 면역 세포를 활성화한다.

면역 글로불린의 종류와 특징

5개의 클래스 면역 글로불린은 분자의 형상이 다르다. IgG, IgE, IgD는 단독 Y자형으로, 세부 구조가 다르다. IgA는 혈액 중에 있을 때는 단독 Y자형이지만, 점액 등의 분비형 중에서는 2개가 달라붙은 형태를 하고 있다. 또한 IgM은 혈액 중에서는 5개가 달라붙은 형태로 존재한다.

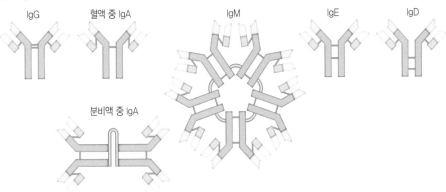

면역을
담당하는 것

항체의 기능

POINT

- 항원에 항체가 결합해 일어나는 반응을 '항원 항체 반응'이라고 한다.
- 항체는 기본적으로 한 종류의 항원과 반응한다.
- 항체가 항원에 결합하면 옵소닌화와 중화가 일어난다.

항원에 항체가 결합해 항원 항체 반응이 일어난다

침입한 외적(항원)에 항체가 결합하면 항원 항체 반응이 일어난다.

항원 항체 반응에서 한 종류의 항체는 기본적으로 한 종류의 항원과 결합할 수 있다. 또한 항체는 항원의 어느 부분에도 달라붙지 않는다. 항체가 달라붙는 항원 부분을 에피토프 또는 항원 결정기라고 한다. 항원 항체 반응이 일어나기 위해서는 항원과 항체의 궁합이 맞아야 한다.

항체의 기능

항원에 항체가 달라붙고, 다시 항체인 Fc 부위가 식세포의 면역 글로불린 수용체와 결합하면 식세포가 그 항원을 잡아먹는 것을 옵소닌화라고 한다. 특히 호중구는 옵소닌화에 의해 강하게 활성화된다.

또한 다른 항체는 바이러스를 단단하게 둘러싸 세포 안으로 들어오는 것을 저지한다. 바이러스는 사람의 세포에 들어가지 않으면 증식할 수 없기 때문에 이를 저지해 감염이 확산되는 것을 방지한다. 이 전략은 일종의 독소에도 효과를 발휘한다. 이처럼 항체가 바이러스와 독소에 결합해 무력화하는 것을 중화라고 한다.

항체는 면역 기능을 보조하는 보체(64쪽 참조)라는 단백질을 활성화하는 역할도 한다. 한편 자신의 세포와 호르몬에 결합하는 항체(자가 항체)는 자가 면역질환의 원인이 되기도 한다.

시험에 나오는 어구

항원 항체 반응
항원과 항체가 결합해 일어난다. 감염을 방지하는 것 외에 즉시형 알레르기 반응 중 하나인 아나필락시스와 혈중 적혈구가 파괴되는 용혈 등이 일어나는 경우도 있다.

옵소닌화
항원에 항체가 달라붙고, 다시 항체의 Fc 부위가 식세포의 면역 글로불린 수용체와 결합하면 식세포의 식균 기능이 촉진되는 것을 말한다.

중화
항원과 독소에 항체가 달라붙어 항원과 독소를 무력화하는 것을 말한다.

키워드

용혈
적혈구의 막이 파괴돼 헤모글로빈이 혈구 바깥으로 나오는 현상을 말하며, '용혈 반응'이라고도 한다. 혈액형이 맞지 않는 수혈로 인해 일어난다.

보체
면역 기능을 돕는 단백질(64쪽 참조)로, 단독 또는 복합체로 기능한다.

항원과 항체는 일대일의 관계

항체는 항상 항원과 일대일의 관계로, 1가지의 항원과 결합한다.

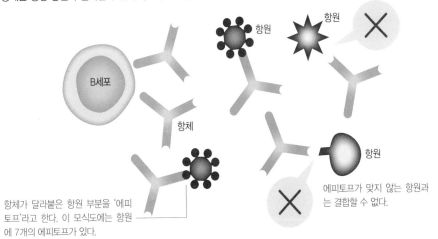

항체가 달라붙은 항원 부분을 '에피토프'라고 한다. 이 모식도에는 항원에 7개의 에피토프가 있다.

에피토프가 맞지 않는 항원과는 결합할 수 없다.

항체의 기능

항원과 달라붙은 항체의 기능은 다음과 같다.

① 옵소닌화

호중구가 항체가 달라붙은 세균을 보면 왕성하게 먹으려고 한다(식균 기능이 촉진된다).

② 중화·감염의 저지

항원을 단단히 둘러싸 세포로 침입하는 것을 막음으로써 감염이 확대되지 않게 한다.

호중구

항원

항체

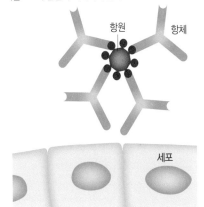

항원   항체

세포

③ 보체의 활성화

보체를 활성화해 외적의 세포막에 구멍을 뚫어 죽인다.

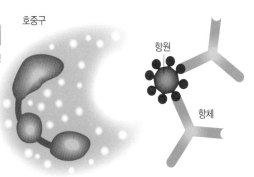

항원

보체

항체

면역을 담당하는 것

보체

POINT
- 보체는 면역의 기능을 돕는 단백질로, 9가지 종류가 있다.
- 하나의 보체가 활성화되면 다른 보체가 연쇄적으로 활성화한다.
- 보체의 활성화 경로와 임무는 각각 3가지가 있다.

보체는 돕는 역할이 아니다

보체는 면역 기능을 돕는 단백질이다. 면역 기능을 돕기 위해 '보(補)'라는 이름이 붙어 있지만, 결코 보조 역할은 아니다.

보체의 종류에는 9가지가 있으며 영어로 'Complement'라고 하는 것에서 유래해 C1, C2, C3,…, C9라는 번호가 매겨져 있다. 또한 C1은 C1q와 C1r, C3은 C3a와 C3b와 같은 식으로 나뉘어 있다. 보체는 별도로 기능하는 것이 아니라 어느 보체가 활성화되면 다른 보체가 연쇄적으로 활성화돼 기능을 발휘한다.

보체의 활성화 경로에는 3가지가 있다. 첫째, 항원에 항체가 결합하고 여기에 C1이 달라붙으면 시작되는 고전적 경로, 둘째 C3이 활성화되면 시작하는 제2경로(또는 부경로), 셋째 혈중에 있는 만노스 결합 렉틴(MBL)이라는 물질이 외적에 달라붙으면 유발되는 렉틴 경로이다.

보체의 주요 임무는 3가지

보체의 첫 번째 임무는 옵소닌화이다. 보체가 항원과 항체가 결합한 곳에 달라붙으면 식세포의 식욕이 더욱 왕성해져 잡아먹는다. 두 번째 업무는 세균에 구멍을 뚫는 것이다. 활성화된 몇 개의 보체가 세균의 세포막에 달라붙어 막 공격 복합체(Membrane Attack Complex)를 만들고, 구멍을 뚫어 면역 용균반응을 일으킨다. 세 번째 임무는 비만 세포와 호염기구를 활성화해 히스타민을 방출시켜 염증반응을 촉진한다.

 시험에 나오는 어구

보체
면역 기능을 돕는 단백질로, 9가지로 나뉜다. 하나의 본체가 활성화되면 연쇄적으로 활성화돼 기능한다.

막 공격 복합체
활성화된 보체가 몇 개 달라붙어 생긴 것으로, 세균의 세포막에 구멍을 뚫는 기능을 한다.

히스타민
비만 세포와 호염기구 등의 세포 내 과립에 들어 있는 물질로, 방출되면 혈관 투과성 항진, 혈관 확장, 혈압 저하 등을 일으킨다. 알레르기와 밀접한 관련이 있다.

 키워드

만노스 결합 렉틴
MBL(Mannose-Binding Lectin)이라는 혈장에 있는 물질을 말한다. 세균의 세포 표면에 달라붙으면 MBL 효소가 활성화해 보체가 활성화한다.

비만 세포
피부, 점막 아래 등에 있다. 세포 내에 히스타민을 넣은 과립을 지니고 있고, 자극을 받으면 히스타민 등의 화학물질 등을 방출해 염증반응을 일으킨다.

64

보체는 연쇄적으로 활성화된다

보체가 활성화하는 경로는 3가지가 있으며, 어느 보체가 활성화되면 다른 것들이 연쇄적으로 활성화된다. 활성화된 보체는 옵소닌화, 면역 용균반응, 염증반응을 촉진해 면역 기능을 돕는다.

고전적인 경로
항원에 항체가 붙고, 여기에 C1이 달라붙으면 시작한다.

제2경로(부경로)
자연히 C3이 활성화돼 시작한다.

렉틴 경로
혈중 만노스 결합 렉틴이 외적에 달라붙으면 시작한다.

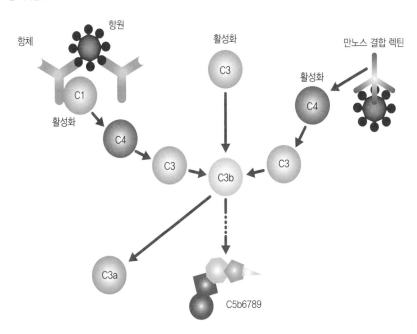

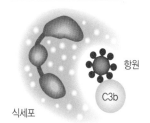

옵소닌화

옵소닌화
보체가 항원에 달라붙으면 식세포의 식균이 촉진된다.
※ 항원+항체, 항원+보체로도 식균이 촉진되지만, 항원+항체+보체가 되면 식균을 촉진하는 힘이 더욱 강력해진다.

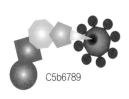

면역 용균반응

면역 용균반응
보체가 막 공격 복합체를 만들고, 세균 등 표적 세포막에 구멍을 뚫어 죽인다.

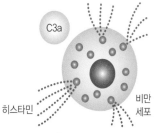

염증반응 촉진

염증반응 촉진
비만 세포 등을 자극해 히스타민을 방출시키고 혈류를 늘려 국소에 부종을 일으킨다.

NK세포

POINT

● NK세포는 감염 세포, 암세포 등과 같은 비정상 세포를 파괴한다.
● T세포의 지시를 받지 않고도 비특이적으로 기능한다.
● NK세포와 T세포 양쪽의 능력을 가진 NKT세포가 발견됐다.

비정상 세포를 찾아 파괴한다

NK세포는 T세포와 B세포 등과 같은 림프구와 달리, 자연 림프구로 분류된다. NK는 내추럴 킬러의 머리글자이다. NK세포는 T세포, B세포와 같이 외적을 인식하는 항원 수용체는 갖고 있지 않으므로 항원에 특이적으로 공격하는 것은 불가능하다. 이런 의미에서 NK세포는 자연면역 세포이다. 다른 림프구와 비교하면 좀 더 크고 세포를 죽이는 과립을 갖고 있는 것이 특징이다.

NK세포가 표적으로 삼는 것은 암세포와 바이러스에 감염된 세포 등과 같이 스스로 '죽여라!'라는 사인을 보내거나 자기 자신을 식별할 수 있는 표식을 확실히 제시하지 않는 자신의 세포이다. NK세포는 이를 표식으로 달라붙어 과립에서 특수한 단백질을 방출하고, 세포막에 구멍을 뚫어 세포를 죽게 만든다.

기능은 세포 상해성 T세포와 유사하지만, 특별한 항원을 인식해 기능하는 것은 아니라는 점에서 세포 상해성 T세포와는 다르다.

NKT세포라는 특별한 세포도 있다

NK세포와 T세포 양쪽 모두의 특징을 가진, NKT세포(내추럴 킬러 T세포)라 불리는 림프구도 있다. 이 세포는 원래 T세포의 일종으로, 식세포가 외적으로 인식하지 못하는 세균을 감지할 수 있다. 또한 식세포에서 항원이 침입했다고 보고받으면 세포성 면역과 체액성 면역 모두를 자극하는 힘을 갖고 있다.

시험에 나오는 어구

NK세포
내추럴 킬러 세포를 말한다. T세포의 지시 없이 감염 세포와 암세포를 파괴하는 능력이 있다.

NKT세포
내추럴 킬러 T세포. T세포의 일종으로, NK세포와 T세포 양쪽 모두의 능력을 갖고 있다. NKT세포의 수는 T세포의 0.1% 정도로 알려져 있다.

키워드

특이적
특정 외적에 대해 특정 세포가 반응하는 것을 말한다. 세포 상해성 T세포는 특이적, NK세포는 비특이적으로 기능한다.

메모

자기 자신을 식별하는 사인
몸의 세포는 'MHC 클래스 I'라는 수용체를 지니고 있다. 이것이 자신을 주장하는 표찰이 된다. 암세포 등은 이 수용체를 표면에 드러내는 힘이 저하돼 '자기 자신이다'라고 주장하는 것이 불가능하다.

NK세포의 기능

특이적 생체 방어와 NK세포의 기능 차이는 다음과 같다.

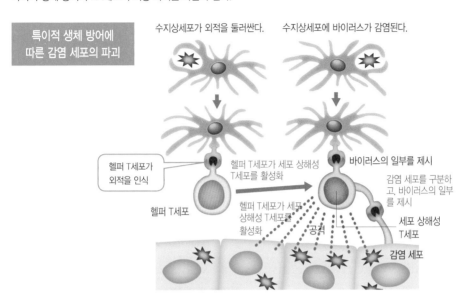

특이적 생체 방어에 따른 감염 세포의 파괴

수지상세포가 외적을 둘러싼다.

수지상세포에 바이러스가 감염된다.

헬퍼 T세포가 외적을 인식

헬퍼 T세포가 세포 상해성 T세포를 활성화

헬퍼 T세포

바이러스의 일부를 제시

감염 세포를 구분하고, 바이러스의 일부를 제시

헬퍼 T세포가 세포 상해성 T세포를 활성화

공격

세포 상해성 T세포

감염 세포

NK세포에 따른 감염 세포의 파괴

감염됐다!

죽여!

NK세포

NK세포

자기 자신이라는 표식이 없다.

※●*♪◇

공격

이상 세포의 사인을 찾아 내 파괴한다.

공격

감염 세포

암세포

Athletics Column

스포츠와 NK세포

운동을 하면 혈액 중 NK세포가 일과성으로 증가했다가 운동이 끝나면 저하한다. 증감 정도는 운동 강도 등의 조건에 따라 다르고 개인차도 있다. 예를 들어 격렬한 운동을 하면 NK세포 수는 크게 상승하지만, 운동 후에는 운동 전보다 낮아진다. 다시 말해 몸이 지칠 정도의 격렬한 운동은 감염 위험성을 높일 가능성이 있다. 한편 일상적으로 운동을 하는 습관이 있는 사람은 NK세포의 활성이 표준보다 높다고 보고된 바 있다. 과도한 운동은 감염에 강한 몸을 만드는 데 효과가 있을지 모른다.

단핵구 및 대식세포

POINT
● 혈중에서는 단핵구의 형태이고, 조직으로 나와 활성화하면 대식세포가 된다.
● 장기 고유의 대식세포는 뇌와 폐포, 비장, 뼈에도 있다.
● 대식세포의 임무는 외적을 잡아먹어 염증을 가라앉힘으로써 조직을 재구축하는 것이다.

림프 조직뿐 아니라 폐포, 간, 뇌에도 있다

단핵구와 대식세포의 기본 세포는 같다.

혈액 안에 있을 때는 둥근 형태를 띠고 있는데, 이를 '단핵구'라고 한다. 다른 백혈구보다 조금 크고 혈액 중 백혈구의 3~6%를 차지한다. 외적의 침입이나 염증을 감지하면 혈관 밖으로 나와 대식세포로 변신하고 마치 아메바와 같이 움직인다.

폐포 안에 있는 폐포 대식세포는 공기와 함께 폐포에 들어간 이물질을 제거한다. 한편 간에 있는 대식세포인 쿠퍼세포는 위장에 모여든 혈액의 이물질과 독소를 처리한다. 또한 뇌에 있는 소교(小膠)세포도 대식세포의 일종이다. 뼈에 있는 대식세포는 파골세포로, 뼈의 칼슘을 흡수해 골의 형태를 정돈하는 기능을 한다.

대식세포는 상당한 대식가

대식세포는 외적을 먹어치우는 식균이다. 대식가이므로 대식세포라고도 부르며, 만난 상대가 적인지, 아닌지를 가리지 않고 먹어치우는 특징이 있다.

대식세포의 중요한 임무는 외적을 먹음으로써 사이토카인을 생성·방출해 염증을 일으키고, 외적이 침입한 현장에 호중구와 림프구를 불러들이는 것이다. 또한 일부 대식세포는 염증을 진정시켜 조직을 재구축하는 것으로 알려져 있다. 한편 간과 폐포, 뼈에 있는 대식세포는 식균을 해도 염증을 일으키지 않는다.

시험에 나오는 어구

단핵구
백혈구의 일종으로, 말초와 림프절 등에 있는 대식세포의 혈액 내 모습을 띠고 있다. 다른 백혈구보다 다소 크고 둥글다.

대식세포
단핵구가 조직으로 나오면 아메바처럼 움직이는 대식세포의 모습이 된다. 식균과 염증을 일으키는 작용을 한다.

키워드

대식세포
대식세포는 다른 식세포인 호중구와 수지상세포보다 식균 기능이 뛰어나다.

메모

뇌와 폐포의 대식세포
뇌와 폐포에 있는 대식세포는 혈중 단핵구가 변한 것이 아니라, 대식세포의 전구세포가 조직에 들어가 직접 분화한 것이라고 생각한다. 대식세포가 이물질을 잡아먹어 염증을 일으키느냐의 여부는 이물질의 표면과 밀접한 관련이 있다. 폐포 내 대부분의 이물질은 '서펙턴트'라는 지질에 감싸여 있기 때문에 염증을 일으키지 않는다.

단핵구와 대식세포의 기능

단핵구와 대식세포의 기본이 되는 세포는 같으며, 혈액 중 단핵구가 외적의 침입과 염증을 감지하면 혈관 밖으로
나와 대식세포로 변한다.

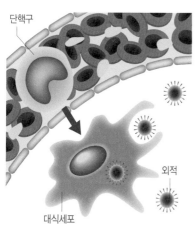

단핵구가 혈액에서 조직으로 나오면 대식세포
가 돼 외적을 잡아먹는다.

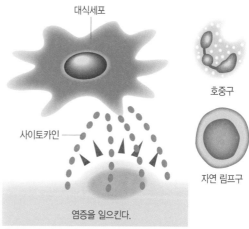

대식세포가 사이토카인을 생성·방출해 염증을 일으
키고 호중구와 림프구를 불러들인다.

뇌와 폐포에 있는 대식세포

뇌의 소교세포와 폐포 대식세포, 간의 쿠퍼세포도 대식세포이다.

뇌세포의 미세 구조

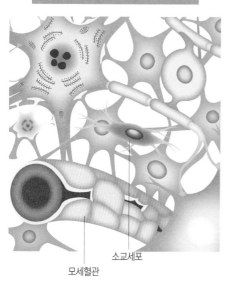

폐포의 미세 구조

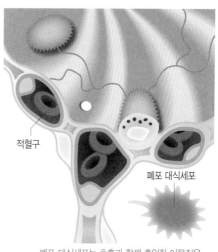

폐포 대식세포는 호흡과 함께 흡입한 이물질을
잡아먹는다.

수지상세포

- 수지상세포는 주로 피부와 점막에 있는 식세포의 일종이다.
- 수지상세포의 임무는 식균한 외적이나 T세포에 항원 제시하는 것이다.
- MHC 분자에 항원 펩티드를 올려놓고 제시한다.

T세포에 항원 제시를 한다

수지상세포는 단핵구, 대식세포와 같은 그룹이다. 나뭇가지가 뻗어 있는 형태를 하고 있어 붙은 이름이다. 수지상세포는 주로 피부의 표피와 소화관, 기도 등의 점막에 있다. 피부에 있는 수지상세포는 발견자의 이름을 따 랑게르한스 세포라고 부른다.

수지상세포의 임무는 외적을 잡아먹고 '외적이 들어왔다'라고 T세포에 보고하는 항원 제시이다. 수지상세포가 T세포에 항원을 제시하면 T세포가 활성화돼 특이적 생체 방어 원리가 기동한다.

항원 제시 프로세스

수지상세포는 외적을 잡아먹은 후 현장의 식균을 대식세포에 맡기고, T세포가 있는 림프절로 이동한다.

수지상세포는 외적을 세포 안에서 분해하고 외적의 조각(항원 펩티드)을 세포의 '주요 조직 적합 항원(MHC) 클래스 Ⅱ 분자'에 올려 분자별로 세포 표면으로 꺼내 제시한다. 그리고 T세포를 만날 때마다 그 항원을 실은 분자를 T세포 표면의 TCR(T세포 항원 수용체)에 접촉해 딱 맞는 TCR을 가진 T세포를 찾는다. 그리고 항원+분자와 TCR이 합치하면 그 T세포는 항원을 인식하고 활성화한다. 이때 중요한 것은 수지상세포가 항원을 흡수할 때 어떤 환경이냐에 따라 헬퍼 T세포의 분화 방향이 정해진다는 점이다(102쪽 참조).

수지상세포
식세포의 일종이지만 항원 제시 기능이 식균보다 뛰어나다.

MHC 클래스 Ⅱ 분자
수지상세포가 세포 내에 갖고 있는 분자로, 잡아먹은 항원의 조각을 올려놓고 세포 표면으로 꺼낸다. B세포도 이 분자를 갖고 있다.

펩티드
아미노산이 여러 개 연결된 것을 말한다. 항원의 단백질은 방대한 수의 아미노산이 이어져 있으며, 그것을 분해해 펩티드를 제시한다.

MHC
주요 조직 적합 유전자 복합체로 3개의 클래스가 있다. 클래스 Ⅰ은 몸 대부분의 세포가 가진 분자로, 세포질 내에 들어온 항원(바이러스와 결핵균 등)을 올려놓고 CD8 양성 T세포에 항원 제시한다. 이것은 동시에 '감염됐다!'라는 사인이 된다. 클래스 Ⅱ는 항원 제시 세포가 갖고 있다. 잡아먹은 식포 내에서 분해한 항원의 일부를 MHC 클래스 Ⅱ 분자에 올려놓고 CD4 양성 T세포에 항원 제시한다.

수지상세포는 주로 피부와 점막에 있다

수지상세포는 주로 피부의 표피 내와 소화관의 점막 등에 있고, 외적의 침입에 대비하고 있다.

표피의 랑게르한스 세포

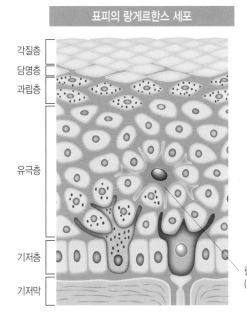

각질층
담명층
과립층

유극층

기저층

기저막

랑게르한스 세포
(수지상세포의 일종)

소장 점막의 페이에르판

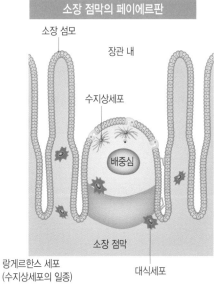

소장 섬모

장관 내

수지상세포

배중심

소장 점막

대식세포

수지상세포의 기능

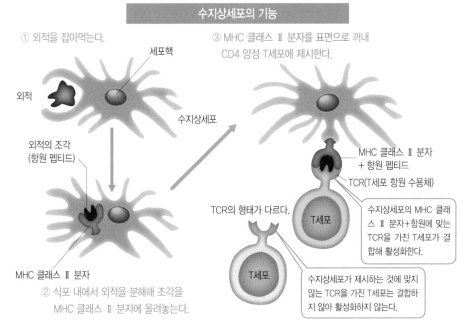

① 외적을 잡아먹는다.

③ MHC 클래스 Ⅱ 분자를 표면으로 꺼내
CD4 양성 T세포에 제시한다.

세포핵

외적

수지상세포

외적의 조각
(항원 펩티드)

MHC 클래스 Ⅱ 분자
+ 항원 펩티드

TCR(T세포 항원 수용체)

TCR의 형태가 다르다.

T세포

수지상세포의 MHC 클래
스 Ⅱ 분자+항원에 맞는
TCR을 가진 T세포가 결
합해 활성화한다.

MHC 클래스 Ⅱ 분자

② 식포 내에서 외적을 분해해 조각을
MHC 클래스 Ⅱ 분자에 올려놓는다.

T세포

수지상세포가 제시하는 것에 맞지
않는 TCR을 가진 T세포는 결합하
지 않아 활성화하지 않는다.

자연 림프구

POINT
- 자연 림프구는 21세기에 발견된 림프구이다.
- 자연 림프구는 T세포와 B세포가 가진 항원 수용체(TCR과 BCR)를 지니고 있지 않으며, 사이토카인의 자극으로 염증을 일으키는 사이토카인을 방출한다.
- 림프구 공통의 전구세포에서 분화하는 것으로 여겨진다.

21세기에 발견된 림프구

21세기에 자연 림프구(Innate Lymphoid Cells, ILC 또는 ILCs)라 불리는 백혈구가 발견됐다. 림프구의 일종이지만, T세포와 B세포가 가진 항원 수용체(TCR과 BCR)를 지니고 있지 않으며, 특정 항원에 특이적인 기능을 하는 세포는 아니다.

자연 림프구는 다른 림프구와 공통의 전구세포에서 분화되는 것으로 생각되며, 방출하는 사이토카인의 종류에 따라 3가지 그룹으로 나뉜다.

그룹1(ILC1)의 자연 림프구는 염증을 일으키거나 대식세포의 활성화와 같은 기능을 하는 인터페론γ 등의 사이토카인을 방출한다. 폐와 피부 등의 상피세포가 상처를 입었을 때 방출되는 사이토카인에 의해 활성화되고, 헬퍼 T세포의 수백 배나 되는 사이토카인을 배출해 호중구를 불러들인 후 활성화하거나 점액의 산생을 일으킨다.

그룹2(ILC2)의 자연 림프구는 피부와 폐, 장간막의 지방 조직 등에 많고, 기생충 감염과 알레르기에 관여하고 있는 것으로 보인다. 상피세포가 상해를 입거나 활성화됐을 때 생성·방출되는 사이토카인에 의해 강하게 활성화되기 때문에 상피세포가 상해를 입은 시그널을 증폭해 염증을 일으키는 원리의 중심 역할을 하는 것으로 보인다.

그룹3(ILC3)의 자연 림프구는 소화관의 점막에 많고, 장내 세균과 장관 면역(88쪽 참조)과의 균형에 중요한 역할을 하고 있다.

시험에 나오는 어구

자연 림프구
림프구의 일종이지만, TCR과 BCR을 갖고 있지 않다. 따라서 발견 당시에는 림프구 세포(Lymphoid Cell의 직역)라 불렸다. 사이토카인을 방출하고 염증에 관여하는 것으로 생각된다.

키워드

헬퍼 T세포
CD4를 가진 T세포가 활성화한 것을 말한다. B세포와 대식세포 등을 활성화하는 등 면역의 사령탑 역할을 한다.

장간막
공장(空腸)과 회장(回腸)에 붙어 있고 장을 매달듯이 유지하는 것 외에 혈관 등의 통로 역할을 하기도 한다.

전구세포
다른 세포가 분화하기 전의 세포를 말한다.

메모

TCR과 BCR
TCR은 T세포가 가진 항원 수용체로, 항원 제시 세포의 MHC 클래스 II와 항원을 세트로 인식한다. BCR은 B세포가 가진 항원 수용체로, 항체 분자이다.

자연 림프구와 T세포·B세포

자연 림프구는 사이토카인을 방출해 염증을 일으키는 작용을 한다. 세 그룹으로 분류되며, 다른 림프구와 공통의
전구세포를 바탕으로 분화한다.

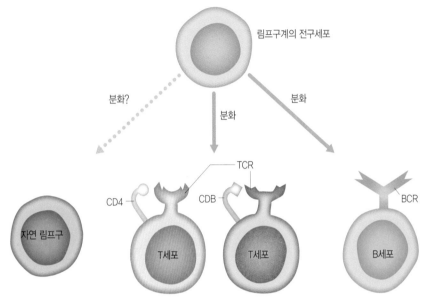

림프구계의 전구세포

분화?

분화

분화

TCR

CD4

CDB

BCR

자연 림프구

T세포

T세포

B세포

자연 림프구
TCR, BCR과 같은 항원 수용체를 지
니고 있지 않다. 분화 프로세스는 밝
혀지지 않았다.

T세포
항원 수용체 TCR을 갖고 있다. 흉선
에서 선발돼 헬퍼 T세포와 세포 상해
성 세포가 된다.

B세포
항원 수용체 BCR을 갖고 있다.
활성화해 형질세포가 되고, 항
체를 생성한다.

그룹1(ILC1)	그룹2(ILC2)	그룹3(ILC3)

인퍼페론 γ 등

인터류킨 5, 9, 13 등

인터류킨 17A, 22 등

• 감염 세포 등의 세포를 파괴하는 기능
이 있다.

• 피부, 폐, 장간막의 지방 조직 등에 많다.
• 기생충 감염과 알레르기에 관여한다.

• 소화관 점막 등에 많다.
• 장내 세균과 장관 면역에 관여한다.

사이토카인

- 사이토카인은 세포 간의 정보 전달을 위해 분비하는 단백질을 통틀어 말한다.
- 사이토카인의 작용은 호르몬과 유사하다.
- 사이토카인은 염증을 일으키는 주요인이기 때문에 항체 치료의 표적으로 여겨지고 있다.

세포 간 정보 전달 물질

사이토카인은 면역과 조혈, 염증 등에 관여하는 세포가 세포 간의 정보 전달을 위해 분비하는 단백질을 통틀어 말한다. 지금까지 'T세포와 B세포에 지시를 내린다'라는 내용을 반복적으로 설명했는데, 이 지시의 대부분은 사이토카인에 따른 것이다.

어느 세포가 분비한 사이토카인이 어느 세포의 수용체에 꼭 맞으면 그 세포가 활성화하거나 물질을 분비한다. 작용이 일어나는 방법은 호르몬과 비슷하지만, 호르몬은 기본적으로 분비한 기관에서 멀리 떨어진 기관에 작용하는데 비해, 사이토카인은 대부분의 경우 바로 가까이에 있는 세포나 자기 자신의 세포에 작용한다.

주요 사이토카인과 기능

면역 기능에 관여하는 주요 사이토카인과 그 기능을 75쪽의 표에 정리했다.

IL(인터류킨)은 백혈구 간의 정보 전달에 사용되는 물질로, 30종 이상의 종류가 있다.

IFN(인터페론)은 바이러스의 증식을 저지하는 등 주요 바이러스 감염에 관여하는 사이토카인이다.

TNF는 종양 세포 등에 작용해 아포토시스를 유도(세포를 죽인다)하거나 염증을 일으킨다.

케모카인은 일종의 백혈구를 선택적으로 불러들이는 것 외에 T세포 등의 활성을 제어하는 TGF 등의 사이토카인이 있다.

 시험에 나오는 어구

사이토카인
면역과 조혈 등에 관여하는 세포 간 전달 물질을 총칭하며 단백질로 돼 있다. 세포의 활성화뿐 아니라 세포의 증식에도 관여한다.

인터류킨
백혈구 간 전달 물질을 말한다. IL-1, IL-2 등 현재까지 30종 이상의 물질이 확인됐다.

인터페론
바이러스에 감염된 세포가 분비하는 물질을 말한다. 자신의 세포 수용체에 작용하면 세포 내에 바이러스를 파괴하거나 불활화하는 물질이 합성된다.

 키워드

호르몬
내분비선에서 분비된 호르몬이 혈류를 타고 표적으로 하는 세포와 기관(대개는 멀리 떨어진 곳에 있다)에 작용한다. 췌장의 인슐린, 남성 호르몬과 여성 호르몬 등이 있다.

 메모

인터류킨의 어원
백혈구 간 전달 물질인 인터류킨(Interleukin)은 백혈구 'Leukocyte' 사이에서 작용한다는(Inter-) 뜻에서 붙은 이름이다.

사이토카인의 기능법

사이토카인이 분비된 후 세포 간의 기능과 주요 사이토카인의 특징은 다음과 같다.

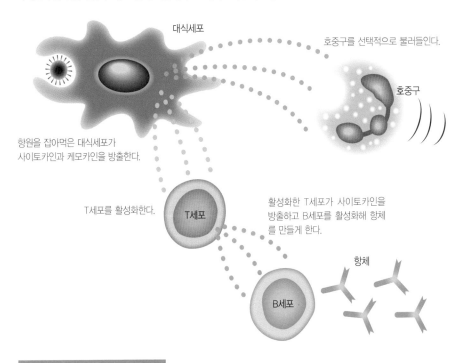

대식세포

호중구를 선택적으로 불러들인다.

호중구

항원을 잡아먹은 대식세포가
사이토카인과 케모카인을 방출한다.

T세포를 활성화한다.   T세포

활성화한 T세포가 사이토카인을
방출하고 B세포를 활성화해 항체
를 만들게 한다.

항체

B세포

사이토카인과 기능

사이토카인	주요 생성 세포	주요 기능
IL-1	대식세포	염증을 일으킨다. 혈과 내피의 확장·투과성 항진 등
IL-2	T세포	T세포의 증식·활성화 등
IL-4	T헬퍼 2형 세포	T세포의 T헬퍼 2형으로 분화, B세포의 분화·증식·활성화와 IgE, IgE 생성 등
IL-5	T세포, 2형 자연 림프구	호산구의 증식·활성화. B세포의 분화·증식, IgA 생성 등
IL-6	T세포, 대식세포	염증 생성. 간의 CRP 생성 등
IL-12	수지상세포, 대식세포	T세포의 T헬퍼 1형으로 분화, 사이토카인 생성 촉진 등
IL-13	T세포, 2형 자연 림프구	B세포의 분화·증식, 항체의 클래스 스위치 촉진 등
IL-17	활성화 T세포, 3형 자연 림프구	호중구를 혈관 내피 세포 등에 불러들임
TGF-β	T세포, 대식세포	T세포, B세포, 대식세포 등의 기능 억제 및 세포의 선유화 등
TNF-α	대식세포, T세포	국소 염증 생성
IFN-α、β	형질세포 유사 수지상세포, 감염 세포	바이러스 증식을 억제
IFN-γ	T헬퍼 1형 세포, NK세포, 1형 자연 림프구	대식세포, NK세포의 활성화 등
케모카인	거의 모든 혈구 세포와 조직의 세포	백혈구를 선택적으로 불러들임

흉선의 구조와 기능

- 흉선은 심장과 대동맥 앞에 있는 기관으로, T세포를 육성한다.
- 흉선에서는 미숙한 T세포가 성장하고 선택 받는다.
- 흉선에서 분화한 T세포가 전신의 림프 조직으로 나간다.

특화된 요원으로 기능할 수 있는 T세포를 길러 선택한다

흉선은 가슴의 중앙에 있는 골수 뒤쪽, 심장과 대동맥 앞에 위치하는 기관으로, 두 부분으로 나뉘어 있다. 태아기의 초기부터 형성되기 시작해 출생할 때 15g 정도인 것이 사춘기에는 30~40g으로 발달한다. 이후에는 서서히 위축 돼 40대가 넘으면 서서히 지방으로 대체된다.

내부는 피막에서 이어지는 중격(中隔)에 의해 많은 방(소엽)으로 구분되고, 가운데는 미숙한 T세포가 꽉 메워져 있는 피질과 세포가 적은 수질로 나뉘어 있다.

흉선이 하는 일은 T세포의 분화와 선발이다. 흉선에서는 T세포가 2단계의 선발 과정을 거치면서 필요한 장비(CD4·CD8 분자, 56쪽 참조)를 몸에 장착하고 특화된 T세포가 된다.

골수에서 만든 T세포의 전구세포(Pre T세포)는 흉선으로 이동해 피질의 가장 바깥쪽에서 증식한다. 여기서는 다양한 능력을 지닌 세포가 생긴다. 그리고 피질을 이동하면서 흉선 상피세포 표면의 MHC 분자를 인식할 수 있는 T세포가 우선 제1단계 테스트에 합격한다. 이를 양성 선택이라고 한다.

제2단계에서는 피질과 수질의 경계 근처에 있는 수지상세포상의 MHC 분자에 자기 자신의 일부(자가 항원)를 올려놓고 제시한 것에 결합하는 세포가 불합격된다. 자기 자신에게 반응해 적이라고 판단하는 세포는 불합격 처리되는데, 이를 음성 선택이라고 한다. 이들 두 단계의 선발 과정에서 합격한 T세포가 전신의 림프 조직으로 나아간다.

시험에 나오는 어구

흉선
심장과 대동맥 앞에 위치하는 기관으로, 둘로 나뉘어 있다. 특화된 T세포를 성장시키고 선발하는 기능을 한다.

T세포의 분화
골수에서 만든 미숙한 T세포가 흉선에서 성장하고 선발돼 '자신을 적이라고 간주하지 않고 외적을 정확하게 구분하는 힘'을 가진 T세포가되는 것을 말한다.

키워드

양성 선택, 음성 선택
흉선에서 특화된 T세포를 선발할 때 '자신을 인식할 수 있다=양성 선택', '자신을 적으로 간주하지 않는다=음성 선택'이라는 테스트를 받는다.

메모

흉선은 불필요한 기관?
어른의 경우 질병으로 흉선을 적출해도 생명에는 지장이 없다. 그러나 면역에 관여하고 있으므로 결코 불필요한 기관은 아니다. 대상 실험에서 유유아기(乳幼兒期)에 흉선을 적출하면 자가면역질환을 유발하는 것으로 확인된 만큼, 유유아기의 흉선에서는 자기관용에 필요한 제어성 T세포를 만든다고 볼 수 있다.

흉선의 위치와 미세 구조

흉선은 심장과 대동맥 앞에 있다. 가까운 곳에 있는 피질에는 미숙한 T세포가 꽉 채워져 있고, 그 안쪽에 세포가 적은 수질이 있다.

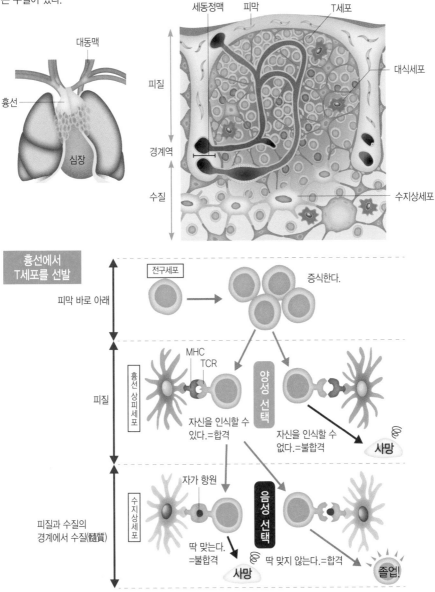

제1단계에서 자신을 인식하는지를 테스트하고 인식하면 합격이다(양성 선택).

제2단계에서 자신의 항원을 인식하는지를 테스트하고 자가 항원에 반응하면 불합격이다(음성 선택).

※ T세포는 성장 과정에서 CD4·CD8 등의 CD 분자가 달라붙어 세포의 유형이 결정된다.

림프관과 림프액

- 림프구의 원류는 말초 조직액으로 한쪽 방향으로만 순환한다.
- 전신에서 모인 림프액은 좌우 정맥각에서 정맥에 합류한다.
- 전신의 모세혈관에서 혈관 밖으로 나온 림프구는 림프절에 모이거나 전신을 순환한다.

림프액은 한쪽 방향으로만 순환한다

전신에 둘러쳐져 있는 림프관과 그 중간 여기저기에 붙어 있는 림프절 안에는 림프액이 흐르고 있다. 관 안을 흐르는 것에는 혈액이 있는데, 림프액은 심장에서 나와 전신을 돌아 심장으로 돌아가는 순환을 반복하는 혈액과 달리 한쪽 방향으로만 흐른다.

림프액의 원류는 전신의 조직 세포와 세포 간을 채우고 있는 조직액이다. 조직액은 조직의 모세혈관에서 혈액의 물의 성분인 혈장이 스며나온 것으로, 세포에 물과 영양을 공급한다. 조직액은 항상 혈관에서 스며나오는 한편, 조금씩 혈관과 림프관에 회수된다.

조직에서 회수된 림프액은 서서히 합류하면서 굵어지는 림프관과 도중에 있는 림프절 안을 흘러간다. 그리고 최종적으로 하반신과 왼쪽 상반신에서 모여든 림프관은 좌쇄골 하정맥의 정맥각, 우상반신에서 모여든 림프관은 우쇄골 하정맥의 정맥각에서 정맥에 합류한다.

림프관과 혈관을 통해 림프절에 모인다

림프관은 면역 기능을 담당하는 림프구의 통로이기도 하다. 림프구의 일부는 동맥 안을 지나 모세혈관에서 혈관 바깥으로 나와 조직을 돈 후 림프관에 들어가 림프절에 모이거나 정맥각에서 정맥과 합류해 혈류를 타고 전신을 돌아다닌다.

림프절은 면역반응을 발동해 혈관계에 들어간 이물질을 먹는다.

시험에 나오는 어구

림프절
림프관의 여기저기에 붙어 있는 공과 같은 조직을 말한다. 1mm 정도에서 25mm 정도까지 크기는 제각각이다. 면역 세포가 기능하는 장소이다.

조직액
말초 조직의 세포와 세포 사이를 채우고 있는 액체를 말한다. 논밭의 물과 같이 세포에 영양과 효소를 공급한다. 기원은 혈장으로, 혈관이나 림프관에 회수된다.

키워드

혈장
혈액의 액체 성분을 말한다. 물에 미네랄과 포도당, 단백질 등이 녹아 있다. 말초 혈관에서 새어나와 조직액이 된다.

메모

림프관의 안쪽에는 밸브가 있다
림프는 대부분 천천히 중력을 거슬러 흐르기 때문에 림프관 안에는 역류를 방지하는 밸브가 붙어 있다.

림프관과 림프절의 위치

림프관의 여기저기에는 크고 작은 림프절이 붙어 있다. 림프절은 면역 세포들이 기능하는 2차 림프 기관으로, 귀 아래에서부터 목, 겨드랑이 아래, 발목, 좌우 폐 안쪽과 복부, 골반 안쪽 등에 모여 있다. 감염증에 걸렸을 때 목의 림프절이 붓는 것은 그곳에서 면역이 외적과 활발히 싸우고 있다는 증거이다.

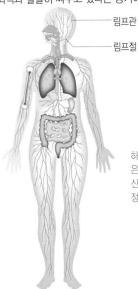

림프관

림프절

하반신과 왼쪽 상반신에서 모여든 림프액은 좌쇄골, 하정맥의 정맥각 오른쪽 상반신에서 모여든 림프액은 우쇄골 하정맥의 정맥각으로 들어가 정맥과 합류한다.

두경부 천층의 림프 경로

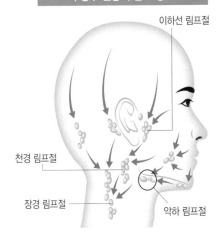

이하선 림프절

천경 림프절

장경 림프절

악하 림프절

목과 겨드랑이 아래에 특히 림프절이 많이 모여 있다. 감기에 걸렸을 때 목이 붓고 아픈 것은 경부 림프절이 부었기 때문이다.

상지와 유방의 림프 경로

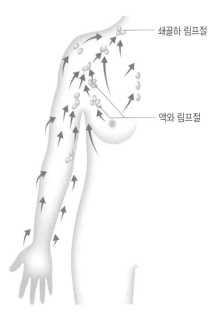

쇄골하 림프절

액와 림프절

림프절의 구조와 기능

● 림프절의 림프 여포는 T세포와 B세포의 집합이다.
● 림프액을 타고 흘러나오는 외적과 이물질은 주로 림프절에서 처리된다.
● 수지상세포가 말초에서 침입한 외적을 T세포에 보고하는 장소이다.

많은 림프구가 모인 림프 여포

림프절은 림프관의 중간에 붙어 있는 1~25mm 정도의 콩과 같은 조직을 말한다. 림프절에 연결되는 림프관 중 림프액을 유입하는 것을 수입 림프관, 유출하는 것을 수출 림프관이라고 한다.

림프관 안은 몇 개의 방으로 구분돼 있으며, 그 안에 림프 여포(림프 소절)가 있고, 그 주위를 림프동이 둘러싸고 있다. 림프절에는 혈관도 흐르고 있다. 림프 여포는 많은 림프구가 모인 집합소이다. 림프절 주위의 가까운 피질에는 B세포, 그 안쪽 방피질에는 T세포가 많다. 또한 림프절의 중심에 가까운 수질에는 활성화해 항체를 생성하는 형질세포가 많다.

외적과 이물질을 처리하고 T세포에 항원 제시

림프액 안에 있는 외적과 이물질은 림프절에서 처리된다. 이때 염증을 일으켜 림프절이 붓는 경우도 있다. 암세포도 처리되지만, 전부 처리하지 못해 그곳에서 증식하는 경우도 있다. 이것이 바로 림프절 전이이다.

말초에서 외적을 먹은 수지상세포는 림프액을 타고 림프절에 들어가 림프 여포에 있는 T세포들에게 계속 외적의 조각(항원)을 제시한다. 그리고 그 항원을 인식할 수 있는 T세포를 만나면 그 T세포가 활성화해 B세포가 항원을 생성하는 등 특이적 생체 방어가 기능하기 시작한다.

배중심의 B세포는 활성화한 T세포를 만날 때마다 차츰 항원 결합력이 높은 항체를 만든다.

시험에 나오는 어구

림프 여포
림프절 안에 구분된 작은 방에 들어 있는 림프구의 모임을 말한다. 여기에서 B세포는 T세포에 의해 활성화하거나 보다 효율적인 항체를 만드는 반응을 반복하고, 일부는 형질세포가 돼 대량의 항체를 만들거나 일부는 메모리 B세포로서 다음 번 외적의 침입에 대비한다.

키워드

림프동
림프절과 실질 림프 조직 사이에 있는 거미집 모양의 구조를 한 간극을 말한다. 림프동에 이물질이 침입하면 대식세포가 유입해 잡아먹는다.

이질 세포
B세포가 활성화해 항체를 생성하게 된 것을 말한다. 항원을 인식한 T세포에서 자극을 받으면 B세포가 활성화해 형질세포가 된다.

메모

림프동은 천천히 흐른다
림프액은 림프동을 천천히 흘러 오랫동안 림프절 안에 머물기 때문에 외적과 이물질을 포획하는 기회가 많다.

림프절의 구조와 역할

림프절 안은 림프 여포라는 여러 개의 방으로 나뉘어 있고, 림프구가 모여 있다. 림프절의 구조와 기능은 다음과 같다.

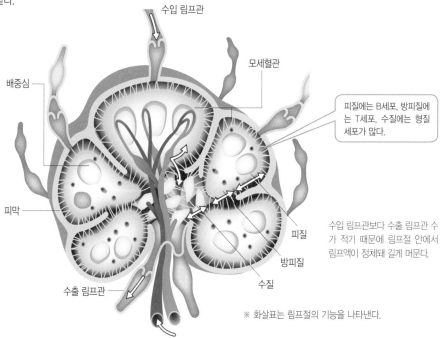

피질에는 B세포, 방피질에는 T세포, 수질에는 형질세포가 많다.

수입 림프관보다 수출 림프관 수가 적기 때문에 림프절 안에서 림프액이 정체돼 길게 머문다.

※ 화살표는 림프절의 기능을 나타낸다.

① 흘러온 외적과 이물질을 처리한다.

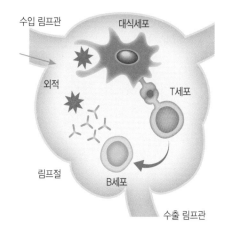

림프액을 타고 흘러온 외적과 이물질은 대식세포의 식균으로 처리된다.

② 말초에서 외적을 잡아먹은 수지상세포가 T세포에 보고하러 온다.

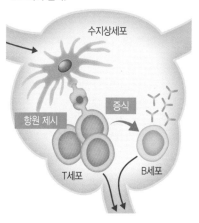

수지상세포에서 외적의 보고를 받은 헬퍼 T세포가 증식하고 특이적 생체 방어 기능을 시동한다.

81

비장의 구조와 기능

- 비장의 내부는 중심의 백비수를 적비수가 둘러싼 구조로 이뤄져 있다.
- 오래된 적혈구의 파괴 등 혈액에 관한 기능을 한다.
- 림프 조직의 기능으로서 흘러오는 혈액 내외적 등을 제거한다.

왼쪽 상복부에 있는 것이 비장

비장은 왼쪽 상복부의 등쪽, 왼쪽 신장의 상후방에 있다. 늑골 뒤쪽에 있으므로 바깥에서는 만져지지 않는다. 항상 많은 혈액이 흐르고 있기 때문에 암적색을 띠고 있다.

내부는 작은 방으로 나뉘어 있고, 중심의 백비수 주위를 암적색 적비수가 둘러싼 구조를 하고 있다. 백비수는 림프구 덩어리로, 중심의 비림프 소절에는 B세포, 그 주위에는 T세포가 모여 있다.

혈액을 만들고 파괴한다

비장의 첫 번째 임무는 혈액에 관한 것이다. 비장은 항상 일정량의 혈액을 비축해 두고 필요할 때마다 방출한다(개, 말과 같은 동물은 대량의 혈액을 축적하고 있지만, 사람은 그 정도로 많이 저장하지는 않는다). 비장은 태아기에 혈액 세포를 만들지만, 생후에는 오래된 적혈구를 파괴한다. 적비수를 향해 달리는 비동(脾洞)이라는 혈관의 벽은 발을 둥글게 만 모양을 띠고 있는데, 여기에 혈액이 들어갈 때 오래되고 딱딱해진 적혈구는 벽의 틈새를 빠져나가지 못하고 대식세포에 포획돼 처리된다.

림프 조직으로서의 기능

적비수에는 대식세포와 수지상세포도 있으며, 흘러들어오는 혈액 안에 외적과 이물질이 있으면 잡아먹는다. 백비수에 있는 림프구에 외적이 들어온 것이 보고되면, 림프구의 특이적 주체 방어가 기능하기 시작한다.

비장의 위치와 미세 구조

비장은 크게 백비수와 적비수로 나뉘며 미세 구조는 다음과 같다.

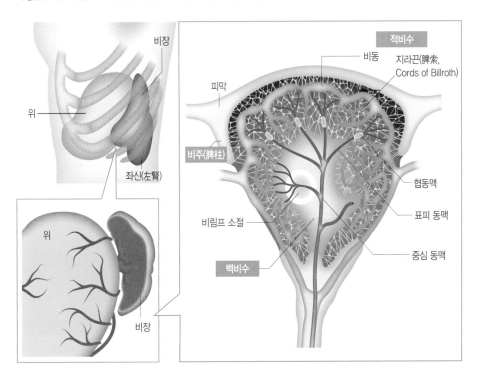

비장은 오래된 적혈구를 파괴한다

백혈구가 비동에 들어갈 때 젊은 적혈구는 부드럽기 때문에 좁은 틈새도 빠져나올 수 있다. 그러나 오래된 적혈구는 막이 딱딱해져 있어 좁은 틈새를 빠져나올 수 없다. 비동에 들어가지 않고 있는 적혈구는 바깥에 있는 대식세포가 잡아먹어 처리한다.

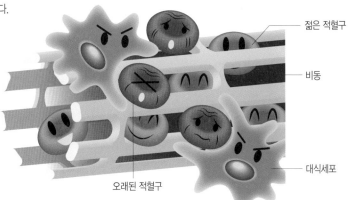

페이에르판의 구조와 기능

- 페이에르판은 회장 점막에 여기저기 흩어져 있는 림프 조직이다.
- 공장과 회장의 림프 조직은 인체 최대의 림프 조직이다.
- M세포가 외적을 흡수하여 수지상세포에 건넨다.

소장 점막은 인체 최대의 림프 조직

위에서 이어지는 소장은 십이지장, 공장(空腸), 회장(回腸)으로 나뉜다. 공장과 회장의 전체 길이는 약 6m이며, 앞쪽 5분의 2가 '공장', 나머지 5분의 3이 '회장'이다. 경계선은 없지만, 공장은 벽의 평활근이 잘 발달해 있다.

공장과 회장의 점막에는 림프구가 모인 림프 소절이 많다. 회장에는 그 림프 소절이 수십 개 정도 모여 생긴 페이에르판이 있다. 이들은 모두 면역 기능을 담당하는 림프 조직으로, 그 기능을 장관 면역이라고 부른다.

페이에르판 부분은 소장 점막에 빽빽이 자라 있는 융모가 없어 평탄하게 보인다. 페이에르판은 회장 전체에 20~30개 정도가 있으며, 페이에르판과 공장 점막의 림프 소절을 합하면 인체 최대의 림프 조직이라고 할 수 있다.

M세포가 소장 내의 외적을 흡수한다

페이에르판의 표면에는 M세포라 불리는 세포가 여기저기 흩어져 있다. M세포는 소장으로 흘러들어오는 외적을 둘러싸 수지상세포에 건넨다. 수지상세포가 이것을 T세포에 항원 제시하면 활성화한 T세포가 B세포를 활성화한다. 그리고 활성화한 B세포는 이량체인 IgA 항체(분비형 IgA의 본체)를 생성해 외적에 대비한다. 소장 내의 많은 장내 세균 중 항상 존재하고 있는 세균은 공격하지 않고 병원균만 공격하는 원리는 아직 밝혀지지 않았다. 또한 M세포는 음식물 항원도 흡수하고 관용을 유도하는 것에도 관여하고 있는 것으로 여겨진다.

시험에 나오는 어구

페이에르판
회장에 있는 림프 조직으로, 크기는 수mm~수cm이다. 회장 전체에 20~30개가 있다.

M세포
페이에르판 표면에 여기저기 흩어져 있는 특수 세포로 안쪽 포켓에 있는 수지상세포가 소장 내를 흐르는 외적을 흡수해 수지상세포에 건넨다. 수지상세포 등과 달리, 분해는 하지 않는다.

키워드

공장(空腸)
십이지장에 이어지는 소장 부분을 말한다. 벽의 평활근이 발달해 있고 내용물의 진행이 빠른 것이 특징이다.

회장(回腸)
공장에 이어지는 부분을 말한다. 페이에르판이 있는 것이 특징이다. 페이에르판은 회장의 후반에 더 많으며, 장관 면역의 중심 역할을 한다.

메모

장관 면역
소화관의 주요 임무는 음식물을 소화·흡수하는 것으로 알려져 있지만, 페이에르판을 연구한 결과, 면역에 중요한 기능을 하고 있는 것으로 밝혀졌다.

소장(회장) 점막과 페이에르판

소장의 뒤쪽 5분의 3을 차지하는 회장 점막에는 페이에르판이라 불리는 림프 조직이 여기저기 흩어져 있다. 페이에르판 부분에는 점막의 융모가 없어 평탄하게 보인다. 페이에르판은 회장 전체에 20~30개가 있다.

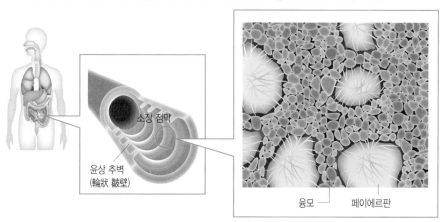

소장 점막

윤상 추벽
(輪狀 皺襞)

융모   페이에르판

페이에르판의 단면과 장관 면역

페이에르판의 단면과 장관 면역의 기능은 아래와 같다.

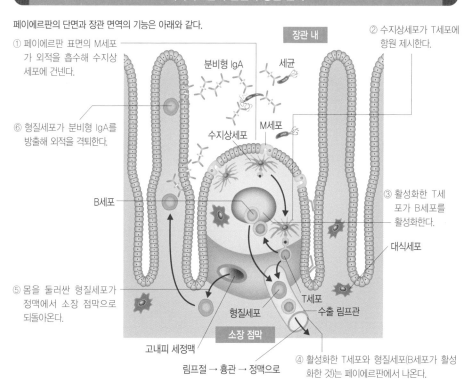

장관 내

① 페이에르판 표면의 M세포가 외적을 흡수해 수지상세포에 건넨다.

② 수지상세포가 T세포에 항원 제시한다.

분비형 IgA   세균

⑥ 형질세포가 분비형 IgA를 방출해 외적을 격퇴한다.

수지상세포   M세포

B세포

③ 활성화한 T세포가 B세포를 활성화한다.

대식세포

⑤ 몸을 둘러싼 형질세포가 정맥에서 소장 점막으로 되돌아온다.

형질세포   T세포
수출 림프관

고내피 세정맥

소장 점막

림프절 → 흉관 → 정맥으로

④ 활성화한 T세포와 형질세포(B세포가 활성화한 것)는 페이에르판에서 나온다.

편도의 구조와 기능

POINT
- 편도는 목에 있는 림프 조직이다.
- 인두편도, 이관편도, 설편도, 구개편도가 있다.
- 편도에는 림프 소절이 모여 있다.

목에 있는 림프 조직

편도는 목에 있는 림프 조직이다. 편도(扁桃)는 아몬드를 가리키는 말로, 모양이 유사하다고 해서 붙여진 이름이다. 옛날에는 편도선이라 불렸지만, 이들 조직은 뭔가를 분비하는 '선(腺)'이 아니기 때문에 정식 명칭에는 '선'을 붙이지 않는다.

편도에는 인두편도, 이관편도, 설편도, 구개편도의 4가지가 있고, 코와 입 안을 둥글게 감싸면서 배치돼 있으며, 이를 발다이어 고리(편도환이라고도 한다)라고 한다.

4가지의 편도 중 인두편도는 아데노이드라고도 불린다. 인두편도는 5~6세경에 가장 커지고 그 후 차츰 작아진다. 편도가 지나치게 커지면 기도와 이관(耳管)이 폐쇄돼 코골이, 구강 호흡, 코막힘 등을 일으키는데, 이 상태를 아데노이드 비대증 또는 단순히 아데노이드라고 한다. 이 때문에 수면 무호흡 증후군 또는 집중력 저하를 일으키거나 우유를 잘 못 마셔 영양 장애를 일으키는 아이도 있다.

편도에 있는 림프구의 기능

편도에는 많은 림프구가 덩어리를 이룬 림프 소절이 모여 있다. 호흡이나 음식물과 함께 코나 입에 들어오는 외적을 포착해 외적에 대한 면역반응을 가동한다. 감기에 걸렸을 때 목의 편도가 빨갛게 붓고 아픈 것은 이곳에서 외적과 싸우고 있기 때문이다.

시험에 나오는 어구

편도
목에 있는 림프 조직을 말한다. 인두편도, 이관편도, 설편도, 구개편도가 있다. 인두에서 침입하는 외적을 포착해 없앤다.

발다이어 고리
4가지의 편도는 인두를 둘러싸면서 배치돼 있는데, 이를 '발다이어 고리' 또는 '편도환'이라고 한다.

키워드

아데노이드 비대증
인두편도가 비대해지면 기도와 이관이 폐쇄돼 코막힘, 수면 무호흡 증후군 등을 일으킨다. 심한 경우에는 폐와 심장·혈관에 부담을 줘 심부전 등의 합병증을 일으키는 경우도 있다. 아이에게서 많이 나타난다.

메모

아데노이드 절제술
편도에 특수한 세균(A군 베터 용혈성 연쇄상 구균 등)이 살아 있고, 그 세균이 배출하는 독소에 대한 반응이 원인이며, 신장염이 반복되면 수술을 해서 아데노이드를 제거하기도 한다.

기도의 구조와 편도

목에 있는 구개편도, 인두편도, 이관편도, 설편도는 림프 조직이다.

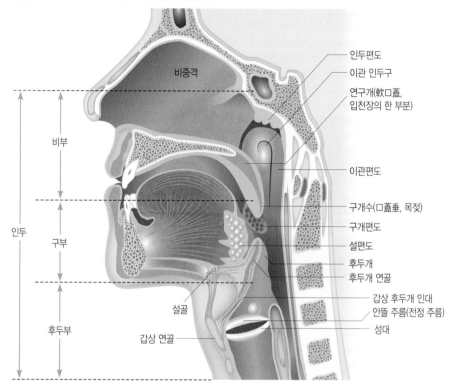

인두편도
이관 인두구
연구개(軟口蓋, 입천장의 한 부분)
이관편도
구개수(口蓋垂, 목젖)
구개편도
설편도
후두개
후두개 연골
갑상 후두개 인대
안뜰 주름(전정 주름)
성대

비중격

비부
인두
구부
후두부
설골
갑상 연골

발다이어 고리(편도환)

네 종류의 편도가 목을 둘러싸 발다이어 고리(편도환)를 형성한다.

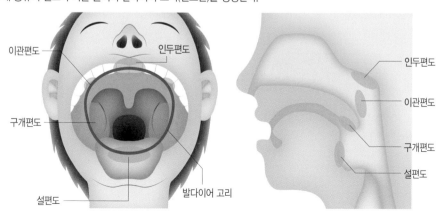

이관편도
인두편도
구개편도
설편도
발다이어 고리

인두편도
이관편도
구개편도
설편도

장내 세균과 면역

POINT

- 사람의 장내 세균은 1,000종류 이상, 수백조 개나 된다.
- 유익균(이로운 균), 유해균(해로운 균), 기회감염균으로 나뉜다.
- 면역은 장내 세균을 적으로 간주하지 않는 시스템을 갖추고 있다.

사람의 체세포 수보다 훨씬 많은 장내 세균

사람의 장에는 대략 1,000종류에 달하는 수백조 개의 장내 세균이 살고 있다고 한다. 이들은 음식물 또는 사람과의 접촉 등을 통해 체내에 들어와 장에 살게 된 세균이다. 특히 회장에서 대장에 걸쳐 많고, 그 총량은 1~2kg에 달한다. 현미경으로 들여다보면 종류별로 모여 장 점막에 밀집해 있는 모습 때문에 장내 세균총이라고도 불린다.

장내 세균은 인체에 이로운 비피더스균 등의 유익균과 해로운 웰치균 등의 유해균, 그리고 이롭지도 해롭지도 않은 기회감염균으로 나뉜다. 유익균은 유해균의 증식을 억제하거나 장의 움직임을 원활하게 해 변비를 예방하고 비타민 K와 B군을 만들기도 한다. 반면, 유해균은 설사와 변비를 일으킨다. 그러나 유익균, 유해균이라는 개념은 일부 숙주의 면역반응과 관련해 분류돼 있을 뿐, 본질적인 분류는 아니다.

장내 세균은 면역 기능의 발달에도 관여한다

장내 세균은 유익균, 유해균 모두 림프구의 활성화와 면역 관용의 유도 등 장관 면역의 발달에 중요한 역할을 한다. 사람과 공존 관계에 있는 장내 세균에는 몸의 면역이 '적(敵)'이라고 간주하지 않는 시스템이 갖춰져 있고, 이는 음식물을 적이라고 인식하지 않는 관용(경구 면역 관용)의 형성에도 관여하고 있다. 장내 세균을 항생물질 등으로 없애면 경구 면역 관용이 유도되지 않는다고 알려져 있지만, 현시점에서 식물 알레르기의 발병에 결정적으로 관여하는 균종은 밝혀지지 않았다.

시험에 나오는 어구

장내 세균
소장·대장에 살고 있는 세균으로, 특히 회장과 대장에 많다. 종류는 1,000종류 이상. 수백조 개나 된다고 한다. 숙주에 미치는 영향에 따라 유익균, 유해균, 기회감염균으로 나뉜다.

장내 세균총
장내 세균의 장관 내 모습을 현미경으로 들여다 보면 같은 종류의 식물이 밀집해 있는 것처럼 보이기 때문에 붙은 명칭이다. 총(叢)은 '덤불'이라는 뜻이다.

메모

장내 세균의 균형
다양한 세균이 존재하는 환경에서 생활하는 이상, 장내 세균 모두가 유익균일 수는 없다. 또한 장내 세균은 연령, 식사 등과 같은 환경과 숙주의 면역에 의해 결정된다고 여겨진다. 성인의 장내 세균총은 지문처럼 개인마다 다르며, 예를 들어 요구르트 등을 많이 먹어 바꿨다고 해도 2~3주 후면 원래대로 돌아간다.

장내 세균과 균형

사람의 장내에 사는 장내 세균은 유익균, 유해균, 기회감염균으로 나뉜다. 유해균도 림프구의 활성화 등에 관여하고 있다고 알려져 있으며, 이상적인 균형은 다음과 같다.

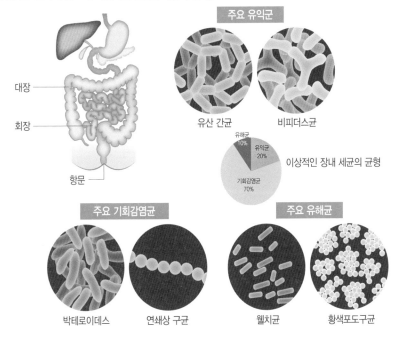

주요 유익균

유산 간균　비피더스균

대장

회장

항문

유해균 10%　유익균 20%　기회감염균 70%

이상적인 장내 세균의 균형

주요 기회감염균

박테로이데스　연쇄상 구균

주요 유해균

웰치균　황색포도구균

장내 세균의 기능

장내 세균 중 유익균은 면역 세포를 자극한다. 장내 세균의 균형이 무너지면 면역 기능이 떨어지거나 과잉 상태가 되는 것으로 알려져 있다.

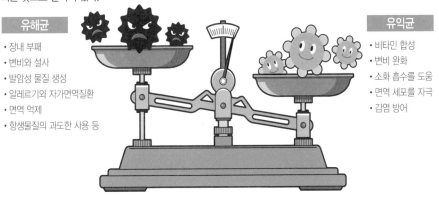

유해균

• 장내 부패
• 변비와 설사
• 발암성 물질 생성
• 알레르기와 자가면역질환
• 면역 억제
• 항생물질의 과도한 사용 등

유익균

• 비타민 합성
• 변비 완화
• 소화 흡수를 도움
• 면역 세포를 자극
• 감염 방어

면역이 기능하지 않는 조직

- 눈, 뇌, 정소, 태반 등은 면역의 공격 대상이 되기 어렵다.
- 특정 조직이 지니고 있는 면역에 공격받지 않는 특성을 '면역 특권'이라고 한다.
- 면역 특권의 메커니즘은 여전히 연구 단계에 있다.

면역 특권을 지닌 조직이 있다

눈, 뇌, 정소, 태반 등은 면역의 공격 대상이 되기 어렵다고 알려져 있는데, 이를 면역 특권이라고 한다. 면역 특권은 생명 유지와 생식에 중요한 조직을 면역의 공격으로부터 지키기 위해 획득한 것이 아닐까 생각한다. 그 메커니즘은 조직에 따라 다를 뿐 아니라 복잡한 원리가 작용하고 있어서 아직까지 연구가 진행되고 있다.

눈의 홍채와 동공을 보호하는 각막은 눈에 들어가는 빛을 굴절시키는 조직이다. 각막 장애로 시각에 문제가 일어났을 때 시술하는 각막 이식의 경우, 각막 제공자와 이식을 받는 환자의 조직 적합성을 고려할 필요가 없는 이유는 각막이 면역 특권을 가진 조직이기 때문이다. 각막이 면역에 공격받지 않는 것은 각막의 내피 세포가 항원을 올려놓고 제시하는 MHC를 갖고 있지 않은 점, 혈관이나 림프관이 없고 백혈구가 가까이 다가오지 않는 점, 활성화한 T세포를 죽이는 구조인 점 때문이다.

모체는 면역학적으로 태반을 이물질로 인식한다

태아와 모체를 연결하는 태반은 모체의 조직과 태아의 조직이 합체해 생기는 장기(臟器)로, 부친에게 유래한 유전자를 포함하고 있기 때문에 모체에게는 이물질로 인식된다. 그럼에도 불구하고 모체의 면역이 태반을 공격하지는 않는 이유는 태반의 세포가 MHC 클래스 Ⅰ·Ⅱ를 모두 갖고 있지 않은 대신, 사람에게 공통된 구조의 MHC를 갖고 있기 때문이라고 하는 설과 태반의 세포가 일종의 호르몬을 생성해 세포 상해성 T세포와 NK세포의 공격을 억제하기 때문이라는 설이 있다.

면역 특권
몸의 조직이 면역에 공격받지 않는 특성으로, '면역학적 특권 조직'이라고 한다. 눈, 뇌, 정소, 태반 등이 있다.

각막
눈의 홍채와 동공을 뒤덮고 있는 부분으로, 빛을 굴절시키는 기능이 있다. 혈관과 림프관을 갖고 있지 않다.

태반
태아에서 유래한 융모 세포가 모체 조직인 자궁의 탈락막에 잠식해 생기는 장기를 말한다. 태아에게 산소와 영양을 공급하고 노폐물을 회수한다. 모체혈과 직접 접촉하는 태아의 세포를 '합포체 영양막 세포'라고 한다. 합포체 영양막 세포는 모체의 면역으로부터 도망가는 원리를 갖고 있다.

대리출산이 가능한 이유
대리출산은 수정란을 타인의 자궁에서 길러 출산하는 방법을 말한다. 자궁을 제공하는 사람에게 수정란은 타인의 것이지만, 태반이나 태아가 면역 특권을 갖고 있기 때문에 건강한 아이를 출산할 수 있다.

안구의 구조

각막과 그 주변은 면역 특권을 갖는다. 그 이유로는 각막의 내피 세포에 MHC가 없고, 그 부분에 혈관과 림프관이 없으며, 또한 백혈구가 가까이 다가갈 수 없고 각막 뒤쪽의 전안방을 채운 안방수(Aqueous Humor. 눈의 각막과 홍채 사이(전안방) 및 홍채와 수정체 사이(후안방)를 가득 채운 투명한 액)에 면역 기능을 억제하는 물질이 있기 때문이라고 여겨진다.

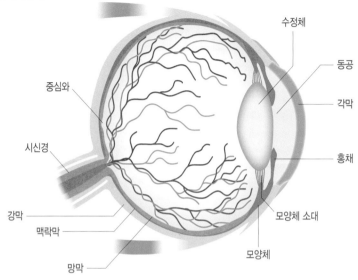

모체와 태아, 태반

태아와 태반은 절반은 부친에서 유래한 유전자를 갖고 있기 때문에 모체에게는 이물질이다. 그런데 모체의 면역이 공격하지 않는 이유로는 태반의 세포가 MHC 클래스 Ⅰ·Ⅱ를 갖고 있지 않기 때문이라는 설, 면역을 억제하는 사이토카인을 생성하기 때문이라는 설이 있다.

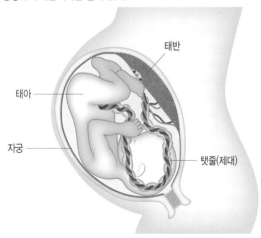

에드워드 제너의 공적

천연두 예방접종인 종두를 개발한 영국의 의사 에드워드 제너(Edward Jenner, 12쪽 참조)는 '근대 면역학의 아버지'라고 불린다. 그의 공적에 대해 상세하게 소개한다.

천연두는 감염력이 강하고, 전신의 피부는 물론 소화관이나 기도 점막에도 많은 농포가 생기며, 호흡부전 등을 일으켜 사망 확률이 높은 무서운 질병이다. 오래전부터 전 세계에 크게 유행해 많은 희생자를 냈다.

그러나 종두의 보급과 환자의 조기 발견, 환자와 접촉한 사람의 추적과 그 사람들을 대상으로 한 집중적 종두 접종 등과 같은 다양한 대응이 결실을 맺어 1980년에 WHO가 지구상에서 완전히 사라졌다고 선언했다. 현재 천연두 바이러스는 자연계에 존재하지 않는 것으로 파악된다.

제너는 젖소 방목이 활발한 낙농 지역 출신이었다. 그는 12세에 고향에서 30km 정도 떨어진 항만 도시에서 개업 의사 밑으로 들어가 의학을 배웠는데, 한 환자가 "나는 우두(소가 걸리는 천연두)에 걸렸기 때문에 (사람의) 천연두에는 걸리지 않는다"라고 말하는 것을 들었다고 한다. 그리고 24세에 고향에 돌아가 소의 젖을 짜다가 우두에 감염된 여성의 손에 생긴 수포에서 액체를 채취해 그녀의 아들에게 접종한 결과 천연두를 예방하는 데 성공했다. 그리고 제너는 1797년 종두의 성과를 영국국립협회의 기관지에 투고했다.

실은 이전부터 사람의 천연두를 사용하는 인두법이라는 예방 접종법이 존재했다. 그러나 인두법은 정도가 가볍다고는 해도 약독화한 천연두에 감염시키는 방법이기 때문에 때로 목숨을 잃을 수 있다는 중대한 문제가 있었다. 한편 제너가 개발한 종두는 사람이 걸려도 경증으로 끝나는 우두를 이용하기 때문에 안전한 방법이었다. 종두는 발표 당시에는 쉽게 인정받지 못하는 등 어려움이 있었지만, 1800년대 이후 빠르게 전 세계에 보급됐다.

3장

외적 격퇴
프로세스

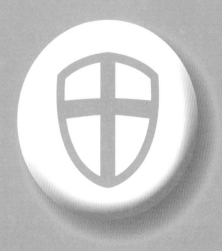

외적의 침입

POINT

- 피부의 상처와 점막은 병원체에게 좋은 침입구가 된다.
- 건강한 피부와 점막에 침입하는 병원체도 있다.
- 모기 등의 생물과 의료 기구를 통해 병원체가 침입하는 일도 있다.

외적은 건강한 피부와 점막에도 침입한다

외적이 침입하는 루트에는 상처, 피부, 점막 등이 있다. 모기 등과 같은 생물에 물리거나 주삿바늘을 잘못 찔러 생긴 상처, 카테터(Catheter)의 오삽입 등과 같은 의료 행위에 기인하기도 한다.

피부는 강력한 장벽이므로 병원체도 그리 쉽게 침입하지 못한다. 그러나 피부에 상처가 나면 장벽 기능이 무너져 상처를 통해 병원체가 들어온다. 한편 각질층에 사는 수충(水蟲)을 일으키는 백선균(곰팡이)과 피부로 침입해 혈액으로 들어가는 기생충 등 건강한 피부를 파괴하고 침입하는 병원체도 있다.

점막은 표면이 죽은 세포로 뒤덮여 있는 피부와 달리, 표면의 세포가 살아 있기 때문에 장벽이 피부만큼 견고하지는 않다. 인플루엔자 등과 같은 바이러스는 세포 표면의 단백질과 결합해 세균에 잠입하는 성질이 있다. 또한 살모넬라균은 장 점막의 세포에 침을 찌르고 자신을 둘러싸고 있는 단백질을 주입하는 기발한 방법으로 체내에 침입한다.

모기 등의 생물과 의료 행위

모기, 파리, 진드기, 거미 등과 같은 생물에 찔리거나 물리면, 그 생물이 갖고 있는 병원체가 체내에 침입하기도 한다. 모기가 매개인 뎅기열, 지카열, 말라리아 등이 이에 해당한다.

주삿바늘과 점적(点滴), 요도에 넣는 튜브 등을 통해 병원체가 침입하기도 한다. 따라서 의료 현장에서는 감염 위험을 방지하기 위해 최대한 주의를 기울여야 한다.

 시험에 나오는 어구

피부

표피와 진피로 이뤄져 있다. '표면의 각질 세포'라고 불리는 죽은 세포가 여러 층 겹쳐 있는 층과 표피 세포를 연결하는 접착 분자 등은 강고한 물리적 장벽이 된다.

점막

소화관 내와 기도 내, 외음 등을 덮은 상피로, 항상 점액 때문에 미끌미끌하다.

 키워드

(사람에게 감염되는) 바이러스

사람에게 감염되는 것은 세포 표면의 단백질에 결합할 수 있는 바이러스이다. 세포 단백질에 결합할 수 없는 바이러스는 감염되지 않는다.

살모넬라균

숙주의 세포 바깥뿐 아니라 세포 안에 들어가 증식하는 세균을 말한다. 장에 감염되면 심각한 장염을 일으킨다.

 메모

피부에 침입하는 기생충

주혈흡충이 유명하다. 담수에 살며 맨발로 물에 들어간 사람의 피부를 부수고 침입해 혈액을 타고 요로와 장에 머문다. 피부염, 발열, 설사 등을 일으킨다.

외적의 침입구

외적이 침입하는 루트는 다양하다. 상처 부위와 점막을 통해서 뿐 아니라 강고한 장벽 기능을 가진 피부, 생물이나 의료 기구를 통해 침입하는 병원체도 있다.

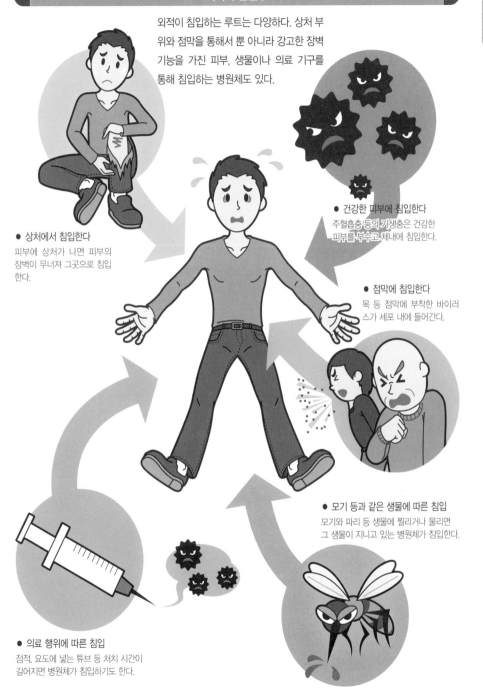

● 상처에서 침입한다
피부에 상처가 나면 피부의 장벽이 무너져 그곳으로 침입한다.

● 건강한 피부에 침입한다
주혈흡충 등의 기생충은 건강한 피부를 부수고 체내에 침입한다.

● 점막에 침입한다
목 등 점막에 부착한 바이러스가 세포 내에 들어간다.

● 모기 등과 같은 생물에 따른 침입
모기와 파리 등 생물에 찔리거나 물리면 그 생물이 지니고 있는 병원체가 침입한다.

● 의료 행위에 따른 침입
점적, 요도에 넣는 튜브 등 처치 시간이 길어지면 병원체가 침입하기도 한다.

식세포가 외적을 포획

- 상처를 입은 세포가 방출하는 알라르민에 자극을 받은 주위 세포와 세균을 감지한 세포가 스스로 백혈구를 불러들인다.
- 호중구와 대식세포, 호산구 등이 달려들어 외적을 잡아먹는다.
- 수지상세포는 식균보다 항원 제시가 전문이고, 외적에 대한 정보를 T세포에 전달한다.

외적 침입을 찾아 내(탐지해) 식세포를 모은다

상처 부위에 외적이 침입하면 호중구, 대식세포와 같은 식세포가 제일 먼저 달려들어 외적을 잡아먹는다(자연면역, 18쪽 참조). 그런데 식세포는 어떻게 외적이 침입한 사실을 알까? 상처 입은 세포가 방출하는 알라르민이 주위의 세포를 자극하고, 자극을 받은 세포가 호중구를 불러들이는 케모카인을 방출하기 때문이다. 이는 감염되고 나서 필요한 세포를 불러들이는 것이 아니라 상처가 나면 바로 불러들이는 생체 방어 반응이다. 물론 침입한 외적(세균과 바이러스)을 TLR(톨 유사 수용체, 98쪽 참조)이 감지해도 케모카인 등의 물질을 방출한다. 또한 현장에서 식균을 시작한 대식세포도 사이토카인과 케모카인을 방출해 많은 식세포를 불러들인다.

호중구는 세균의 식균 기능이 뛰어나다. 혈액을 타고 전신을 돌아다니다가 외적의 침입을 감지하면 혈관에서 나와 식균을 시작한다. 대식세포는 그 수가 호중구보다 적지만 식균 기능은 뒤지지 않는다. 혈중을 돌아다니는 단핵구가 분화하는 것 외에 조직에 상주하는 세포도 달려들어 잇따라 잡아먹는다. 다만, 모든 침입자를 쫓아내는 것은 불가능하며 전신을 돌파하는 것도 적지 않다. 또한 피부와 점막에 있는 수지상세포도 외적을 잡아먹는 식세포의 일종이다. 그러나 수지상세포의 주요 임무는 외적을 T세포에 항원 제시해 침입한 외적에 대한 기억을 남기고, 외적을 흡수하면 T세포가 있는 림프절로 향한다.

자연면역, 비특이적 생체 제어
태어날 때 갖고 있는 면역 기능을 '자연면역'이라고 한다. 자연면역에는 침입하는 외적을 무차별로 공격하는 것(식세포가 그 역할을 한다) 외에 상피세포 등이 상처를 입으면 시작하는 반응도 포함된다.

식세포
외적을 흡수하는 식균 기능을 가진 백혈구, 호중구, 대식세포, 수지상세포가 있다.

사이토카인, 케모카인
면역과 조절 등을 담당하는 세포 간에 정보를 전달하기 위해 배출하는 단백질을 통틀어 '사이토카인'이라고 한다. 케모카인은 주로 특정 백혈구를 불러들이는 역할을 한다.

키워드

항원 제시
식세포가 외적을 흡수해 세포 내에서 분해하고 그 조각(항원 펩티드)을 T세포에 제시해 외적의 특징을 알리고 기억을 남겨 획득면역을 얻는다.

식세포가 상처 부위에 모여드는 원리

세포가 손상되면 방출되는 알라르민은 주위 세포에 식세포를 불러들이는 케모카인을 생성하게 한다. 또한 TLR에서 외적을 감지한 세포도 케모카인을 생성, 방출한다.

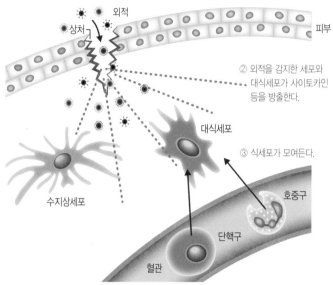

① 상처 부위에 외적이 침입한다.

외적

상처

피부

② 외적을 감지한 세포와 대식세포가 사이토카인 등을 방출한다.

대식세포

③ 식세포가 모여든다.

호중구

수지상세포

단핵구

혈관

식세포가 외적을 잡아먹는다

식세포가 외적을 잡아먹는다. 호중구는 세균 식균 기능이 뛰어나며, 대식세포는 대식가이다. 수지상세포는 잡아먹은 후 T세포에 보고하기 위해 림프절로 향한다.

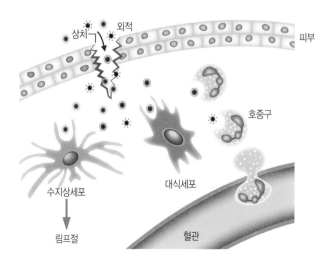

상처

외적

피부

호중구

수지상세포

대식세포

림프절

혈관

상피세포와 항원 제시세포

● 상피세포와 식세포는 외적의 분자 패턴을 인식(감지)하는 수용체를 지니고 있다.
● 외적의 분자 패턴을 인식하는 대표적 수용체는 TLR이다.
● 미생물을 감지하는 장치는 포유류뿐 아니라 동물계에 널리 존재한다.

외적의 분자 특징을 인식하는 수용체가 있다

피부 등을 만드는 상피세포는 외적이 침입한 것을 감지하면 사이토카인을 방출해 경고한다. 또한 대식세포와 수지상세포 등의 식세포는 적이라고 판단하면 잇따라 먹어치운다. 이들 세포가 외적을 감지할 수 있는 이유는 패턴 인식 수용체를 지니고 있기 때문이다.

패턴 인식 수용체는 침입자가 어떤 미생물인지를 식별할 뿐 아니라 세균, 바이러스 등 미생물 특유의 분자 특징(패턴)을 인식하고 면역반응을 개시한다. 패턴 인식 수용체에는 몇 가지 종류가 있지만, 대표적인 것은 TLR(Toll-Like Receptor, 톨 유사수용체)로, 사람의 경우에는 10종류 정도 있는 것으로 알려져 있다. 어떤 TLR은 세균의 세포벽 성분, 또 다른 TLR은 세균의 편모(鞭毛) 성분이나 병원체의 핵산(DNA와 RNA) 성분을 인식하는 식이다. TLR은 외적뿐 아니라 세포가 파괴돼 방출되는 알라르민의 일부에도 반응해 염증을 일으키는 것으로 알려져 있다.

패턴 인식 수용체의 종류

패턴 인식 수용체에는 TLR 이외에도 병원체의 당쇄(糖鎖)라고 불리는 분자를 인식하는 CLR, 세균 등 세포 내 기질을 인식하는 NLR과 RLR 등이 있다. 이러한 미생물을 감지하는 원리는 포유류와 같은 동물은 물론, 식물을 포함해 생물계에 널리 존재한다.

시험에 나오는 어구

패턴 인식 수용체
병원체의 분자 특징을 인식하는 수용체를 말한다. TLR, CLR, NLR 등이 있다.

TLR(Toll-Like Peceptor 톨 유사수용체)
병원성 미생물 특유의, 즉 사람 등 다세포 생물에는 없는 분자를 인식하는 수용체를 말한다. 초산파리에서 확인된 톨 수용체와 유사한 기능을 한다는 사실이 사람에게서도 발견됐기 때문에 '톨 유사 수용체'라고 불린다. 톨(Toll)은 독일어로 '매우 좋은', '멋있는'이라는 의미이다.

키워드

편모
세균 중에는 긴 털이나 꼬리와 같은 기관을 가진 것이 있는데, 이것을 사용해 헤엄치며 돌아다닐 수 있다.

핵산
세포핵에 있는 DNA(리보핵산) 등의 성분을 말한다.

당쇄
세포 표면에 존재하는 사슬(鎖)의 형상을 한 화합물을 말한다.

TLR이 병원성 미생물 특유의 분자를 인식한다

상피세포와 식세포가 가진 TLR이 병원체의 세포벽과 편모, 지질과 핵산 등 병원성 미생물 특유의 분자를 인식한다.

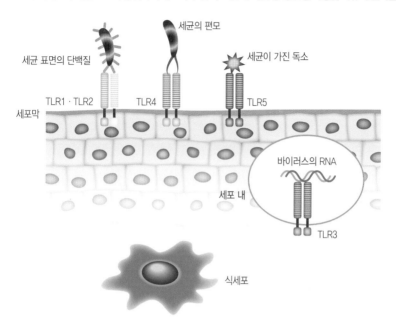

세균의 편모

세균 표면의 단백질

세균이 가진 독소

TLR1 · TLR2

TLR4

TLR5

세포막

바이러스의 RNA

세포 내

TLR3

식세포

대식세포는 무엇이든 잡아먹는다

TLR에서 감지한 경우에는 주위 세포에 병원체의 침입을 알리는 사이토카인을 생성해 염증이 일어난다. 한편, 아포토시스에서 죽은 세포와 지질을 둘러싼 물질을 식균한 경우에는 염증이 일어나지 않는다. 기관지의 표면에는 '서펙턴트'라고 불리는 지질이 있고, 폐에 흡입한 세균을 둘러싸기 때문에 공기 중에 떠도는 세균을 흡입해도 염증은 일어나지 않는다.

병원체의 경우

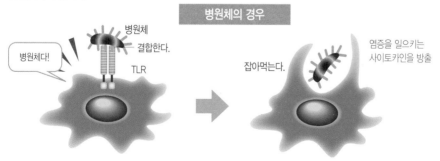

병원체

병원체다!

결합한다.

TLR

잡아먹는다.

염증을 일으키는
사이토카인을 방출

항원 제시세포가 T세포로 전달

- 외적이 들어오면 면역의 사령탑인 T세포에 외적이 침입한 것을 보고하기 위해 림프절로 이동하고 항원 제시를 한다.
- 제시된 항원에 맞는 T세포가 활성화해 이펙터 T세포가 된다.
- T세포의 분화 방향은 수지상세포의 활성화 상태에 따라 결정된다.

외적의 조각을 분자에 올려 제시한다

식세포의 식균 작용만으로 외적의 침입을 저지하는 것은 불가능하다. 따라서 수지상세포와 피부의 랑게르한스 세포는 본격적으로 공격하기 위해 후방에 있는 면역의 사령탑에 외적이 침입한 사실을 보고하러 간다. 외적을 잡아먹은 수지상세포는 가까이에 있는 림프절 등의 림프 조직으로 이동한다. 그또한 식포 내에서 분해한 외적의 조각(항원 펩티드)을 MHC 클래스 Ⅱ라는 '분자'에 올려놓고 림프절에 있는 T세포에 제시하는데, 이를 항원 제시라고 한다.

MHC는 항원을 올려 제시하는 분자로, 클래스 Ⅰ과 클래스 Ⅱ가 있다. 클래스 Ⅰ은 대부분의 몸 세포가 지니고 있고, 여기에 세포 질 내의 항원을 올려 제시하면 '감염됐다!'는 신호가 된다(바이러스와 결핵균 등). 한편 클래스 Ⅱ는 수지상세포와 피부의 랑게르한스 세포가 지니고 있는 것으로, 여기에 식포 내에서 분해한 항원을 올려 제시하면 '외적이 침입했다!'라고 보고하는 셈이다. MHC 클래스 Ⅱ를 갖고 있는 세포를 항원 제시세포라고 한다.

제시한 항원에 맞는 T세포를 찾는다

수지상세포는 MHC 클래스 Ⅱ와 항원을 림프절에 있는 나이브 T세포로 보여 주고 그 항원을 인식할 수 있는 T세포를 찾는다. T세포는 표면에 있는 TCR이라는 항원 수용체에서 수지상세포가 제시한 MHC 클래스 Ⅱ와 항원을 인식한다. 딱 맞게 결합하는 T세포(CD4를 갖는다)는 활성화해 이펙터 T세포로 변화한다.

외적의 침입이 T세포에 보고된다

수지상세포가 MHC 클래스 II와 항원 펩티드를 T세포에 제시하고 딱 맞는 TCR을 가진 T세포를 찾는다. 항원을 인식한 T세포는 활성화해 이텍터 T세포가 된다.

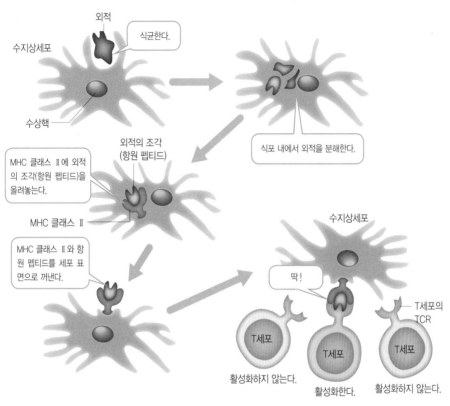

MHC 클래스 I과 MHC 클래스 II의 차이

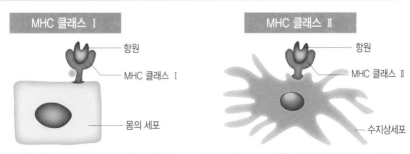

MHC 클래스 I은 대부분의 몸 세포가 갖고 있다. 세포질 내에 들어온 바이러스의 일부를 여기에 올려 바이러스가 감염된 세포라는 것을 CTL세포, NK세포 등에 제시한다.

MHC 클래스 II는 항원 제시세포(수지상세포, B세포, 대식세포)가 갖고 있다. 여기에 외적의 조각을 올려 '외적이 침입했다!'라고 보고한다.

T세포의 활성화 원리

- CD4를 가진 나이브 T세포가 활성화하려면 항원 제시와 부자극이 필요하다.
- 수지상세포가 항원을 흡수했을 때의 환경과 사이토카인의 종류에 따라 다른 역할을 하는 헬퍼 T세포가 된다.

활성화에는 항원 제시와 부자극이 필요

수지상세포에서 항원 제시를 받아 T세포가 활성화하는 프로세스를 자세히 살펴보자. 우선 MHC 클래스 Ⅱ를 거쳐 항원 제시를 받는 것은 표면에 CD4라는 분자를 가진 T세포라는 점을 이해해야 한다. 또한 CD4를 가진 T세포가 활성화하려면 항원 제시세포가 제시하는 MHC 클래스 Ⅱ+항원과 부자극이 필요하다.

항원 제시세포는 MHC 클래스 Ⅱ+항원뿐 아니라 CD86을 비롯한 많은 부자극 분자를 방출하는데, 이것과 상대의 T세포 표면의 CD28을 비롯한 부자극 분자가 각각 결합하고, 세포 표면에서 뗏목(Raft)처럼 모여들어 각각의 분자가 활성화 시그널을 전달한다. 이를 신호로 T세포가 활성화한다. 가령 항원 제시세포가 부자극 분자 없이 제시하면, T세포는 활성화하지 않고 반대로 마비 상태(Anergy)가 된다.

항원 제시와 부자극을 받은 CD4를 지니고 있는 나이브 T세포는 활성화해 이펙터(활성화한) 헬퍼 T세포가 되고, 점차 증식해 항원 제시세포가 항원을 흡입한 현장으로 출격한다(104쪽 참조).

나이브 T세포는 환경이나 수지상세포가 방출하는 사이토카인의 조합에 따라 Th1, Th2 등 역할이 다른 헬퍼 T세포로 분화한다(103, 104쪽 참조). 또한 조건에 따라 면역 기능을 억제하는 기능을 하는 제어성 T세포(regulatory T cell, Treg, 114쪽 참조)로도 분화한다.

(104쪽 참조)
(103, 104쪽 참조)
(114쪽 참조)

시험에 나오는 어구

헬퍼 T세포
세포의 표면에 CD4라는 분자를 지니고 있는 T세포를 말한다. 사이토카인의 종류에 따라 다른 역할을 하는 T세포가 된다.

부자극
항원 제시세포와 나이브 T세포가 결합할 때 동시에 서로의 CD 분자가 결합해 받는 자극을 말한다. 마치 세포막상의 뗏목과 같이 여러 개의 분자가 모여 각각의 분자가 활성화 시그널을 전달한다. 자극은 일방통행이 아니라 서로의 세포에 상호 영향을 미친다.

키워드

나이브/이펙터
아직 항원 제시를 받지 않은 T세포를 '나이브 T세포', 항원 제시를 받아 활성화한 T세포를 '이펙터 T세포'라고 한다.

메모

헬퍼의 의미
헬퍼라고 하면 보조하는 의미로 이해되지만, 이 경우에는 B세포와 식세포를 활성화해 기능을 촉구한다는 뜻이다. 면역 체계에서는 헬퍼 T세포가 사령탑 역할을 한다.

T세포의 활성화에는 항원 제시와 부자극이 필요하다

항원의 일부가 올라탄 MHC, T세포 수용체와 함께 부자극 분자의 결합(CD86과 CD28 등)에 따른 부자극과 항원 제시세포의 사이토카인에 의해 T세포가 활성화한다. 부자극 없이 제시되면 T세포는 마비 상태(Anergy)가 된다.

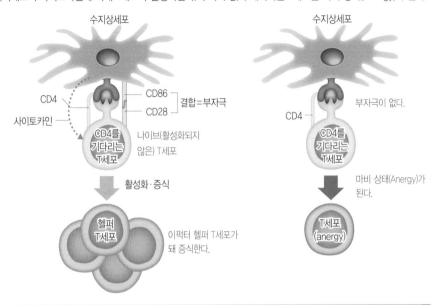

덮이는 사이토카인에 따라 역할이 다른 T세포가 생긴다

수지상세포와 대식세포의 사이토카인을 쓰면 역할이 다른 T세포가 생긴다.

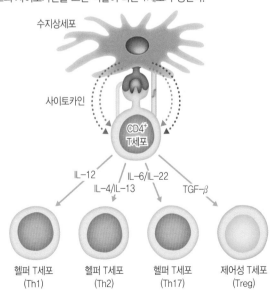

헬퍼 T세포의 작용

- 활성화한 헬퍼 T세포는 <u>스스로의 사이토카인 작용으로 증식한다.</u>
- 헬퍼 T세포의 일부는 림프절에 남고, 대부분은 항원 제시세포가 항원을 흡수한 현장으로 이동한다.
- 제어성 T세포의 기능은 다른 헬퍼 T세포를 억제해 염증을 방지한다.

활성화한 헬퍼 T세포가 감염 현장으로 간다

항원 제시와 부자극 내지 사이토카인의 자극을 받아 활성화한 헬퍼 T세포는 스스로가 분비하는 사이토카인의 작용으로 증식하고, 자신의 클론(완전히 같은 T세포 수용체를 가진 같은 성질의 분신)을 많이 만든다. 대다수의 헬퍼 T세포는 림프절에서 나와 항원 제시세포가 항원을 흡수한 현장으로 간다.

나이브 T세포는 항원 제시를 받을 때의 사이토카인에 따라 다른 종류의 헬퍼 T세포가 된다. 바이러스에 감염되면 T세포는 Th1이라는 T세포가 돼 세포 상해성 T세포와 NK세포를 활성화하는 사이토카인을 분비하거나 B세포에 항체 생성을 지시해 바이러스에 감염된 세포를 죽인다. 기생충에 감염되면 T세포는 Th2라는 T세포가 돼 호산구와 대식세포를 활성화하는 사이토카인을 생성하고, B세포에 IgE 항체를 만들게 해 기생충 감염에 대항한다. 그러나 이 기능이 음식물이나 흡입한 항원에 작용하면 알레르기 질환(166쪽 참조)을 유발하기도 한다. 곰팡이(진균)에 감염되면 T세포는 Th17이라는 T세포가 돼 항균 펩티드의 생성을 촉진하는 사이토카인을 방출하거나 호중구를 불러들이는 케모카인을 생성해 진균 감염에 대항한다.

한편 제어성 T세포는 다른 헬퍼 T세포의 활성화를 제어해 염증이 생기는 것을 방지한다. 제어성 T세포의 기능이 떨어지면 자가면역질환(192쪽 참조)이나 알레르기 질환을 일으키는 것으로 알려져 있다.

시험에 나오는 어구

기생충
다른 생물에 기생하는 동물성 생물로, 흡혈 진드기와 머릿니. 체내 기생충에는 회충, 조충, 주혈흡충 등이 있다.

곰팡이(진균)
엽록소가 없는 식물성 생물을 말한다. 사람에게 병을 일으키는 것에는 수충을 일으키는 백선균, 질염 등을 일으키는 칸디다균 등이 있다.

키워드

Th1, Th2, Th17
T는 T세포의 T, h는 헬퍼(helper)의 h, 1과 2는 분류상 붙인 번호이다. Th17의 17은 이 세포가 IL−17(인터류킨 17)을 생성하는 것에서 붙여졌다.

항균 펩티드
백혈구, 상피세포 등에서 생성되는 균이나 바이러스의 증식을 억제하는 기능을 하는 펩티드(아미노산이 몇 개 붙은 것)를 말한다.

메모

헬퍼 T세포의 종류
사람의 경우, 헬퍼 T세포는 본문에서 설명한 4가지 외에도 IL−9를 생성하는 것과 IL−17과 IFN−γ 모두를 생성하는 것이 있다.

Th1 세포는 바이러스 감염에 대항한다

바이러스에 감염되면 CD4$^+$ T세포는 Th1 세포가 된다. Th1 세포는 세포 상해성 T세포와 NK세포에 감염 세포를 파괴하도록 지시하고, B세포에 항체를 생성시켜 바이러스에 대항한다.

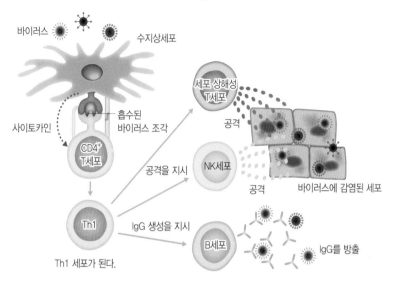

Th2 세포는 기생충 감염에 대항한다

기생충에 감염되면 CD4$^+$ T세포는 Th2 세포가 된다. Th2 세포는 호산구와 대식세포를 활성화하는 사이토카인을 분비하고, B세포에 IgE를 생성시켜 기생충을 파괴하거나 기생충이 장벽에 기생하지 않도록 대항한다. 알레르기 질환에서는 항원과 결합한 IgE 항체를 거쳐 대식세포와 호산구의 활성화가 유도된다.

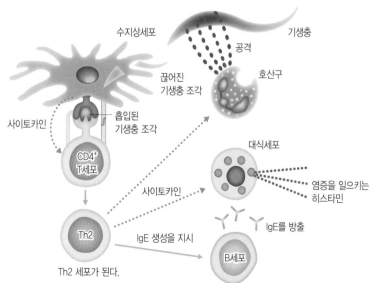

B세포가 항체를 방출

- B세포는 자신의 BCR에 맞는 외적을 흡수한다.
- 같은 외적을 인식한 헬퍼 T세포와 B세포가 서로 활성화한다.
- 활성화한 B세포가 형질세포가 돼 항체를 방출한다.

헬퍼 T세포와 만난 형질세포가 항체를 방출

식세포의 식균을 피하고 공격하는 외적에 대해서는 B세포가 만드는 항체로 공격한다. 항체는 글로불린이라는 단백질로 이뤄져 있으며, 외적에 달라붙어 식세포가 외적을 식균하는 것을 촉진하거나 무력화한다.

B세포는 몸 안을 돌아다니거나 림프절 등의 림프 조직에 머물다가 자신의 항원 수용체 BCR에 딱 맞는 외적을 만나면 흡수한다. 이 반응은 적으로 간주하면 무엇이든 먹는 식세포의 비특이적 식균과는 다르다. 자신의 BCR에 딱 맞는 것만 흡수하므로 특이적 기능이라고 할 수 있다. 그리고 흡수한 외적을 세포 내에서 분해하고, 그 조각을 B세포가 지니고 있는 MHC 클래스 Ⅱ에 실어 '이런 것을 도입했어요'라고 제시한다.

B세포는 림프절 등의 림프 조직에서 헬퍼 T세포와 만난다. 헬퍼 T세포는 항원 제시세포에서 B세포가 흡수한 것과 같은 외적을 제시하고, 활성화한 세포이다. B세포의 MHC 클래스 Ⅱ+항원과 헬퍼 T세포의 TCR이 결합하면 서로 '그 녀석이 공격 대상이다!'라고 확인하고 서로 활성화한다. 그리고 헬퍼 T세포가 사이토카인을 분비해 '항체를 만들어 공격하라!'고 지시하면, B세포가 증식해 형질세포가 되고 항체를 활발히 생성해 방출한다. 그리고 일부 B세포는 메모리 B세포가 돼 오랫동안 생존하며 면역을 기억하는 데 도움을 준다(116쪽 참조).

B세포

림프구의 일종으로 골수에서 성숙하는 세포를 말한다. 활성화해 형질세포가 되면 항체를 방출한다.

형질세포

B세포가 분화해 항체를 생성·방출하는 것에 특화한 것을 말한다.

항체

형질세포가 방출하는 외적을 무력화하거나 식세포의 식균을 촉진하는 물질을 말한다. '면역 글로불린'이라 불리는 단백질로, IgM, IgG, IgA, IgD, IgE의 5개 클래스가 있다.

 키워드

BCR

B세포가 가진 항원 수용체를 말한다. 면역 글로불린 IgM의 분자이다.

 메모

B세포의 다양성

어떤 외적에도 대응할 수 있도록 끝부분의 구조가 다른 BCR(항체)을 가진 B세포가 많이 갖춰져 있다. 또한 림프절의 배중심에서는 항원과 결합력이 강한 항체를 만드는 B세포가 만들어진다.

B세포가 활성화해 형질세포가 되고 항체를 방출한다

B세포가 외적을 만나 항체를 방출하기까지의 과정은 다음과 같다.

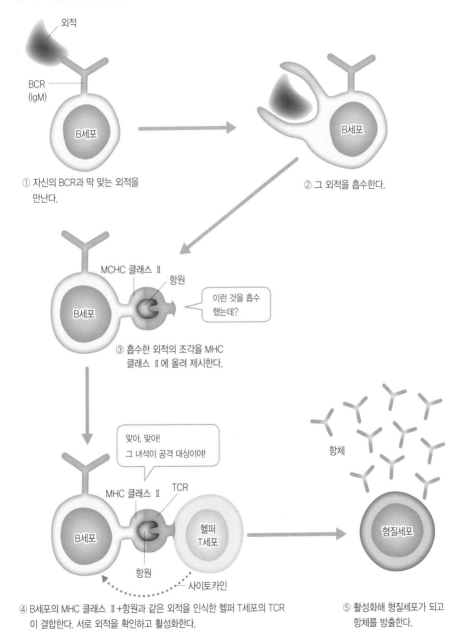

외적

BCR
(IgM)

B세포

① 자신의 BCR과 딱 맞는 외적을
만난다.

B세포

② 그 외적을 흡수한다.

MCHC 클래스 Ⅱ　　항원

B세포

이런 것을 흡수
했는데?

③ 흡수한 외적의 조각을 MHC
클래스 Ⅱ에 올려 제시한다.

맞아, 맞아!
그 녀석이 공격 대상이야!

항체

MHC 클래스 Ⅱ　　TCR

B세포　　헬퍼
T세포

형질세포

항원　　사이토카인

④ B세포의 MHC 클래스 Ⅱ+항원과 같은 외적을 인식한 헬퍼 T세포의 TCR
이 결합한다. 서로 외적을 확인하고 활성화한다.

⑤ 활성화해 형질세포가 되고
항체를 방출한다.

항체가 항원을 격퇴

- 옵소닌화로 호중구와 대식세포의 식균 기능이 촉진된다.
- 항체가 바이러스에 붙으면 세포에 들어가지 않고 무력화된다.
- 형질세포가 만드는 항체의 클래스가 변화하는 것을 '클래스 스위치'라고 한다.

항체는 어떻게 외적을 물리치는가?

형질세포가 방출하는 항체는 외적에 특이적으로 달라붙어 효력을 발휘한다. 이번에는 메커니즘에 대해 상세하게 살펴본다.

외적에 항체가 달라붙어 식세포의 식균 작용이 촉진되는 것을 옵소닌화(62쪽 참조)라고 한다. 감염 초기에 만들어지는 IgM 항체는 보체를 활성화해 대식세포의 식기능을 더욱 높인다. 감염되고 난 후 잠시 지나면 IgG 항체가 생성된다.

이렇게 해서 특히 힘이 강해지는 것은 호중구의 세균 식균 기능이다. 이는 호중구가 IgG의 '다리'에 해당하는 Fc 영역과 결합하는 수용체를 지니고 있고, IgG를 표식으로 해 달라붙은 세균을 차례대로 먹어치우기 때문이다.

항체가 외적에 달라붙어 무력화하는 것을 중화라고 하며, 특히 바이러스에 효과를 발휘한다. 항체에 단단히 달라붙은 바이러스는 세포에 들어가지 못하므로 더 이상 증식할 수 없다.

처음에는 IgM이 증가하고, 차츰 IgG가 증가한다

형질세포는 처음에 자신이 원래 지니고 있는 IgM을 방출하지만, 헬퍼 T세포의 사이토카인 작용으로 옵소닌 효과가 더 높은 IgG를 방출한다. 이처럼 형질세포가 만드는 항체의 클래스가 변하는 것을 클래스 스위치라고 한다. IgM과 IgG의 증가에는 다소 시간 지연이 있다(109쪽 참조).

시험에 나오는 어구

중화
항체가 외적에 달라붙어 외적의 기능을 억제하는 것으로, 바이러스는 중화돼 세포에 더 이상 감염되지 않는다.

키워드

Fc 영역
항체(면역 글로불린)에 있는 Y자 모양의 다리 부분을 말한다. 식세포 표면의 수용체와 결합한다. 한편, 양쪽으로 벌어진 부분은 항원과 특이적으로 결합하는 부위로, 'Fab 영역'이라고 한다.

클래스 스위치
형질세포가 만드는 항체의 클래스가 변하는 것을 말한다.

메모

면역 글로불린의 특징
IgM은 원래 BCR이다. 외적을 격퇴하는 효과가 가장 큰 것은 IgB이고, 사이토카인에 따라 IgA와 IgE를 만든다. IgD는 미성숙 B세포의 표면에 있다. 감염이 의심될 때 혈액검사를 실시해 IgM이 높으면 감염된 지 얼마 안 된 것으로 추정할 수 있다. IgG는 일정 기간을 두고 두 번 측정해 나중에 측정한 혈청이 먼저 측정한 혈청에 비해 4배 이상 높으면 그 기간의 직전에 감염됐다고 판단한다.

항체가 항원을 격퇴하는 원리

항체가 항원을 격퇴하는 원리에는 식세포의 식균 작용이 촉진되는 옵소닌화와 외적에 달라붙어 무력화하는 중화
가 있다.

옵소닌화 원리

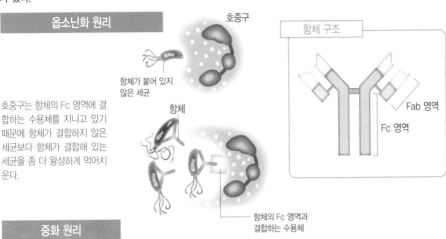

호중구

항체가 붙어 있지
않은 세균

항체

항체 구조

Fab 영역

Fc 영역

항체의 Fc 영역과
결합하는 수용체

호중구는 항체의 Fc 영역에 결
합하는 수용체를 지니고 있기
때문에 항체가 결합하지 않은
세균보다 항체가 결합해 있는
세균을 좀 더 왕성하게 먹어치
운다.

중화 원리

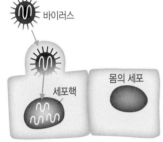

바이러스

세포핵

몸의 세포

바이러스는 몸의 세포에 들어간 후 세포의
세포핵을 이용해 증식한다.

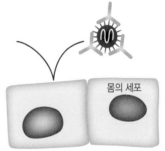

몸의 세포

항체가 바이러스에 꼭 달라붙으면 바이러스는
세균에 들어갈 수 없기 때문에 증식하지 않고 감
염이 확산되지 않는다.

IgM과 IgG의 변화(처음 감염됐을 때)

외적이 침입하고 나서 항체가 방출
되기까지는 며칠이 걸린다. 처음에는
원래 갖고 있는 IgM이 방출되지만,
차츰 더욱 강력한 IgG가 방출된다.

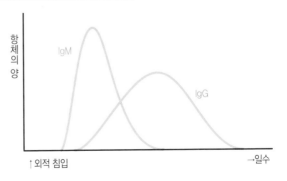

항체의 양

IgM

IgG

↑외적 침입

→일수

외적 격퇴
프로세스

세포 상해성 T세포

POINT

- 세포에 흡수된 외적에는 식세포와 항체의 효과가 없다.
- 세포 상해성 T세포가 감염 세포를 파괴하는 기능을 담당한다.
- 감염 세포를 죽음으로 이끄는 것을 '아포토시스 유도'라고 한다.

세포에 침입한 외적은 세포를 죽여 격퇴한다

지금까지 살펴본 면역 방법으로는 세포에 들어온 외적(바이러스와 결핵균 등)을 격퇴할 수 없다. 식세포는 자신의 세포를 먹지 않으며, 항체는 세포에 도달하지 않기 때문이다. 피해가 커지는 것을 방지하기 위해서는 외적이 침입한 자신의 세포를 죽이는 수밖에 없다.

이 기능을 담당하는 것이 세포 상해성 T세포이다. 세포 상해성 T세포가 헬퍼 T세포와 다른 점은 세포 표면의 CD 분자가 CD8이라는 것과 TCR이 인식하는 것은 MHC 클래스 Ⅰ이라는 것이다. CD8을 가진 T세포는 수지상 세포가 항원 제시(111쪽 칼럼 참조)를 하면, 활성화해 이펙터 세포 상해성 T세포가 된다. 그리고 증식한 후 헬퍼 T세포가 방출하는 사이토카인에서 다시 활성화해 감염 현장으로 출격한다.

세포 상해성 T세포가 감염 세포를 파괴하는 원리

외적이 침입한 감염 세포는 침입한 외적의 조각(항원)을 MHC 클래스 Ⅰ에 올려 세포 표면으로 나온 후 '감염됐다!'라고 알린다. 그리고 감염 현장으로 달려온 세포 상해성 T세포는 보고를 신호로 자신의 TCR과 감염 세포의 MHC 클래스 Ⅰ+항원이 결합하면 공격을 개시한다. 공격에는 감염 세포 막에 구멍을 뚫고 산소 등의 물질을 감염 세포에 주입하는 방법과 감염 세포의 표면에 있는 세포사 스위치를 켜는 방법이 있다. 어떤 경우이든 세포 내 외적이 바깥으로 누설하지 않도록 죽음으로 이끈다(아포토시스 유도).

시험에 나오는 어구

세포 상해성 T세포
T세포의 일종으로, 표면에 CD8의 분자를 지니고 있다. TCR은 MHC 클래스 Ⅰ을 인식한다. 킬러 T세포 또는 사이토톡식 T세포(Cytotoxic T Cell)라고도 한다.

MHC 클래스 Ⅰ
대부분의 몸 세포가 지니고 있다. 외적이 침입했을 때 외적의 조각을 MHC 클래스 Ⅰ에 올려 제시하면 '감염됐다!', '파괴하라'라는 보고가 된다.

키워드

CD 분자
세포 표면에 있는 단백질로, 국제회의에서 정했다. 350개 이상의 종류가 있다. CD8을 가진 T세포는 세포 상해성 T세포가 된다.

아포토시스
프로그램된 세포사로, 몸 전체를 좋은 상태로 유지하기 위해 감염 등의 문제가 있는 세포가 죽음에 이르는 것을 말한다. 주위 세포에 식균을 촉구하는 시그널(Eat me Signal이라고 불린다)을 보내 잡아먹는다. 알라르민을 방출하지 않으므로 염증을 일으키지 않는다.

CD8을 가진 T세포가 활성화해 세포 상해성 T세포가 된다

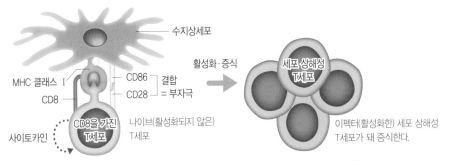

수지상세포

활성화·증식

세포 상해성 T세포

MHC 클래스 I

CD86 ┐ 결합
CD28 ┘ = 부자극

CD8

CD8을 가진 T세포

나이브(활성화되지 않은) T세포

사이토카인

이펙터(활성화한) 세포 상해성 T세포가 돼 증식한다.

CD8 분자를 가진 나이브 T세포의 TCR과 수지상세포의 MHC 클래스 I + 항원
이 결합하면 활성화해 세포 상해성 T세포가 돼 증식한다.

활성화한 세포 상해성 T세포가 감염 세포를 죽음으로 이끈다

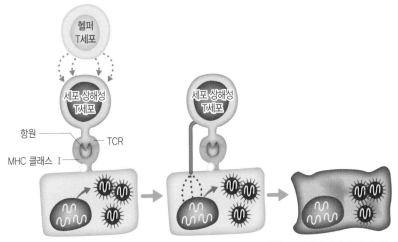

헬퍼 T세포

세포 상해성 T세포

세포 상해성 T세포

항원

TCR

MHC 클래스 I

세포 상해성 T세포는 헬퍼 T세포의 사이토카인에서 더욱 활성화한다. 감염 세포는 MHC 클래스 I에 외적의 조작을 태우고 '감염됐다!'라고 어필하고 있다.

감염 세포인 MHC 클래스 I + 항원과 세포 상해성 T세포의 TCR이 결합하면 T세포에서 산소 등이 주입된다.

외적이 안에 갇힌 채 세포가 죽으므로 더 이상 증식할 수 없다.

column

수지상세포의 MHC는 클래스 I 인가 II 인가?

수지상세포가 헬퍼 T세포에 항원을 제시할 때는 MHC 클래스 II에 올려놓는데, MHC 클래스 I에 올린다는 것이 이상하다고 생각하는 사람도 있겠지만, 틀린 것은 아니다. 수지상세포는 MHC 클래스 I·II 모두를 갖고 있고, 세포질 내 항원을 클래스 I, 식포 내 항원을 클래스 II에 올려놓을 수 있다. 이처럼 수지상세포가 항원을 MHC 클래스 I에도 올려놓을 수 있는 것을 '크로스 프레젠테이션'이라고 한다.

NK세포가 감염 세포를 처리

- NK세포는 T세포의 동료가 아니기 때문에 TCR을 갖고 있지 않다.
- 감염 세포가 분비하는 사이토카인이 NK세포를 불러들이거나 활성화를 유도한다.
- MHC 클래스 I의 존재가 비정상 세포를 '적'으로 판단하고 처리한다.

NK세포는 감염 세포를 비특이적으로 죽인다

외적에 감염된 세포를 파괴하는 임무는 NK세포도 담당하고 있다. 그러나 세포 상해성 T세포와는 다른 방법으로 기능한다. NK세포는 T세포의 동료가 아니므로 TCR을 갖고 있지 않으며, 감염 세포가 '여기에 감염됐다'라고 알리기 위해 제시하는 MHC 클래스 I+항원을 인식하지 못한다. 그러면 어떻게 감염 세포를 찾아 내는 것일까?

첫째, 감염 세포가 보내는 '파괴하라!'라는 사인을 감지하는 것이다. 바이러스에 감염된 세포는 바이러스의 핵산(RNA와 DNA)을 감지하고 사이토카인을 분비한다. 이 사이토카인은 주위 세포에서 NK세포를 불러들이는 케모카인을 생성시킬 뿐 아니라 NK세포 자체의 활성을 높인다. 또한 사이토카인은 감염 세포의 표면에 특수한 분자를 내보내 '파괴하라!'라는 비명을 지르게 한다. NK세포는 이 분자를 인식하는 수용체를 지니고 있으며, 이를 사용해 감염 세포를 찾아 내는 것이다.

둘째, MHC 클래스 I의 존재를 확인하는 것이다. MHC 클래스 I은 세포가 '정상이다'라는 사인을 보내지만, 감염 세포와 암세포 등의 비정상 세포는 이런 사인을 보내지 못한다. NK세포는 MHC 클래스 I(항원이 타고 있지 않다)을 인식하는 복수의 페어형 수용체를 지니고 있으며, 이들 수용체를 거쳐 '정상이다'라는 사인을 보내지 않는 세포를 비정상이라고 판단해 처리한다.

비정상 세포를 찾아 낸 NK세포는 감염 세포에 효소로 구멍을 뚫고, 세포를 죽음에 이르는 성질을 주입한다. 그러면 감염 세포는 외적을 가둔 채 죽어간다.

시험에 나오는 어구

NK세포
내추럴 킬러 세포를 말한다. 바이러스 감염 세포와 암세포를 찾아 내 죽게 한다. 비특이적 자연면역의 세포이다.

키워드

스트레스 분자
몸의 세포는 감염과 열 등 스트레스를 받으면 세포 표면에 MICA, MICB라 불리는 분자를 내보낸다. NK세포는 이들을 인식하는 수용체(NK-G2D)를 갖고 있다.

MHC 클래스 I 자체를 인식하는 수용체군
NK세포는 몸 세포의 MHC 클래스 I을 인식하는 복수의 페어형 수용체군(KIR)을 갖고 있다. 분자군의 대부분은 한쪽은 세포를 활성화, 다른 한쪽은 활성화를 억제하며, 각각 별도의 MHC 클래스 I 분자(HLA-A, B, G 등)의 발현을 감지해 NK세포의 활성화를 제어한다.

메모

세포 상해성 T세포가 기능하기까지 시간 벌기
세포 상해성 T세포는 기능하기까지 시간이 걸린다. 한편 NK세포는 바로 기능하므로 세포 상해성 T세포가 기능하기까지 시간을 벌 수 있다.

NK세포는 감염 세포의 신호를 듣는다

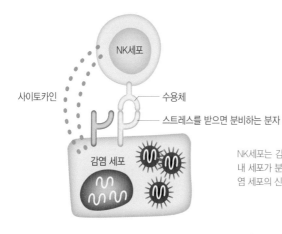

사이토카인

수용체

스트레스를 받으면 분비하는 분자

감염 세포

NK세포는 감염 세포가 분비하는 사이토카인을 찾아
내 세포가 분비하는 분자와 수용체를 결합시키고, 감
염 세포의 신호를 듣는다.

정상 표시가 나지 않는 세포를 찾아 낸다

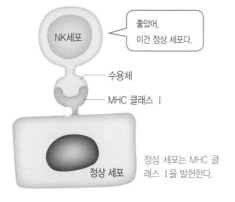

NK세포

좋았어.
이건 정상 세포다.

수용체

MHC 클래스 I

정상 세포

정상 세포는 MHC 클
래스 I을 발현한다.

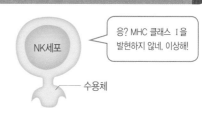

NK세포

응? MHC 클래스 I을
발현하지 않네. 이상해!

수용체

감염 세포

MHC 클래스 I을 발현
하지 않는 세포를 비정
상이라고 판단한다.

NK세포가 감염 세포를 죽음으로 이끈다

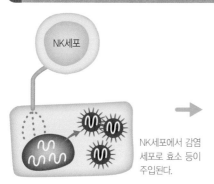

NK세포

NK세포에서 감염
세포로 효소 등이
주입된다.

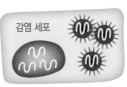

●NK세포는 암세포도 죽인다
NK세포는 초기의 암세포도 죽여
암을 억제한다.

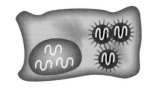

외적이 안에 갇힌 채 세
포가 죽음에 이른다. 외
적은 더 이상 증식할 수
없다.

113

면역 응답을 억제하는 원리

- 면역 기능을 지나치게 억제하는 원리 중 하나에 제어성 T세포의 기능이 있다.
- 제어성 T세포는 항원 특이적으로 활성화해 항원 특이적 이펙터 T세포를 방해함으로써 면역 기능을 억제한다.

면역 세포의 활성화를 방해하고 억제한다

면역 응답은 외적에게만 하는 것은 아니다. 과거에는 신생아기에 자신의 단백(자가 항원)에 반응하는 T세포는 모두 사멸한다고 생각했다. 그러나 최근의 연구 결과, 자가 항원에 반응하는 T세포의 일부는 살아남으며, 동시에 이들 T세포를 억제하는 T세포(제어성 T세포)가 자가면역질환을 방지하고 있는 것으로 밝혀졌다. 또한 제어성 T세포는 자가 항원뿐 아니라 식물 항원에 대한 반응을 억제하고 질환을 치유하는 역할을 하는 것으로 알려졌다.

제어성 T세포는 지나친 면역 기능을 방지할 뿐 아니라 외적이 침입했을 때 면역 기능을 끝내는 원리에도 관여한다. 제어성 T세포는 림프절에 항원 제시하러 오는 수지상세포에 제일 먼저 달라붙어 헬퍼 T세포의 활성화를 방해함으로써 면역 기능이 수속되게 한다. 또한 면역 기능을 억제하는 사이토카인도 분비한다. 항원 제시세포도 한 번 활성화하면 약 2주일 후에 사멸한다. 더 이상 T세포에 항원이 제시되지 않아 새로운 T세포를 동원하지 않는다. 또한 T세포는 자극을 받으면 죽어버리는 수용체를 지니고 있다. 보통은 이 수용체가 자극받아도 죽지 않는 원리가 작용하지만, 한 번 활성화해 증식하면 그 원리가 사라진다. 또한 활성화하면 수용체에 결합하는 분자(리간드)도 분비된다. 그리고 활성화한 T세포끼리 만나면 쌍방이 리간드에서 상대의 수용체를 자극해 잘못 찔러 죽는다고 한다.

시험에 나오는 어구

제어성 T세포
CD4 분자를 가진 T세포가 활성화됐을 때 사이토카인에 노출되면 제어성 T세포가 된다는 설과 흉선에서 미숙한 T세포가 성장할 때 생긴다는 설이 있다. 수지상세포에 쉽게 달라붙는 성질이 있고, 다른 T세포에 항원 제시하는 것을 방해하는 것 외에 T세포의 활성화 자체를 제어한다. 태어날 때 제어성 T세포가 없는 유전자 결손증 환아는 태어나면서부터 다양한 자가면역질환을 일으키고, 이후 많은 음식물 알레르기를 일으킨다.

키워드

리간드
특정 수용체에 결합해 특정 작용을 일으키는 것을 말한다. 수용체는 '열쇠구멍', 리간드는 '열쇠'에 비유된다.

메모

자가면역질환
면역 기능이 자기 자신을 적으로 공격하기 때문에 일어나는 질환을 말한다. 자가면역질환이 발병하는 데는 제어성 T세포의 기능 저하가 관여한다.

제어성 T세포가 다른 세포의 활성화를 방해한다

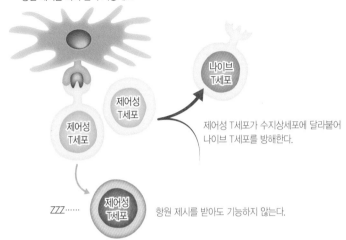

항원 제시를 하러 온 수지상세포

나이브 T세포

제어성 T세포

제어성 T세포

제어성 T세포가 수지상세포에 달라붙어 나이브 T세포를 방해한다.

ZZZ……

제어성 T세포

항원 제시를 받아도 기능하지 않는다.

활성화한 헬퍼 T세포끼리 서로 죽인다

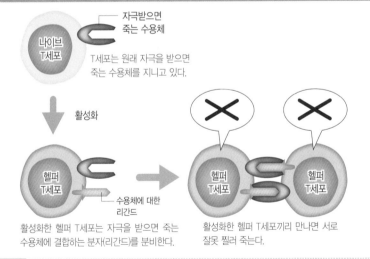

나이브 T세포

자극받으면 죽는 수용체

T세포는 원래 자극을 받으면 죽는 수용체를 지니고 있다.

활성화

헬퍼 T세포

수용체에 대한 리간드

활성화한 헬퍼 T세포는 자극을 받으면 죽는 수용체에 결합하는 분자(리간드)를 분비한다.

헬퍼 T세포

헬퍼 T세포

활성화한 헬퍼 T세포끼리 만나면 서로 잘못 찔러 죽는다.

column

제어성 T 세포의 주요 임무는 스스로에 대한 공격을 맞이하는 것

제어성 T세포는 스스로를 공격 대상으로 하는 T세포(자가반응성 T세포)를 제어하는 역할을 한다. T세포는 성장 과정에서 흉선의 선발을 거쳐 자기 자신을 적으로 간주하는 세포는 불합격되지만, 자가반응성 T세포도 어느 정도 흉선을 빠져나온다. 그래서 제어성 T세포가 자가반응성 T세포를 제어해 심각한 자가면역질환이 발병하는 것을 방지한다.

메모리 B세포의 기능

● 활성화한 B세포는 형질세포가 되는 것과 메모리 B세포가 되는 것으로 나뉜다.
● 같은 외적이 침입했을 때 메모리 B세포는 형질세포가 돼 항체를 만든다.

공격을 기억한 B세포가 살아남는다

한 번 감염된 외적은 다시 공격해도 질병에 걸리지 않거나 아주 가볍게 넘어간다. 그 이유는 첫 번째 공격을 기억하는 B세포가 남아 신속하게 항체를 생성, 방출해 물리칠 수 있기 때문이다.

B세포는 항원 제시를 받아 활성화한 헬퍼 T세포로 활성화되고 증식해 형질세포가 됨으로써 항체(IgG)를 방출한다. 보통 일련의 반응에 따라 활성화해 기능한 림프구는 외적과 싸움이 끝나면 죽어버리지만, 일부 B세포는 형질세포가 되지 않고 메모리 B세포로 살아남는다. 이렇게 형질세포가 되지 않은 B세포는 그 외적에 대한 IgG를 만드는 능력을 획득했기 때문에 다음 번에 같은 외적이 침입하면 바로 형질세포가 돼 항체를 만든 후에 방출할 수 있다. 또한 림프절 안에서 살아가는 B세포는 항원이 들어올 때마다 조금씩 항원 결합력이 높은 항체를 만드는 것으로 밝혀졌다.

사람은 생후 여러 가지 외적을 만나고, 그때마다 면역 기능을 기동해 메모리 B세포를 획득한다. 예방접종도 효율적으로 메모리 B세포를 획득하는 수단이다. 이처럼 감염을 경험하면서 메모리 B세포를 획득하는 원리가 획득면역(18쪽 참조)이다.

활성화한 헬퍼 T세포와 세포 상해성 T세포의 일부도 메모리 세포가 되고 장기간 살아남아 면역 기능을 기억하고 다음 번 침입에 대비한다.

시험에 나오는 어구

메모리 B세포
'기억 B세포'라고도 한다. 활성화한 B세포의 일부가 형질세포가 되지 않고 그대로 살아남아 수십 년 동안 산다. 두 번째 공격에 신속하게 기동해 항체를 만든다.

키워드

획득면역
감염되면 특이적 생체 방어가 작동해 메모리 T세포와 메모리 B세포를 획득하는 일련의 원리를 말한다. 이와 반대로 갖고 태어난 면역 기능은 '자연면역'이라고 한다.

메모

'면역이 생긴다'라는 표현
일반적으로 한 번 걸린 감염증에는 두 번 걸리지 않는 것을 '면역이 생긴다'라고 하는데, 이는 획득면역이 기동해 병원체를 기억하고 있다는 뜻이다.

일부 B세포가 형질세포가 되지 않고 메모리 B세포가 된다

활성화한 B세포는 형질세포가 된 후 항체를 방출해 외적을 격퇴하지만, 공격이 끝나면 죽어버린다. 그러나 B세포의 일부는 형질세포가 되지 않고 살아남거나 다음 번 공격에 대비한다.

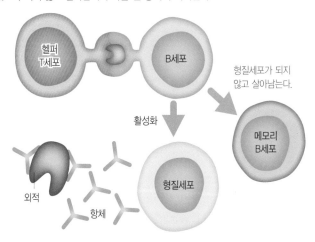

두 번째 감염되면 신속하게 IgG가 방출된다

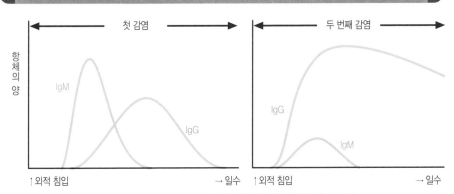

메모리 B세포 덕분에 두 번째 감염됐을 때는 첫 번째 감염됐을 때보다 신속하게 더 효과 높은 IgG가 방출된다(부스터 효과).

column 같은 감염증에 몇 번이나 걸리는 이유는 무엇일까?

가장 일반적인 감기(상기도염)의 원인 바이러스는 '라이노바이러스'이다. 라이노바이러스에는 100종 이상의 형(아형이라고 한다)이 있기 때문에 모든 형에 걸리기까지 몇 번이고 감기에 걸린다. 또한 인플루엔자 바이러스는 항체로 인식되는 부분의 구조가 자연히 변화하는 성질이 있기 때문에 몇 번이고 감염된다. 헤르페스바이러스는 한 번 감염되면 일부 세포 안에 평생 남기 때문에 숙주가 된 사람의 면역이 저하하면 다시 활성화해 입술 헤르페스, 대상포진 등을 일으킨다.

발열, 염증의 원인과 의미

- 발적, 발열, 종창, 동통을 '염증의 4가지 징후'라고 한다.
- 사이토카인과 히스타민, 프로스타글란딘 등의 물질이 일으킨다.
- 염증의 4가지 징후는 면역 기능이 발동한 것을 나타낸다.

염증은 면역 기능이 싸우고 있다는 증거

상처 부위에 세균이 들어가 감염되면 그 부분이 빨갛게 붓고 열이 나며 통증을 느낀다. 이를 염증이라 하고, 발적, 발열, 종창, 동통을 '염증의 4가지 징후'라고 한다.

염증은 바로 면역이 싸움을 펼치고 있다는 증거이다.

면역에 관여하는 백혈구들이 분비하는 사이토카인과 보체에 자극받은 대식세포(비만세포)가 분비하는 히스타민 등과 같은 물질이 감염 부위의 혈관을 확장시키기 때문에 감염 부위가 빨갛게 보이고(발적) 열이 난다(발열). 또한 혈관의 내피 세포 간 틈새가 넓어져(혈관 투과성 항진) 그곳에서 혈장과 백혈구가 조직으로 나오기 때문에 붓고(종창) 주위를 압박해 통증이 생긴다(동통).

이러한 일련의 현상은 감염이 일어난 부위에 산소와 영양, 면역에 관여하는 백혈구들을 보내는 데 필요한 반응이다.

감염이 일어나면 전신의 체온도 올라간다. 발열이 일어나는 이유는 백혈구 등이 방출하는 사이토카인(내인성 발열 물질이라고 불린다)이 뇌의 혈관 내피 세포에 작용해 프로스타글란딘 E2(PGE2)라는 물질의 생성을 촉진하고, PGE2가 시상하부의 체온 조절 중추에 작용하기 때문이다.

그리고 외적과 싸움이 끝나면 염증의 4가지 징후는 사라지고, 몸은 원래대로 돌아간다. 감염 이전과 비교하면 체내에 감염으로 획득한 메모리 T세포와 메모리 B세포가 남는다는 것은 결정적으로 다르다. 또한 싸움이 있었던 국소에서는 감염원의 입구가 된 조직(예를 들면 피부)의 섬유를 늘려 딱딱하게(섬유화) 함으로써 이후의 감염을 방지하는 변화가 일어난다.

 시험에 나오는 어구

염증
발적, 발열, 종창, 동통의 4가지 징후는 면역이 싸우고 있다는 증거이다.

혈관 투과성 항진
혈관의 안쪽 벽을 뒤덮은 내피 세포가 수축돼 세포 간의 틈새가 벌어진다. 그러면 혈관 내에서 혈장과 단백질, 백혈구 등이 통과해 감염 현장으로 달려갈 수 있다.

 키워드

혈관 내피 세포
혈관의 안쪽 벽을 1층으로 덮은 세포로, 빈틈없이 나열돼 있다.

내인성 발열 물질
사이토카인 TNF-α, IL-1, IL-6 등 뇌의 혈관 내피 세포에 PGE2를 만들게 하는 작용을 해 발열을 일으킨다.

프로스타글란딘 E2 (PGE2)
생리 활성 물질인 프로스타글란딘의 일종으로, 혈관의 수축과 확장, 혈압의 조정, 염증, 발열 등 다양한 현상에 관여하고 있다. 일반적으로 해열제는 프로스타글란딘 E2의 생성을 저해해 발열을 멈춘다.

염증의 네 가지 징후와 메커니즘

감염이 일어나면 면역이 반응해 감염 부위에 염증이 생긴다. 염증은 통증을 수반하지만, 면역에 관여하는 백혈구를 보내기 위해서는 필요하다.

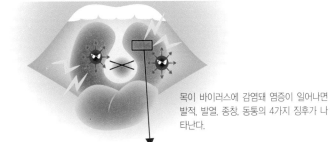

목이 바이러스에 감염돼 염증이 일어나면 발적, 발열, 종창, 동통의 4가지 징후가 나타난다.

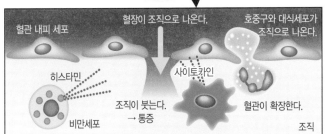

대식세포가 배출하는 히스타민과 류코트리엔, 대식세포가 배출하는 사이토카인 등에 의해 혈관 내피 세포 간의 틈새가 넓어져(발열) 혈장과 백혈구가 조직으로 나온다(종창).

발열 메커니즘

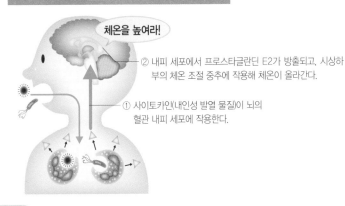

체온을 높여라!

② 내피 세포에서 프로스타글란딘 E2가 방출되고, 시상하부의 체온 조절 중추에 작용해 체온이 올라간다.

① 사이토카인(내인성 발열 물질)이 뇌의 혈관 내피 세포에 작용한다.

Athletics Column

해열 진통약의 작용과 도핑

해열 진통약인 아세트아미노펜과 이부프로펜은 비스테로이드성 항염증약의 일종으로, 프로스타글란딘 E2의 생성을 저지해 통증과 발열을 억제하는 작용을 한다. 모두 안티도핑 제품 목록에 올라 있어 운동선수도 안심하고 사용할 수 있다. 다만, 이 성분을 포함한 종합감기약 중에는 안티도핑 금지 약물도 포함되는 경우가 있으므로 주의해야 한다.

일상생활 속 감염 예방책

- 손 씻기와 양치질은 간편하면서도 가장 효과적인 감염 예방책이다.
- 충분한 영양과 수면, 운동, 스트레스 해소 등을 염두에 둔다.
- 사람에게 옮기지 않도록 예절을 지키는 것이 중요하다.

내가 감염되지 않으려면

면역 기능이 있다고 하더라도 건강을 위해 일상생활에서 감염을 예방하는 노력을 하는 것이 중요하다.

감염 예방의 기본은 손 씻기와 양치질이다. 간편하고 단순한 방법이지만, 효과는 크다. 물건을 만지는 손은 몸에서 가장 많은 세균에 오염되고, 그 손으로 입이나 눈을 만지면 점막을 통해 병원체가 침입한다. 외출했다가 돌아오면 121쪽에서 소개한 순서에 따라 손을 꼼꼼하게 씻어야 한다. 알코올 성분이 있는 젤 등의 피부 세정제를 사용하는 것도 효과적이다. 양치질은 목에 달라붙은 먼지를 씻어 내 목을 보호한다. 집에 돌아오면 따뜻한 온수로 양치질을 하는 습관을 들이자.

가령(加齡, 나이를 먹는 것), 피로와 수면 부족, 스트레스, 영양 부족 등은 면역 기능을 저하시킨다. 균형 잡힌 식사를 하고 심신 모두 과로하지 않아야 하며, 적당한 운동과 충분한 수면, 스트레스 해소에 유의하자.

남에게 옮기지 않으려면

본인이 감염증에 걸린 경우 남에게 옮기지 않도록 충분히 주의하는 것이 중요하다. 사람들이 모이는 곳에는 가능한 한 가지 않아야 하고, 기침이나 재채기가 나오면 마스크를 해 침방울이 남에게 튀지 않도록 하는 등 예절을 지키자.

필요한 예방접종을 받는 것도 중요하다. 예방접종은 자신을 위해서뿐 아니라 자신이 속한 집단이나 가족, 학교, 직장, 인근 커뮤니티 사람들에게 병을 옮기지 않기 위한 대책이기도 하다.

시험에 나오는 어구

손 씻기
가장 간편하고 효과적인 감염 예방책이다. 또한 세균과 바이러스에 따라서는 알코올은 효과가 없으므로 알코올을 이용한 손 씻기나 소독에는 주의가 필요하다.

양치질
병원체가 목의 점막에 부착하고 시간이 경과해 세포에 침투하면 양치질로는 씻어낼 수 없다. 그러나 집에 돌아오기 전에 달라붙은 병원체를 제거할 수는 있다.

키워드

기침 예절
기침이나 재채기가 나올 때는 다른 사람에게 침이 튀지 않도록 주의하는 행동이나 그 방법을 말한다. 손에 기침을 한 침이 묻지 않도록 하는 것도 중요하다.

메모

구토물과 변 처리
식중독이나 구토, 설사의 원인 균이나 바이러스는 구토물과 변에 대량으로 존재한다. 주의 깊게 처리하고 손을 잘 씻어야 한다. 맨손으로 다루거나 오물을 밀폐 처리하지 않고 방치하면 2차 감염 위험률이 높아진다.

일상생활에서 가능한 감염 예방책

본인이 감염되거나 감염의 확산을 방지하는 예방책으로 손 씻기와 양치질은 가장 효과적인 방법이다. 손을 잘못된 방법으로 씻으면 효과가 없으므로 올바른 방법으로 씻는 것이 중요하다.

바르게 손 씻는 방법

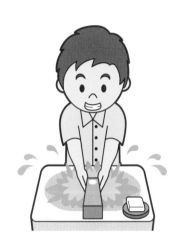

① 흐르는 물에 손을 적시고, 표면을 비벼 씻어 낸다.

② 충분한 양의 세정제를 손에 덜어 거품을 낸다.

③ 손바닥과 손가락 뒤쪽을 씻는다.

④ 손등과 손가락 등을 씻는다.

⑤ 손가락 사이(측면), 손가락 뿌리를 씻는다.

⑥ 엄지손가락과 엄지손가락 뿌리의 튀어나온 부분을 씻는다.

⑦ 손끝을 씻는다.

⑧ 손목 안쪽, 옆쪽, 바깥쪽을 씻는다.

⑨ 거품을 낸 세정제가 손에 남지 않도록 흐르는 물에 충분히 씻어 낸다.

⑩ 청결한 마른 수건으로 손을 닦는다.

⑪ 알코올 소독액을 손가락에 적셔 소독한다.

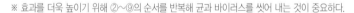

※ 효과를 더욱 높이기 위해 ②~⑨의 순서를 반복해 균과 바이러스를 씻어 내는 것이 중요하다.

※ 알코올은 노로바이러스의 불활성에는 큰 효과가 없다.

기침 예절

호흡기 감염증은 감염자의 기침이나 재채기에 포함된 바이러스와 세균을 흡입하는 비말감염으로 감염된다. 감염을 예방하기 위해서는 평소 기침과 재채기를 할 때 침이 튀지 않도록 하는 것이 중요하다.

입과 코를 막는다

기침과 재채기를 할 때는 침이 튀지 않도록 종이 타월 등으로 입과 코를 확실히 가린다. 사용한 종이 타월에는 세균이 부착돼 있으므로 바로 버린다.

마스크를 한다

기침이 나올 때는 마스크를 해 침이 주위로 튀는 것을 방지한다.

옷소매 등으로 가린다

기침을 막은 손으로 여기저기 만지면 감염이 확산될 수 있다. 기침이나 재채기가 나오면 옷소매 등으로 가려 병을 옮기지 않도록 배려한다.

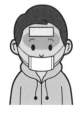

루이 파스퇴르의 공적

　루이 파스퇴르(Louis Pasteur)는 프랑스의 화학자이자 세균학자로, '근대 세균학의 아버지'라고 불리는 인물이다. 특히, 광견병 백신 개발자로 유명한데, 그의 공적은 이뿐만이 아니다. 그는 대다수의 질병이 미생물의 감염에 따른 것이라고 주장했다. 또한 제너의 종두(92쪽 참조) 개념을 이어서 백신을 접종하면 천연두 외에도 많은 감염증을 예방할 수 있다고 주장하기도 했다. '백신'이라는 이름을 붙인 것도 파스퇴르다. 백신(Vaccine)의 어원은 라틴어로, 목우를 의미하는 'Vacca'이고, 우두가 'Vaccinia'라고 불렸던 것에서 제너에게 경의를 표하고, 면역 획득을 위해 접종하는 병원성 미생물을 약하게 한 것을 통합해 백신이라 부르게 된 것이다.

　파스퇴르의 전문은 원래 의학이 아니라 화학이다. 그러나 와인업자로부터 와인이 부패하는 원인을 해명해 달라는 의뢰를 받은 것을 계기로 미생물학과 인연을 맺었는데, 이후 누에 전염병과 닭 콜레라, 가축 탄저병 등의 병원체를 발견하고 백신을 개발하는 데 성공했다.

　파스퇴르는 이 과정에서 광견병 백신을 개발하는 데 성공한다. 다만, 어디까지나 개를 위해 개발한 것이지, 인간에게 사용할 것이라고는 생각지 않았던 것 같다. 그러나 광견병에 걸린 소년에게 백신을 접종한 결과 효과가 확인됐고, 이 이야기를 들은 환자들이 많은 나라에서 모여들었다. 광견병이 발병하면 거의 100% 사망하지만, 감염된 개에 물린 후 발병하기까지 시간이 걸린다. 개에 물린 후 발병을 예방하기 위한 백신 접종은 유효하므로 파스퇴르의 처치도 어느 정도 효과가 인정된 것은 아닐까 생각한다. 참고로 광견병의 병원체는 바이러스인데, 당시의 기술로는 바이러스 자체를 눈으로 보는 것이 불가능했다.

4장

감염증과
예방접종

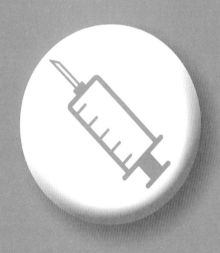

예방접종의 역할

POINT

- 감염증에 걸리지 않으려면 예방접종이 필요하다.
- 예방접종은 감염증으로 야기되는 사회의 혼란을 방지한다.
- 대상이 정해진 필수예방접종과 임의로 받는 임시예방접종이 있다.

예방접종은 개인과 사회를 위해 필요하다

예방접종은 질병에 감염되기 전에 백신을 투여해 해당 질병에 대한 면역을 갖게 함으로써 감염증 발병과 중증화를 예방하고, 증상이 심해지지 않도록 한다. 예방접종은 개인의 극심한 고통과 후유증을 예방하고, 목숨이 위협받지 않기 위해 필요한 조치이다. 또한 가족이나 학교, 지역이나 지방자치단체, 더 나아가 사회 전체에 질병이 대유행해 사회의 여러 가지 기능이 마비되거나 사회 전체가 피해를 입는 사태를 방지하기 위한 제도라고 할 수 있다. 감염된 사람은 주위에 병원체를 퍼트리는 감염원이 된다. 개개인이 예방접종을 받는 것은 예방접종을 받지 않는 사람들을 지키기 위한 것이기도 하다.

백신의 종류와 예방접종 제도

백신에는 살아 있는 바이러스나 세균을 약독화해 독성을 제거한 생(生)백신과 바이러스·세균을 배양한 후 열이나 화학약품으로 배양균을 비활성화한 사백신이 있다.

우리나라에서는 규정에 따라 대상자 모두가 접종을 받아야 하는 필수예방접종과 희망하는 사람이 받는 임시예방접종이 시행되고 있다. 필수예방접종은 거의 무료이지만, 임시예방접종은 기본적으로는 자비 부담이다(일부 보조되는 경우도 있다). 필수예방접종만 해도 몇 가지가 있고 백신에 따라 대상 연령이나 접종 횟수가 다르다. 대상자 통지 방법은 지방자치단체에 따라 다르므로 반드시 확인해 잊지 말고 접종을 받도록 하자.

 시험에 나오는 어구

생백신
병원성 미생물의 독성을 약하게 한 것을 말한다. 미생물이 죽지 않고 체내에서 증식한다. 그 결과, 면역을 효과적으로 획득할 수 있지만, 가벼운 감염 증상이 나타난다.

비활성화 백신
병원성 미생물을 죽이거나 비활성화한 것을 말한다. 독성은 없지만 면역원성은 있기 때문에 면역을 유도할 수 있다. 한 번의 접종만으로는 강한 면역 기억을 얻을 수 없어 정해진 기간에 정기적으로 접종해 서서히 면역 기억을 높인다.

톡소이드
병원성 미생물이 내는 독소의 독성을 제거한 것을 말한다. 비활성화 백신으로 분류된다.

 키워드

필수예방접종
정해진 대상자가 정해진 횟수를 접종하는 것을 말한다. 비용은 기본적으로 무료이다. 천연두, 디프테리아, 백일해, 파상풍, 장티푸스, 콜레라 및 결핵 7종이다.

임시예방접종
희망자가 받는 것을 말한다. 비용은 기본적으로 자비 부담이지만, 일부 보조되는 것도 있다.

예방접종은 사회를 감염으로부터 보호한다

필수예방접종 제도는 과거 몇 차례 변경돼 연령대에 따라 특정 예방접종을 받지 않은 사람이 있다. 이 경우 필수예
방접종 대상에서 제외된 사람도 예방접종을 받을 수 있다.

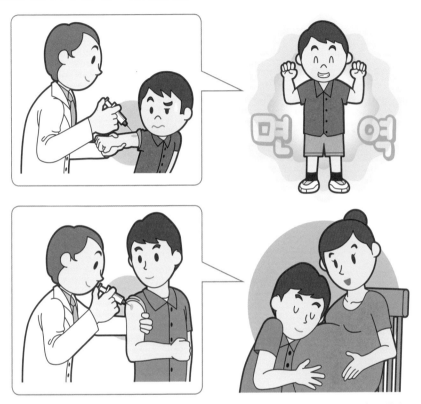

예방접종으로 본인이 감염원이 되는 것을 예방하는 것은 예방접종을 받지 않은 사람을 감염으로부터 보호한다.
(예) 아내나 직장 내 항체를 갖고 있지 않은 임부를 감염증으로부터 보호하기 위해 남편이 예방접종을 한다.)

우리나라에서 접종 가능한 백신 종류

필수예방접종 *대상자 연령은 법으로 규정	생백신	BCG, MMR, 일본뇌염, 수두
	사백신	B형 간염, 소아마비, A형 간염(소아용), 장티푸스
임시예방접종	생백신	대상포진, 장티푸스(경구용), 로타바이러스
	사백신	HPV9, 수막구균, A형 간염(성인용)

4종 혼합 백신

- 디프테리아, 백일해, 파상풍, 소아마비 혼합 백신이다.
- 감염되면 중증으로 발전하거나 후유증을 남기며 유아기의 조기 예방이 중요하다.
- 기본접종과 추가 접종으로 필수예방접종을 한다.

중증으로 발전하거나 후유증을 남기는 질병을 예방한다

4종 혼합 백신은 디프테리아, 백일해, 파상풍 백신을 혼합한 DPT에 소아마비 백신 IPV를 추가한 4종 혼합 백신으로, DPT-IPV라고 불린다.

4종 혼합 백신은 필수예방접종으로, 생후 2, 4, 6개월에 한 번씩 3회 실시한 후(기본접종), 18개월과 4~6세 때 추가 접종한다. 그 후 11~13세에 파상풍과 디프테리아 독소가 혼합된 티디(Td)를 접종한다.

〈각 질병의 주요 특징〉

● 디프테리아

디프테리아균의 감염으로 발열과 인두통을 일으킨다. 호흡 곤란, 심근염 등을 일으키고 사망하기도 한다. 우리나라에서 나타나는 사례는 드물지만, 개발도상국 등에서는 만연하고 있다.

● 백일해

주로 백일해균에 감염돼 일어난다. 감기와 같은 증상에서 차츰 백일해 특유의 기침이 나온다. 유아는 중증으로 발전하기 쉽다.

● 파상풍

파상풍균이 만드는 신경 독소에 의해 입 주위부터 전신 근육에 경련이 일어나고, 호흡근이 마비되면 호흡이 멈춘다. 파상풍균은 배아로 자연계의 토양에 생식하고 있다.

● 소아마비

폴리오바이러스에 따른 감염증이다. 감염되면 사지 일부의 마비와 근육 저하가 일어나고 그 일부는 평생 마비가 남는다.

 시험에 나오는 어구

4종 혼합 백신
디프테리아(Diphtheria), 백일해(Pertussis), 파상풍(Tetanus), 소아마비(Polio) 혼합 백신을 말한다. DPT-IPV라고 불린다.

 키워드

폴리오 백신
IPV(Inactivated Poliovirus Vaccine)는 폴리오의 사백신이라는 의미이다.

4종 혼합 백신으로 예방하는 감염증의 특징

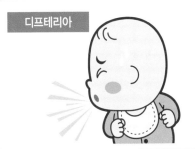

디프테리아

병원체: 디프테리아균 독소의 비말감염

주요 증상: 발열, 인두통 등. 점막에 '위막(僞膜)'이라고 불리는 변화가 일어난다. 코 디프테리아, 인두 디프테리아, 후두 디프테리아 3가지 유형이 있다. 특히, 후두 디프테리아는 위막에 의해 개의 원견(遠吠)과 같은 특유의 기침이 나고, 인두 곤란으로 질식하는 일도 있다.

백신: 사백신(톡소이드)

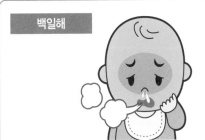

백일해

병원체: 백일해균의 비말감염, 접촉감염

주요 증상: 감기와 같은 증상에서 차츰 특유의 경련성 기침(경해 발작)이 난다. 짧은 간격에 연속적으로 쉿소리가 나는 기침과 가쁜 숨을 반복한다. 유아는 중증으로 발전하기 쉽다.

백신: 사백신

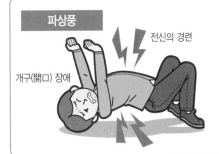

파상풍

전신의 경련

개구(開口) 장애

병원체: 파상풍균의 신경 독소. 균이 상처 부위에서 침입해서 감염

주요 증상: 심한 어깨결림. 입 주위에 경련이 일어나거나 혀가 꼬이고 입이 벌어지지 않는다. 마침내 경련이 전신으로 퍼지고 호흡근이 경련을 일으켜 마비가 생기고, 호흡이 정지한다.

백신: 사백신(톡소이드)

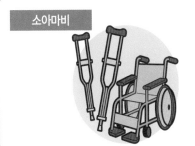

소아마비

병원체: 폴리오 바이러스의 경구 감염

주요 증상: 90%는 불현성 감염으로, 수 %가 두통, 발열 등을 일으킨 뒤 낫고, 1% 정도가 무균성 수막염을 발증하며 일부 사지의 이완성 마비가 일어난다. 그중 일부에 평생 마비가 남는다.

백신: 사백신

결핵

- 비말감염, 공기감염 등으로 결핵균을 흡입해 감염된다.
- 기침과 가래, 발열, 권태감, 체중 감소, 호흡 곤란 등을 일으킨다.
- 생후 1개월 이내의 신생아에 BCG를 접종해 예방한다.

감염력이 강해 공기감염된다

결핵은 결핵균에 감염돼 일어나는 질병이다. 감염자가 기침을 하면 결핵균을 포함한 비말이 날아가 감염(비말감염)되기도 하지만, 비말의 수분이 증발한 후에도 공기 중에 떠도는 결핵균을 흡입해 공기감염을 일으키기도 한다. 감염력이 강해 환기가 나쁜 실내에 감염자가 있으면 같은 공간에 있는 사람들이 잇따라 감염된다.

흡입한 결핵균은 폐에서 증식하고 기침과 가래, 발열 등 감기와 같은 증상을 일으킨다. 심해지면 권태감, 체중 감소, 혈담, 객혈과 함께 숨이 차고 호흡 곤란 증세가 나타난다. 결핵균이 림프와 혈액을 타고 다른 장기로 퍼져 림프절과 뇌, 신장과 위 등에 침투하고, 최악의 경우 사망할 수도 있다.

항결핵약을 복용하면 치료되지만, 결핵균을 배출한 경우에는 입원해서 격리 치료해야 한다.

BCG 백신 접종으로 예방한다

결핵을 예방하기 위해 우형(牛型) 결핵균의 독성을 약하게 한 BCG 백신을 접종한다. 우리나라의 경우 생후 1개월 이내의 모든 신생아는 1회 BCG 접종을 받게 돼 있다. 상품화돼 나온 백신을 왼쪽 팔 삼각근 중앙부로부터 약간 아래쪽 피부에 피내주사한다.

시험에 나오는 어구

결핵
결핵균에 의해 일으키는 감염증을 말한다. 결코 과거의 질병이 아니라 지금도 계속 감염자가 생기고 있다.

결핵균
감염력이 강해 공기로 감염된다. 대식세포 등에 흡입되지만, 세포 내에서 살아남아 항체로는 죽일 수 없다(110쪽 참조).

BCG
우형 결핵균의 독성을 약하게 한 백신으로, 접종으로 결핵균에 대한 면역을 갖는다. 프랑스어 'Bacille de Calmette et Guerin'의 머리글자이다.

메모

결핵의 진단
전 국민을 대상으로 BCG 접종을 시행한 많은 국가에서는 투베르쿨린 양성 반응으로 결핵을 진단한다. 그렇기 때문에 BCG 접종을 받은 사람이 해외에서 투베르쿨린 양성 반응을 보이면 감염자로 판단한다. 해외에 장기 체류하는 경우에는 BCG 접종 증명서를 지참할 것을 권한다. 지금은 투베르쿨린 반응이 아니라 BCG와 교차 반응하지 않는 결핵균 특이적 단백으로 림프구를 자극해 인터페론γ의 생성량을 측정한다.

결핵의 주요 증상

결핵균에 감염되면 기침이나 가래, 발열 같은 감기와 같은 증상이 나타난다. 증상이 심해지면 체중 감소와 객혈, 호흡 곤란 등이 일어나고, 사망하는 경우도 있다.

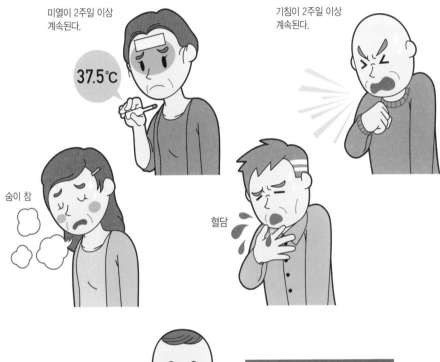

미열이 2주일 이상 계속된다.

37.5℃

기침이 2주일 이상 계속된다.

숨이 참

혈담

BCG로 예방한다

우형 결핵균의 독성을 약하게 한 BCG 백신 주사를 피내주사한다. 생후 1개월 내에 1회 접종하는 필수예방접종이다.

---

column ### 일본은 아직 중만연국(中蔓延國)

전후 혼란기(1947~1950년)에 결핵은 일본인 사망 원인 1위였다. 그래서 1951년의 「결핵예방법」에 의해 예방접종 등의 대책이 강화돼 환자 수는 순조롭게 감소했다. 그런데 1980년대 들어 환자 감소세가 둔화하더니 1990년대 후반에는 증가세로 돌아섰다. 일본은 결핵긴급사태를 선언하고 주의를 당부했고, 최근에는 전체적으로 감소 추세이다. 그렇다고 해도 국제적으로 보면 환자 숫자는 양호한 수준이라고 하기 어려우며, WHO 분류상 중만연국에 속해 있다. 결핵은 결코 과거의 질병이 아니다.

홍역

- 홍역은 '마진'이라고도 불리며, 홍역 바이러스에 의해 감염된다.
- 홍역 바이러스는 감염력이 강하며, 공기감염과 접촉감염도 있다.
- 예방접종은 생후 12~15개월과 만 4~6세에 각각 1회 필수예방접종을 한다.

감염력이 강한 홍역 바이러스에 따른 감염증

홍역은 '마진'이라고도 불리며, 홍역 바이러스에 따른 감염증이다. 홍역 바이러스는 감염력이 강해 환자의 기침을 통해 비산한 침을 흡입해 감염되는 비말감염, 공중에 떠도는 바이러스를 흡입해 감염되는 공기감염, 환자의 피부에 접촉해 감염되는 접촉감염 등 다양한 경로로 사람에서 사람에게로 감염된다. 감염되면 10~12일의 잠복기 후에 기침이나 콧물, 발열, 눈 충혈과 눈물 등 감기 증상이 2~4일 정도 이어진다(카타르기). 그 후 39도 이상의 고열과 홍역 특유의 발진이 귀 뒤나 목 등에서 나기 시작해 얼굴과 체간, 팔 등 전신으로 퍼진다(발진기). 3~4일의 발진기를 거쳐 증상은 서서히 개선되고 발증한 지 7~10일 정도에 회복되지만, 발진 후 한동안 색소가 침착된다. 증상이 심해지면 폐렴이나 뇌염을 일으켜 사망하는 경우도 있다.

홍역 백신 접종으로 중증 발전을 예방

면역을 갖지 않은 사람이 홍역 바이러스에 감염되면 거의 발증하고 중증으로 발전하기도 하므로 백신 접종으로 예방하는 것이 중요하다. 홍역 백신은 홍역 바이러스를 약독화한 것으로, 현재는 유행성 이하선염 백신, 풍진 백신과 합친 홍역 풍진 혼합 백신(MMR 백신)을 생후 12~15개월과 만 4~6세에 각각 1회 접종하게 돼 있다.

시험에 나오는 어구

홍역
홍역 바이러스에 의해 감염된다. 홍역의 치료약은 없고 대증요법뿐이다.

MMR 백신
홍역 백신(M : Measles)과, 유행성 이하선염(M:Mumps), 풍진 백신(R : Rubella)을 혼합한 것을 말한다. 생후 12~15개월과 만 4~6세에 각각 1회 필수예방접종을 한다. 다만 예방접종을 해도 수 %의 사람은 충분한 면역이 생기지 않는다.

키워드

홍역 특유의 발진
카타르기 막바지에 구강 점막에 나타나는 코블릭 반점은 홍역 진단에 중요한 단서가 된다. 발진은 빨간색 반점이 조금씩 융기하면서 주위로 퍼져 암적색이 되고, 나타난 순서대로 낫는다.

메모

어른이 돼도 항체가 없다면
소아기에 2회 예방접종을 해도 성인이 돼 항체가 없는 사람도 있다. 소아기에 미처 접종하지 못한 사람은 임의로 백신 접종을 받을 수 있다(비용은 자비).

홍역의 주요 증상과 경과

카타르기의 증상

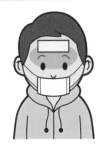
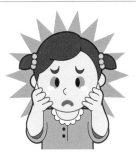

감염
▼
잠복기(10~12일)

카타르기
(2~4일)

홍역 바이러스에 감염되면 기침과 콧물, 발열, 눈의 충혈과 눈물 등의 감기와 유사한 증상이 나타난다.

카타르기 끝 무렵부터 특징적 발진이 나타나기 시작한다.

발진의 특징

7
~
10
일

발진기
(3~4일)

코블릭 반점

발진

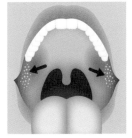
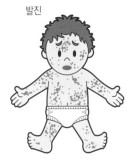

회복기

뺨 안쪽 구강 점막의 빨갛게 부푼 곳에 하얗고 작은 반점이 나타난다. 이것이 홍역을 진단하는 중요한 단서가 된다.

전신에 빨간색 반점이 차례대로 나타나 융기하고, 주위로 이어져 퍼진다. 심한 가려움증을 동반한다. 서서히 암적색으로 변하고, 나타난 순서대로 낫는다.

column 세대와 홍진 예방접종 횟수

일본은 1978년에 예방접종이 의무화되기까지 홍역 예방접종은 희망자만 받는 임시예방접종이었다. 이 시대에 해당하는 사람들은 유소년기에 몇 차례 홍역이 유행했기 때문에, 본인이 감염되거나 감염자와 접촉해서 충분한 면역이 생겼을 가능성이 높다. 그리고 1978년에 의무화됐을 당시의 접종 횟수는 1회였고, 2회가 된 것은 1990년의 일이다. 자신이 몇 회 접종했는지 부모에게 확인하거나 모자건강수첩을 확인하는 것이 좋다.

풍진

- 풍진 바이러스에 의한 감염증으로, 주로 비말감염으로 옮는다.
- 발열과 발진 등과 같은 증상이 있지만, 경증으로 자연히 낫는다.
- 임부가 감염되면 태아에게 선천성 풍진 증후군이 발생하는 경우가 있다.

선천성 풍진 증후군의 위험성

풍진은 풍진 바이러스에 의해 감염되는 질병으로, 3일 홍역이라고도 한다. 주로 감염자의 기침으로 튄 침을 흡입해 감염된다.

풍진 바이러스에 감염되면 14~21일의 잠복기 후에 발열, 홍역, 귀 뒤와 목 등의 림프절 부종과 같은 증상이 나타난다. 그러나 감염돼도 발열하는 것은 절반 정도이고, 15% 정도는 거의 무증상의 불현성 감염이어서 증상만으로 진단하는 것이 어렵다. 근본적인 치료약은 없지만, 일반적으로 증상이 가볍고 발진이나 발열은 며칠이면 자연히 낫는다. 다만, 림프절 부종은 수주일 정도 남는 일이 있다. 또한 고열이 계속되거나 급성 뇌염 등을 일으켜 입원이 필요한 사람도 있지만, 대부분은 일시적이어서 대증요법으로 쾌차한다.

하지만 임신 20주경까지의 임부가 감염되면 태아에 난청, 백내장, 선천성 심질환 같은 장애가 생기는 선천성 풍진 증후군이 일어날 수 있기 때문에 조심해야 한다.

풍진 예방접종은 소아기에 2회

현재 우리나라에서는 홍역 백신, 유행성 이하선염 백신과 함께 홍역 풍진 혼합 백신(MMR 백신)을 생후 12~15개월과 만 4~6세에 각각 1회씩 총 2회 접종한다. 예방접종 제도는 과거 규정이 몇 차례 변경됐기 때문에 접종을 받지 못한 세대도 있다. 소아기에 접종을 받지 않은 사람은 항체 유무를 확인하고 임시예방접종을 받는 것이 좋다.

시험에 나오는 어구

풍진
풍진 바이러스에 의해 감염되며, '3일 홍역'이라고도 불린다. 임신, 특히 초기에 감염되면 태아에 선천성 풍진 증후군이 생길 수 있다.

선천성 풍진 증후군
임신 20주경까지의 임부가 풍진에 감염되면, 태아에 난청, 백내장, 선천성 심질환 등의 장애가 생길 수 있다. 임신 초기일수록 발증률이 높다.

키워드

불현성 감염
병원체에 감염됐는데 거의 증상이 나타나지 않는 것을 말한다. 감염됐으므로 다른 사람에게 옮길 가능성은 있다. 본인은 감염에 의해 면역을 획득한다.

메모

선천성 풍진 증후군을 방지하려면
임신하고 나서 풍진 예방접종을 받는 것은 불가능하기 때문에 임신 계획이 있는 여성은 임신 전에 항체 검사나 예방접종을 받을 필요가 있다. 남성도 배우자에게 옮기지 않도록 예방접종을 받는 등 대책을 세우는 것이 바람직하다.

풍진의 주요 증상

풍진 바이러스에 감염되면 처음에는 감기와 유사한 증상이 나타나고, 전신에 빨간색(또는 핑크색) 작은 발진이 퍼진다. 목 등의 림프절 부종은 발진이 가라앉아도 한동안 남는 경우가 있다.

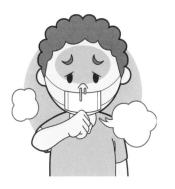

발열과 기침, 콧물 등
감기와 유사한 증상

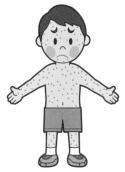

전신에 퍼지는 빨간색(또는
핑크색) 발진

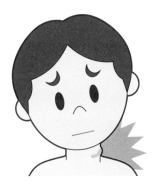

귀 뒤나 목의 림프절 부종

연대별 풍진 백신 접종 상황

풍진 예방접종 제도는 과거 몇 차례 규정이 변경됐기 때문에 연대나 성별에 따라 접종을 하지 않은 사람 또는 1회만 접종한 사람도 있다. 이런 사람은 항체를 갖고 있지 않을 가능성이 있다.

풍진 백신 접종 상황

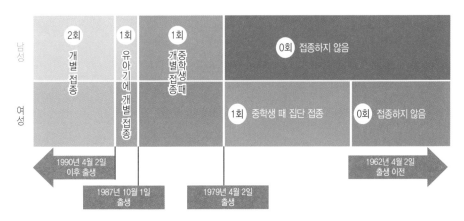

출처 : 일본 국립감염증연구소 감염증역학센터 감염증발생동향조사 주보 2013년 8월 9일 예방접종 기본방침부회 자료

※일본의 상황이며, 국내상황과 다름.

일본 뇌염

● 일본 뇌염 바이러스는 작은빨간집모기가 매개 역할을 한다.
● 발증률은 낮지만, 발증되면 사망률이 높다.

발증률은 낮지만, 발증하면 중증으로 발전

일본 뇌염은 일본 뇌염 바이러스에 의해 감염되는 질병이다. 일본뿐 아니라 동남아시아와 호주 등 광범위한 범위에서 발병한다. 모기가 매개하는 질병으로, 이 바이러스를 가진 작은빨간집모기에 물리면 바이러스가 체내에 주입돼 감염된다. 사람에서 사람에게 옮기지는 않는다.

바이러스에 감염돼도 보통은 불현성 감염이므로 감염된 사실조차 모른다. 그러나 1,000명에 1명 정도가 발증한다. 일단 증상이 나타나면 사망률이 20~40%나 되며, 생명에는 지장 없다고 해도 45~70%의 사람에게 정신 장애와 마비 등 후유증이 남는 심각한 질병이다.

감염되면 6~16일의 잠복기를 거쳐 갑작스러운 고열, 두통, 구역질, 구토, 현기증 등과 같은 증상이 나타난다. 그리고 급격히 악화돼 근육 경직, 이상 운동, 경련, 의식 장애 등이 일어난다. 바이러스를 죽이는 근본적인 치료법은 없고, 대증요법으로 치료해야 한다.

기본접종과 추가 접종으로 예방

대유행하는 질병은 아니지만, 발증하면 중증으로 발전해 사망률도 높기 때문에 예방접종을 받는 것이 중요하다. 현제도에 정해진 필수예방접종은 생후 12~23개월에 1개월 간격으로 2회 기초접종하고, 생후 24~35개월(기초 1차 접종 1년 후), 만 6세, 만 12세에 각각 1회씩 추가 접종한다.

시험에 나오는 어구

일본 뇌염
일본 뇌염 바이러스에 의해 감염된다. 발증률은 1,000명당 1명 정도이지만, 발증하면 사망률은 20~40%이고 생존해도 45~70%는 후유증이 남는다.

일본 뇌염 바이러스
일본 뇌염을 일으키는 바이러스로, 작은빨간집모기가 매개한다. 사람에서 사람에게 옮기지는 않는다.

키워드

작은빨간집모기
암적갈색 모기로, 일본 전역에 분포하고, 특히 논이 많은 농촌에서 많이 발생한다. 주로 낮에서 밤에 걸쳐 활동한다.

메모

모기와 돼지의 사이클
일본 뇌염 바이러스는 돼지 등의 체내에서 증식하고, 돼지의 피를 빤 모기가 다른 돼지를 물면, 그 돼지의 체내에서 다시 바이러스가 증식하는 사이클을 형성하고 있다. 그리고 우연히 그 모기가 사람을 물면 사람에게 감염된다. 각 지역의 돼지 혈청 중 일본 뇌염 바이러스 항체가(價)를 측정해 유행을 예측한다.

일본 뇌염 감염 경로

일본 뇌염 바이러스는 돼지 등의 체내에서 증식한다. 바이러스를 가진 돼지의 피를 빤 모기가 사람을 물어 감염된다.

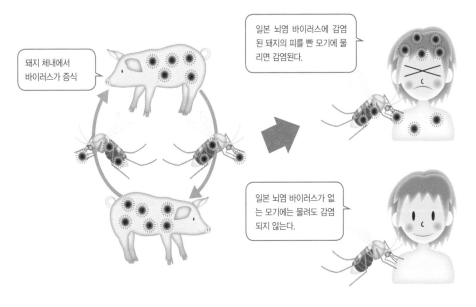

일본 뇌염 발생 지역

일본 뇌염은 일본이라는 말이 붙어 있지만, 일본뿐 아니라 동남아시아와 호주 등에서도 발생하고 있다. 예방접종을 하지 않은 사람은 이 지역을 여행할 때 주의해야 한다.

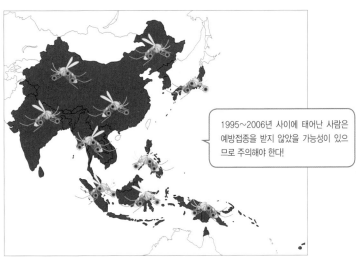

인플루엔자

POINT

- 인플루엔자 바이러스의 비말감염으로 감염된다.
- 매년 유행하는 것은 A형과 B형 바이러스이다.
- 발증과 중증화를 방지하기 위해 매년 예방접종을 받는 것이 바람직하다.

발증 후 2일 이내에 항바이러스제를 복용

인플루엔자는 인플루엔자 바이러스에 의해 일어나는 감염증으로, 매년 겨울에 전국적으로 유행한다. 기침과 재채기를 할 때 튄 침(비말)을 흡입해 감염된다.

감염되면 1~3일의 짧은 잠복기 후에 갑자기 38도 이상의 고열, 두통, 전신 권태감, 전신의 근육과 관절에 통증이 생기고, 기침이나 콧물 등 감기 증상도 나타난다.

증상이 심해지면 뇌염과 폐렴 등을 일으키고 사망하기도 한다. 특히, 유아와 고령자, 임부가 감염되면 중증으로 발전하기 쉽다.

항바이러스제를 복용하면 증상이 완화된다. 다만, 항바이러스제는 발증한 지 2일 이내에 복용하지 않으면 효과가 없다.

매년 시즌 전에 예방접종을 한다

겨울에 유행하는 것은 주로 A형과 B형 바이러스이다. 특히 A형에는 많은 아형(亞型, 조금씩 구조가 다른 것)이 있는 데다, 돌연변이를 일으켜 계속 새로운 아형 바이러스가 생기기 때문에 매년 전국적으로 유행한다. 예방접종 백신은 그 해에 유행할 것으로 예측되는 몇 가지 형을 포함해 준비된다. 예방접종은 고령자와 심장 질환자가 대상인 필수예방접종(1회 접종)과 희망자를 대상으로 한 임시예방접종(2회가 바람직하다)이 있고, 매년 본격적인 시즌에 들어가기 전에 접종할 것을 권한다.

 시험에 나오는 어구

인플루엔자
인플루엔자 바이러스에 의해 일어나는 감염증을 말한다. 고열과 관절통 등의 증상이 전신에 심하게 나타난다. 겨울에 유행이 절정이다.

인플루엔자 바이러스
매년 유행을 일으키는 것은 A형과 B형이다. 특히 A형은 아형이 많아 돌연변이를 일으키며 계속 새로운 아형이 생기기 때문에 과거의 감염으로 획득한 면역으로는 방어할 수 없다.

 키워드

아형
조금씩 구조가 다른 것을 말한다. 서브 유형. A형 인플루엔자는 바이러스 구조의 일부가 조금씩 변이해 계속 아형이 생긴다.

 메모

예방접종을 해도 감염되기도 한다
인플루엔자 바이러스 감염을 예방하는 데 필요한 비점막의 분비형 IgA 항체는 감염되지 않은 사람에게 인플루엔자 백신을 접종해도 많이 생성되지 않는다. 또한 인플루엔자 바이러스는 아형이 많아 백신을 접종했다고 해서 감염되지 않는 것도 아니다.

인플루엔자와 감기의 식별

인플루엔자 증상의 특징은 38도 이상의 발열과 전신의 근육·관절통 등이다.

항목	인플루엔자	감기
주요 증상	발열을 동반한 전신 증상	상기도 증상(비점막, 인두)
다른 증상	오한, 근육통, 권태감, 기침, 인후통	콧물, 인두통, 비점막 울혈
증상 진행	급격	완만
발열	38~40도	37도~
임상 경과, 예후	증상의 지속(1~2주간)	조기에 회복
중증도	중도	경도
발생 상황	계절성	1년 내내 발증

인플루엔자 유행기의 감염 예방책

인플루엔자가 유행하는 시기에는 예방접종은 물론, 기본적인 감염 예방 대책을 지키는 것이 중요하다.

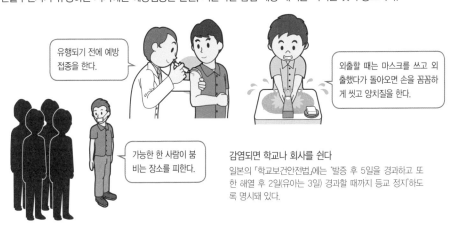

유행되기 전에 예방접종을 한다.

외출할 때는 마스크를 쓰고 외출했다가 돌아오면 손을 꼼꼼하게 씻고 양치질을 한다.

가능한 한 사람이 붐비는 장소를 피한다.

감염되면 학교나 회사를 쉰다

일본의 「학교보건안전법」에는 '발증 후 5일을 경과하고 또한 해열 후 2일(유아는 3일) 경과할 때까지 등교 정지'하도록 명시돼 있다.

조류 인플루엔자를 조심해야 한다

H7N9라는 형의 조류 인플루엔자 바이러스에 대한 경계심이 날로 높아지고 있다. 새에게만 감염되는 바이러스로 알려졌지만 새에서 사람에게 감염되는 것이 확인되었고, 비록 한정적이기는 하지만 사람에서 사람에게 옮긴 의심 사례도 보고됐다. 신형이기 때문에 면역을 가진 사람이 없으므로 변이해서 본격적으로 사람 간에 옮기게 된다면 세계적인 대유행이 일어날지 모른다. 또한 증상이 심각해 사망률이 높기 때문에 대유행하면 전 세계의 사회 시스템이 무너질 가능성도 배제할 수 없다.

b형 헤모필루스 인플루엔자(Hib)

POINT

● Hib는 b형 헤모필루스 인플루엔자균을 말한다.
● 감염자의 대부분은 5세 미만의 유유아이다.
● 발증하면 사망하거나 후유증이 남기도 한다.

증상 없는 보균자도 많다

Hib(히브)는 b형 헤모필루스 인플루엔자균을 말하며, 'Haemophilus influenzae Type b'의 머리글자를 따서 'Hib'라고 부른다.

인플루엔자라고는 해도 Hib는 세균이며, 겨울에 유행하는 인플루엔자를 일으키는 인플루엔자 바이러스와는 다른 병원체이다. 그리고 균에 감염돼 폐렴 등을 일으키는 질병이 Hib 감염증이다. Hib 감염증은 어린아이가 걸리는 질병으로, 환자의 대부분은 5세 미만의 유유아이다.

Hib는 보균자의 콧속에 있고 콧물 등의 비말을 흡입하거나(비말감염) 직접 접촉하면(접촉감염) 감염된다. 감염돼도 증상은 나타나지 않고 보균자인 채 살아가는 사람도 많다. 그러나 어떤 계기로 발증하면 폐렴, 패혈증, 수막염, 화농성 관절염 등 무서운 질병을 일으켜 수 %의 사람이 사망하고, 수막염의 경우는 난청과 같은 후유증이 남기도 한다.

예방접종은 생후 2개월부터

Hib 감염증은 백신 예방 효과가 높기 때문에 유유아는 반드시 예방접종을 받아야 한다. 우선 유아기에는 생후 2, 4, 6개월에 기초접종 및 생후 12~15개월에 추가 접종하여 총 4회 접종한다.

b형 헤모필루스 인플루엔자(Hib) 증상

Hib에 감염돼도 불현성 감염으로 증상이 없는 경우도 있지만, 발증하면 발열과 폐렴, 급성 후두개염, 수막염을 일으킨다.

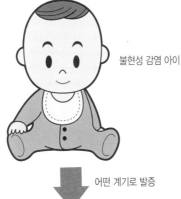

불현성 감염 아이

어떤 계기로 발증

| 폐렴 | 발열 | 급성 후두개염 | 세균성 수막염 |

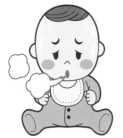
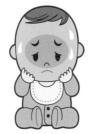
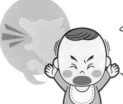
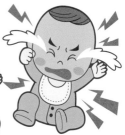

폐렴이 폐에 미치면 38~40도의 고열과 가래 섞인 심한 기침이 나온다.

조기에 드러나는 증상으로 열이 나거나 기분이 나빠진다.

쇳소리가 나는 마른기침을 한다.

갑자기 몸이 축 늘어지거나 경련, 의식 장애 증상을 보인다. 난청 등 후유증이 남는 경우도 있다.

---

column

인플루엔자균의 이름 유래

Hib(인플루엔자균)라는 이름에 인플루엔자가 붙어 있지만, 인플루엔자 바이러스와는 다른 병원체이다. 이름에 인플루엔자라는 이름이 붙어 있는 이유는 1800년대에 인플루엔자가 유행했을 때 그 원인을 잘못 인식한 데서 비롯됐다. 그 후 인플루엔자의 병원체가 아닌 것으로 판명이 났지만 이름을 바꾸지 않았다.

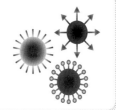

수두

POINT

- 수두는 수두 대상포진 바이러스에 따른 감염으로 주로 아이가 걸린다.
- 호전된 후에도 지각신경에 잠복해 있다가 면역 기능이 저하하면 다시 활동한다.

가려운 발진이 생기는 어린아이 질병

수두는 일명 수포창(水疱瘡)이라 불리며, 주로 아이가 걸리는 질병이다. 병원체인 수두 대상포진 바이러스는 비교적 감염력이 강해 비말감염, 공기감염, 접촉감염으로 옮기 때문에 가정이나 학교에서 환자가 나오면 주위 사람에게도 옮는다.

2주일의 잠복기 후에 심한 가려움을 동반하는 발진이 나타나고 두피, 몸통, 사지로 퍼진다. 처음에는 빨간색 반점(홍반, 紅斑)이 생기고, 차츰 융기하며(구진, 丘疹), 안에 물이나 고름이 뭉친 수포가 부스럼딱지(가피, 痂皮)가 된다. 수두는 이들 각 단계별 발진이 함께 나타나는 것이 특징이다. 「일본의 학교보건안전법」에서는 모든 발진이 부스럼딱지가 될 때까지 출석을 금지하고 있다. 38도 전후의 발열과 전신 권태감을 수반하지만, 가벼워서 대개는 며칠이 지나면 가라앉는다.

수두 대상포진 바이러스는 발진이 사라져도 지각신경에 남아 살아간다. 그리고 과로와 스트레스, 나이가 들어 면역 기능이 저하되면 다시 활동을 시작하고, 신경을 따라 격심한 통증을 수반하는 대상포진이 발증한다.

어린아이는 생후 12~15개월 사이에 1회 백신을 필수예방접종하게 돼 있다. 임신 중에 수두에 감염되면 태아 기형을 유발할 수 있기 때문에 임신 가능성이 있는 여성 중 면역이 없는 사람은 임신하지 않는 것이 좋다. 다만, 접종 후 피임을 전제로 임시예방접종을 받을 수 있다. 또한 백신을 접종하면 고령자의 대상포진 발증을 억제할 수 있다는 것도 알려졌다.

시험에 나오는 어구

수두
수두 대상포진 바이러스에 의한 감염증을 말한다. 감염 초기에 항바이러스제를 사용하면 증상을 약하게 할 수 있다.

수두 대상포진 바이러스
비교적 감염력이 강해 주위 사람들에게도 옮긴다. 수두 치료 후에도 면역 기능이 저하하면 재활성화해 대상포진을 일으킨다.

키워드

구진
피부에 나타나는 작은 발진을 말한다.

가피
부스럼딱지, 즉 상처가 나거나 헐었을 때 피부 표면의 결손부에 생기는 미란(썩은 부위)에 괸 조직액·혈액·고름 등이 말라 굳은 것을 말한다.

메모

심한 통증을 수반하는 대상포진
얼굴, 목 등, 흉복부의 신경 지배 영역을 따라 대상(帶狀)으로 수포가 생기기 때문에 '대상포진'이라고 부른다. 대부분 성인에게서 발증하기 때문에 50대 이후 백신 예방접종이 필요하다.

수두의 경과

수두 발진은 홍반→구진→수포·농포→부스럼딱지(가피)로 변화한다. 심할 때는 수포와 가피가 섞인 상태가 된다.

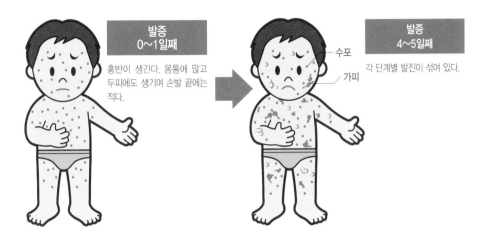

발증 0~1일째

홍반이 생긴다. 몸통에 많고 두피에도 생기며 손발 끝에는 적다.

발증 4~5일째

수포

가피

각 단계별 발진이 섞여 있다.

면역 기능이 떨어지면 대상포진이 드러난다

수두가 치유돼도 수두 대상포진 바이러스는 지각신경에 잠복해 있다. 스트레스를 받거나 나이를 먹어 면역 기능이 떨어지면 활동을 재개해 대상포진을 일으킨다. 목, 등, 흉복부, 얼굴 등에 잘 생긴다.

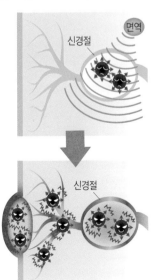

면역

신경절

수두 대상포진 바이러스는 지각신경의 신경절에 잠복

신경절

면역 기능이 떨어지면 활동한다.

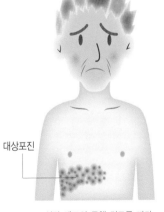

대상포진

신경 세포의 주행 경로를 따라 몸 한쪽에만 수포가 생기며 통증이 매우 심하다.

감염증과
예방접종

유행성 이하선염

POINT

- 유행성 이하선염(볼거리) 바이러스에 따른 감염증으로, 수액선이 붓는다.
- 수막염 등의 합병증과 후유증이 남는다.
- 사춘기 이후의 남성은 고환염, 여성은 난소염을 일으킬 위험이 있다.

수액선이 부어 발증한다

속칭 볼거리라고 불리며 주로 아이들이 걸린다. 병원체는 유행성 이하선염 바이러스(멈프스 바이러스)로, 비말감염 또는 접촉감염으로 옮는다. 3분의 1 가량은 증상이 없는 불현성 감염이라고 한다.

2~3주의 잠복기 후에 이하선을 비롯한 수액선이 붓고 아프다. 수액선의 한쪽만 붓기도 하고 양쪽 모두 붓기도 한다. 발열을 동반하지만 일반적으로 증상은 가볍고 1~2주에 낫는다. 다만, 수막염이나 수막뇌염 등 합병증을 일으킬 수 있고, 드물게 후유증이 남기도 한다. 바이러스를 죽이는 약은 없고, 치료는 대증요법뿐이다.

또한 사춘기 이후의 남성은 고환염을 일으켜 정자를 만드는 기능이 저하되는 일이 있다. 여성은 난소염을 일으키거나 임부가 감염되면 유산 위험이 높다.

백신은 임시예방접종

유행성 이하선염은 MMR 백신을 통해 예방할 수 있다. 소아는 생후 12~15개월과 만 4~6세에 각각 1회씩 총 2회 접종한다. 그 이후의 연령은 희망자는 접종할 수 있지만, 여성의 경우는 임신 중에는 피해야 한다.

시험에 나오는 어구

유행성 이하선염
볼거리. 유행성 이하선염 바이러스에 따른 감염증으로, 수액선의 부종과 발열이 일어난다. 사춘기 이후의 남성은 고환염, 여성은 난소염을 일으키기도 한다.

멈프스 바이러스
비말감염과 접촉감염으로 옮는다. 수액선뿐 아니라 내분비계, 중추신경계에도 침범한다.

키워드

수액선
수액을 분비하는 외분비선. 귀 아래의 이하선, 턱 아래의 악하선, 혀 아래의 설하선이 있다.

메모

성인 남성이 유행성 이하선염에 걸리면 불임증이 된다?
고환염이 발생하는 것은 20~30%라고 하며, 정자를 만드는 기능이 저하되면 불임증의 원인이 될 수 있다. 다만, 정자를 만드는 기능을 완전히 상실하는 일은 드물다.

유행성 이하선염 증상

감염되면 수액선이 부어 아프다. 이하선이 부으면 뺨이 부어 '볼거리'라고 불린다. 발열을 수반한다.

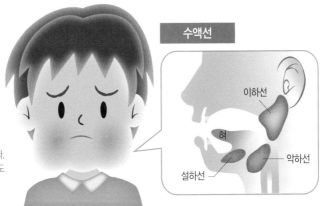

수액선

이하선

혀

악하선

설하선

이하선 등의 수액선이 부어 아프다.
한쪽만 붓기도 하고, 양쪽이 붓기도
한다.

유행성 이하선염 합병증

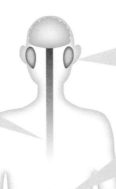

무균성 수막염
가장 많은 합병증(약 10%)이다. 뇌염
으로 발전하면 사망할 수도 있다.

난청
드물게 일어나는 합병증이다. 보통
은 한쪽만 일어나고, 청력을 잃는
일은 드물다.

췌염
합병증은 드물지만, 중증으로 발전
하면 사망할 수도 있다.

사춘이 이후의 여성: 난소염
불임의 원인이 되지는 않는다.

사춘기 이후의 남성: 고환염
약 30%에게서 보인다. 정자를 만드
는 기능이 저하되지만, 완전하게 잃
는 사례는 드물다.

기타
심근염, 신염 등의 합병증이 발생하
기도 한다.

B형 간염

- 혈액 등으로 옮는 B형 간염 바이러스에 의해 일어나는 간염이다.
- 감염자가 사용한 주사기 등을 거쳐 감염되는 것을 '수평감염'이라고 한다.
- 보균자인 모친에게서 아이에게 옮는 것을 '수직감염'이라고 한다.

혈액을 거쳐 옮는 수평감염과 예방

B형 간염은 B형 간염 바이러스(HBV)의 감염에 의해 일어나는 간염으로, 감염자의 혈액 등을 통해 옮는다. 예를 들어, 감염자가 사용한 주삿바늘을 사용하거나(정맥용 마약의 난용, 문신, 귀걸이 등), 성행위, 의료기관의 주사 사고로 옮으며, 이를 수평감염이라고 한다.

면역 기능이 충분히 발달하지 않은 사람이 감염되면 면역이 바이러스를 공격해 급성 간염이 일어난다. 전신 권태감과 식욕 부진, 구역질, 구토, 황달 등의 증상이 나타난 후 치유되면 바이러스가 사라진다. 이를 일과성 감염이라고 한다. 다만, 전격성 간염이라 불리는 중독 상태가 돼 드물게 사망하는 일도 있다.

수평감염을 예방하려면 생후 0, 1, 6개월 일정으로 3회 접종한다(필수예방접종).

보균자인 엄마에게서 아이로의 수직감염과 예방

바이러스를 가진 모친에게서 임신 중 또는 출산 시에 산도를 통해 아이에게 감염되는 것을 수직감염이라고 한다. 태아와 신생아는 면역 기능이 미숙해 바이러스를 적이라고 인식하지 못함으로써 간염이 발증하지 않은 채 바이러스와 공존하는 무증후성 보균자가 되는데, 이를 만성 간염이라고 한다. 성장해서 면역이 바이러스를 적이라고 인식하면 간염이 발생하고 대부분은 낫지만, 바이러스는 사라지지 않고 평생 보균자로 지낸다. 또한 일부가 만성 간염이 돼 간경변이나 간암으로 발전하는 사람도 있다. 수직감염을 예방하려면 건강보험을 활용해 출생 직후부터 반년 사이에 백신을 접종해야 한다.

시험에 나오는 어구

B형 간염
B형 간염 바이러스에 의해 발증하는 감염증을 말한다.

B형 간염 바이러스
'Hepatitis B Virus'의 머리글자를 따서 'HBV'라고도 부른다.

키워드

수평감염과 수직감염
혈액을 통해 사람에서 사람에게로 옮는 것을 '수평감염', 보균자인 모친으로부터 태아와 신생아에게 모자 감염되는 것을 '수직감염'이라고 한다.

급성 간염과 만성 간염
간염에 걸렸다가 치료되면 바이러스가 사라지는 것을 '급성 간염', 감염으로 보균자가 되거나 간염에 걸린 후 바이러스를 계속 지니고 있는 것을 '만성 간염'이라고 한다.

무증후성 보균자
증상이 드러나지 않은 채 병원체와 공존하고 있는 상태를 말한다.

메모

다른 바이러스성 간염
바이러스성 간염에는 경구 감염되는 A형 간염, 혈액을 통해 감염돼10~20년 이상에 걸쳐 염증이 진행되는 C형 간염 등이 있다.

B형 간염의 수평감염

혈액 등을 통해 B형 간염 바이러스에 수평감염되면 면역이 바이러스를 공격해 급성 간염을 일으킨다.

주요 감염 경로

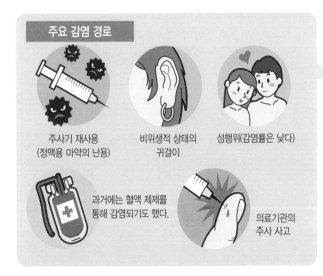

주사기 재사용
(정맥용 마약의 난용)

비위생적 상태의
귀걸이

성행위(감염률은 낮다)

과거에는 혈액 제제를
통해 감염되기도 했다.

의료기관의
주사 사고

급성 간염

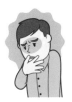

전신 권태감, 구역질·구토, 식욕 부
진, 황달 등이 나타난다.

대부분은 치료되고 바이러스는 사라
진다. 일부가 급성 간염을 일으킨다.

B형 간염의 수직간염과 경과

보균자인 모친에게서 태아기 또는 출산 시에 수직감염되면 무증후성 보균자가 된다. 성장해 간염이 되거나 만성화
해 간경변이나 간암으로 옮아가는 경우도 있다.

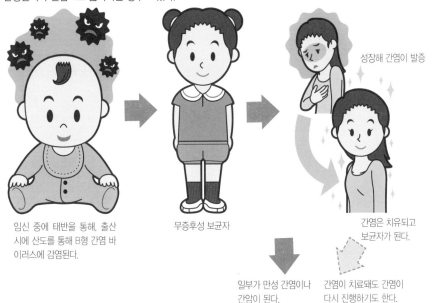

임신 중에 태반을 통해, 출산
시에 산도를 통해 B형 간염 바
이러스에 감염된다.

무증후성 보균자

성장해 간염이 발증

간염은 치유되고
보균자가 된다.

일부가 만성 간염이나
간암이 된다.

간염이 치료돼도 간염이
다시 진행하기도 한다.

145

폐렴구균 감염증

- 폐렴구균 감염증은 폐렴구균에 의해 폐렴 등이 일어나는 질병이다.
- 증상이 나타나지 않는 경우가 있고 코 등에 폐렴구균이 머무는 사람도 있다.
- 중증화하면 수막염 등으로 발전하여 사망하는 경우가 있다.

코와 목에 있는 균이 노출돼 폐렴 등을 일으킨다

폐렴구균 감염증은 폐렴구균이라는 세균에 감염돼 폐렴이나 중이염 등을 일으키는 질병이다. 코와 목에 있는 균이 기침을 통해 흩날리고 그 비말을 흡입하면 감염된다. 다만, 이 균은 감염돼도 아무런 증상이 나타나지 않고 코 등에 머문 채 생활하는 사람도 적지 않다.

그 이유는 이 균이 협막(莢膜)이라는 두꺼운 막에 둘러싸여 있어 면역이 기능하기 어렵기 때문이다.

집단생활을 하는 아이의 대부분이 그러하며, 성인의 경우는 수 %의 사람이 코와 목에 폐렴구균을 갖고 있다. 그러나 면역 기능이 저하돼 균이 활동하면 폐렴 증상이 나타난다. 중증이 되면 수막염과 패혈증으로 발전해 사망하는 일도 있다. 아이가 수막염에 걸리면 생명에는 지장이 없어도 10% 정도의 아이에게 난청과 지적 장애, 사지 마비, 간질 등의 후유증이 남는다.

아이와 고령자가 예방접종 대상

생후 2~59개월의 소아의 경우는 생후 2, 4, 6개월에 3회 기초접종, 12~15개월에 1회 추가접종한다. 고령자는 65세 이상 연령에서 1회 접종할 수 있고, 65세 이전에 첫 번째 다당 백신을 접종받은 사람이 65세 이상 되었을 경우 첫 번째 다당 백신 접종으로부터 5년이 경과한 후 1회에 한하여 재접종할 수 있다.

폐렴구균과 폐렴구균 감염증

폐렴구균이 기염균이 되는 질병은 크게 국소 감염증과 전신성(침습성) 감염증으로 나눌 수 있다. 침입 경로는 코와 인두로, 전신성 질환의 경우 혈액에 균이 들어가 발증한다.

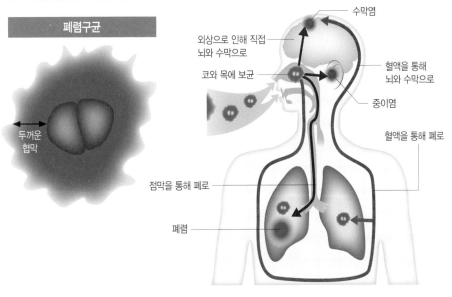

폐렴구균

두꺼운 협막

수막염
외상으로 인해 직접 뇌와 수막으로
코와 목에 보균
혈액을 통해 뇌와 수막으로
중이염
혈액을 통해 폐로
점막을 통해 폐로
폐렴

유유아와 고령자의 폐렴구균 감염증을 예방하는 의의

유유아

폐렴구균 감염증은 Hib 감염증과 함께 유유아 세균성 수막염의 원인이다. 중증이 되면 사망하는 일도 있으므로 예방접종으로 예방하는 것이 중요하다.

세균성 수막염의 증상

폐와 목(목구멍) 안에 있는 후두개, 수막 등에서 염증이 일어난다. 처음에는 구토, 발열 등 감기 증상이 나타나지만, 병이 진행하면 경련과 함께 몸이 축 늘어지고 의식을 잃는 등의 증상이 나타난다. 중증으로 발전하면 후유증이 심해져 지적·신체 장애가 생기고, 최악의 경우에는 사망할 수도 있다.

65세 이상의 고령자

폐렴으로 사망한 사람의 95% 이상이 65세 이상의 고령자라고 한다. 고령자용 백신 접종으로 예방하는 것이 중요하다.

고령자 폐렴의 특징

감기 증상과 아주 유사하지만, 폐렴은 38도 이상의 고열, 심한 기침과 짙은 가래 등 감기보다 증상이 무겁고, 숨 막힘과 호흡 시 흉통 같은 증상도 보인다. 그러나 증상에는 개인차가 있기 때문에 놓치는 일도 많다. 고령자는 체력, 면역 기능이 저하돼 폐렴에 쉽게 걸리지만, 증상이 나타나지 않아 발견하기 어렵기 때문에 중증으로 발전할 가능성이 높다.

로타바이러스 감염증

POINT

- 로타바이러스에 감염되면 설사와 구토를 수반하는 위장염이 나타난다.
- 탈수 상태에서 신부전이 되고 뇌염, 심근염 등과 같은 합병증을 일으킬 수 있다.
- 감염력이 강하므로 백신 접종으로 예방하는 것이 효과적이다.

심한 설사와 구토로 탈수 증세를 보인다

로타바이러스 감염증은 로타바이러스에 감염돼 심한 설사와 구토를 일으키는 질병이다. 환자의 변에 포함된 바이러스가 어떤 형태로든 입에 들어와 감염된다. 감염력이 매우 강해 10~100개의 바이러스만으로도 감염된다. 주로 유유아가 걸리는 질병으로, 대부분의 아이가 5세경까지 한 번은 감염된다.

바이러스에 감염되면 2~4일의 잠복기를 거쳐 심한 설사와 구토, 발열과 복통 증상이 나타난다. 설사는 하얗고 미음 같은 형태가 특징이다. 설사와 구토로 심한 탈수 상태가 되고 신부전으로 발전하기도 한다. 또한 뇌염과 경련, 간 기능 이상과 심근염 등과 같은 합병증을 일으키고 중증으로 발전하면 사망할 수도 있다. 치료는 설사와 구토, 탈수 증상에 대한 대증요법뿐이지만, 보통 며칠이면 회복된다.

예방접종은 임시예방접종

로타바이러스 감염증은 위생 상태가 나쁜 개발도상국에서 많이 발생하지만, 바이러스는 어떤 환경에서도 안정적으로 살아가므로 선진국에서도 완전히 없어지지 않는다. 또한 감염력이 강해 손 씻기 등의 대책만으로 감염을 방지하는 것은 어렵기 때문에 백신 접종으로 예방하는 것이 효과적이다. 우리나라에서는 백신 종류에 따라 생후 2, 4, 6개월에 3회 또는 생후 2, 4개월에 2회 접종한다.

시험에 나오는 어구

로타바이러스 감염증
로타바이러스에 감염돼 일어나며 심한 설사와 구토 증세를 보인다. 유유아에게 많이 발생하고 아이가 설사를 하는 경우, 절반은 이 질병이다.

로타바이러스
감염자의 변에 대량으로 들어 있고 뒤처리를 한 사람의 손 등을 거쳐 바이러스가 입에 들어가면 감염된다. 단 10~100개의 바이러스에도 감염될 정도로 감염력이 강하다.

키워드

탈수에 의한 신부전
탈수로 순환하는 혈액의 양이 현저하게 줄어 혈압이 저하되면, 신장에 충분한 혈액이 흐르지 않아 신장에서 소변을 만드는 기능이 급격히 떨어진다(급성신부전).

메모

로타바이러스 백신
유아를 대상으로 하는 임시예방접종에서는 1가(價) 백신(2회 접종)과 5가 백신(3회 접종)이 사용된다. '가(價)'는 포함되는 바이러스의 유형 수를 가리킨다. 드물게 나타나는 부작용으로는 '장중적(腸重積)'이 보고된 바 있다.

로타바이러스 감염증의 감염 경로와 가정에서의 감염 방지책

감염 경로

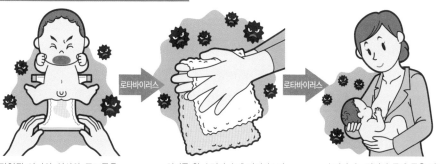

감염된 아기의 설사와 구토물을
만진다.

처리를 한 수건과 손에 바이러스가
묻는다. 이를 통해 다양한 물질에
바이러스가 묻는다.

수건과 손, 장난감 등에 묻은 바이
러스가 입에 들어가면 감염된다.

로타바이러스 감염증에 걸린 사람의 구토물 처리 방법

로타바이러스 감염증에 걸린 아이의 변은 반드시 일회용 마스크와 장갑을 끼고 종이 타올
등으로 처리한다. 구토물을 닦은 것과 오염된 의류를 세탁할 때는 염소계 표백제를 사용한
다. 처리한 변과 손 장갑, 종이 타올은 바로 비닐봉투에 넣는다. 손은 비누를 거품을 내 30
초 이상 꼼꼼하게 씻고 잘 닦는다.

로타바이러스 감염증과 노로바이러스 감염증

로타바이러스 감염증과 함께 노로바이러스 감염증도 겨울에 많이 발생하는 유행성 위장염이다. 심한 설사와 구토
를 일으키는 증상은 유사하지만, 변의 성상에 차이가 있다.

	로타바이러스	노로바이러스
유행하는 시기	1~4월	11~3월
주요 증상	설사, 구토, 발열	
변의 상태	미음과 같은 묽은 흰색 설사	설사
걸리기 쉬운 연령	생후 6개월~2세	특별히 없음
백신	있음	없음

백신이 없는 감염증

POINT

- 노로바이러스, RS 바이러스 등은 백신이 없는 감염증이다.
- 에이즈를 일으키는 HIV는 변이하기 쉬우므로 백신을 개발하기 어렵다.
- 백신이 없는 감염증은 기본적인 감염 예방책으로 예방해야 한다.

개발하기 어려운 백신과 연구 개발 중인 백신

의학이 발달한 현대에도 백신이 없어 접종으로 예방할 수 없는 감염증이 많다.

예를 들어 매년 겨울에 심한 위장염을 일으키는 노로바이러스, 감기 증상, 특히 유아의 경우 세기관지염을 일으키는 RS 바이러스(호흡기 합포체 바이러스)는 백신 개발 연구가 진행 중이거나 안전성의 검증 단계에서 중단됐다. 또한 장시간에 걸쳐 서서히 간염이 진행돼 간경변이나 간암을 일으키는 C형 간염 백신도 연구·개발 단계이다.

계속 돌연변이를 일으키는 바이러스 백신 개발은 그리 간단하지 않다. 그 대표적인 예가 에이즈(후천성 면역 결핍 증후군, 162쪽 참조)를 일으키는 HIV(인간 면역 결핍 바이러스)이다. HIV는 계속 변이하는 데다 인간만 걸리기 때문에 동물 연구가 불가능해 현재까지 백신이 없다.

또한 인두 결막열, 유행성 각결막염 등과 같은 감염증을 일으키는 아데노바이러스, 손과 발, 입 안에 발진이 생기는 수족구병을 일으키는 콕사키바이러스, 엔테로바이러스 등에는 실로 많은 형이 있다. 따라서 모든 형의 백신을 만드는 것은 어렵다. 이 밖에 수년에 한 번 유행하는 마이코플라스마 폐렴도 백신이 없으므로 기본적인 감염 예방법으로 대처하는 수밖에 없다.

 시험에 나오는 어구

노로바이러스
심한 설사와 구토를 수반하는 위장염을 일으킨다. 매년 겨울에 유행한다. 유아와 고령자는 심한 탈수로 인해 사망할 수도 있다.

에이즈
'후천성 면역 결핍 증후군'이라고도 한다. HIV(인간 면역 결핍 바이러스)에 감염돼 발병한다. 이 질병이 발견된 1980년대는 불치병이었지만, 현재는 치료약이 개발돼 만성 질환으로 여겨진다.

 키워드

인두 결막열
아데노바이러스 감염증으로, 주로 아이들이 걸린다. 인두통, 결막염(충혈과 눈곱), 발열 증상이 나타난다. 몸을 부딪치며 놀고 수건을 함께 사용하다 보니 쉽게 전염되고 수영장에서도 잘 옮는다.

 메모

미국에는 아데노바이러스 백신이 있다
미국에서는 아데노바이러스 중 급성 호흡기 질환을 일으키는 형에 대한 백신이 인가되고 있다. 다만, 이 백신은 집단 생활을 하는 병사에게만 투여된다.

백신이 없는 감염증 예

감염증 중에는 백신이 없는 것이 있다. 현재 연구·개발 중인 것도 있고 계속 변이하기 때문에 백신 연구 자체가 어려운 것도 있다.

RS 바이러스 감염증(RS 바이러스)

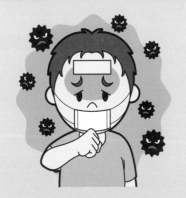

- 발열, 기침, 콧물 등 감기 증상을 일으킨다.
- 중증이 되면 기관지염과 폐렴을 일으킨다.
- 유아의 경우 중이염을 일으킨다.
- 유유아 폐렴의 50%가량은 이 감염증이다.

에이즈(HIV)

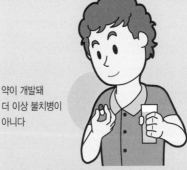

약이 개발돼 더 이상 불치병이 아니다

- HIV에 감염되면 감기와 같은 초기 증상이 나타난다.
- 초기 증상 후 5~10년 정도는 증상이 나타나지 않는다.
- 이후 바이러스가 활발해져 면역 세포를 파괴한다.
- 면역 결핍, 감염증, 뇌증, 암 등을 일으킨다.

인두 결막열(아데노바이러스)

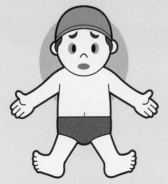

- 발열, 인두염에 의한 인두통과 기침, 결막염으로 일어난다.
- 눈의 충혈과 통증이 나타난다.
- 여름철 수영장에서 옮을 가능성이 높다.
- 감염자는 다른 사람과 수건을 공유하거나 신체 접촉을 해서는 안 된다.

수족구병(콕사키바이러스 등)

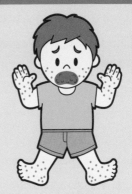

- 콕사키바이러스, 엔테로바이러스에 의한 감염증으로, 손과 발, 구강 점막에 수포성 발진이 생긴다.
- 비말감염, 접촉감염, 분구감염으로 옮긴다.
- 드물게 수막염, 뇌염, 심근염 등을 일으킨다.

기생충병

● 기생충은 사람과 동물에 기생해 살아가는 생물로 운동성을 갖고 있다.
● 다세포인 연충과 단세포인 원충으로 나뉜다.
● 기생충 감염 방지에는 호산구가 중요한 역할을 한다.

기생충은 연충과 원충으로 나뉜다

기생충은 사람과 동물에 기생해 살아가는 생물을 말하며, 연충과 원충으로 나뉜다. 벼룩, 흡혈이, 가루진드기도 기생충에 포함된다. 기생충이 기생해 일어나는 질병을 기생충병이라고 한다. 기생충에 대한 면역 응답에는 호산구가 중요한 역할을 한다.

연충은 다세포 생물로, 크기는 육안으로 보일 정도이다. 고등어 등에 기생하는 아니사키스 등과 같은 회충, 만손열두조충이라 불리는 조충, 흡반으로 달라붙는 흡충 등이 있고, 길이가 수 미터에 달하는 것도 있다. 원충은 단세포 생물로, 적리 아메바 등의 아메바, 질트리코모나스 등의 편모충, 말라리아와 톡소플라스마 등의 포자충이 있다.

주요 기생충병과 증상

아니사키스가 기생하는 고등어나 전갱이를 날것으로 먹으면, 아니사키스가 위장의 벽에 달라붙어 격심한 복통과 구토를 일으킨다. 사람은 아니사키스의 중간 숙주도, 최종 숙주도 아니기 때문에 아니사키스는 며칠 후에 죽거나 배출된다.

톡소플라스마에 감염된 고기를 날것으로 먹거나 고양이 분변에 포함된 톡소플라스마가 입에 들어가면 톡소플라스마증을 유발한다. 임부가 감염되면 태아가 뇌수종에 걸리는 선천성 톡소플라스마증이 일어날 수 있다.

말라리아는 아열대나 열대 지역에 많은 감염증으로, 원충을 가진 학질모기에 물려 감염되며 발열, 두통, 구토 등을 일으키고 사망할 수도 있다.

기생충
사람과 동물에 기생해 살아가는 동물을 말한다. 일반적으로 자력으로 움직이는 능력을 갖고 있다.

연충
기생충 중 다세포 생물을 말한다. 회충 조충, 흡충 등이 있다.

원충
기생충 중 단세포 생물을 말한다. 아메바, 편모충, 포자충 등이 있다.

단세포 생물
1개의 세포로 이루어진 생물을 말한다. 세균과 원충도 단세포 생물이다. 이 밖에 유글레나(연두벌레), 짚신벌레, 클로스테리움 등이 있다.

세균과 원충의 차이
세균과 원충은 단세포로, 사람에게 질병을 일으킨다는 공통점이 있지만, 다른 생물로 분류된다. 세균은 원핵 세포라고 하며 핵막과 세포 내 소기관이 없다. 원충은 진핵 세포라고 하며 핵막, 미토콘드리아 등의 소기관을 갖고 있고 세균보다 크다. 세포막의 구성 성분에도 차이가 있다.

기생충의 분류

기생충은 다세포 생물인 연충과 단세포 생물인 원충으로 나뉜다. 이 밖에 가루진드기, 벼룩 같은 위생 동물도 기생충으로 분류된다.

분류		주요 기생충
연충	선충류	아니사키스(회충), 교충, 분선충 등
	흡충류	주혈흡충, 간흡충 등
	조충류	무구조충, 유구조충, 포충 등
원충	근족충류	적리 아메바 등
	편모충류	트리파노소마, 질트리코모나스 등
	포자충류	말라리아, 톡소플라스마 등
	유모충류	대장 바란티디움 등
위생 동물		가루진드기, 벼룩, 흡혈이, 파리매 등

가까운 기생충병

아니키사스증은 생선을 날것으로 먹는 습관이 있는 사람이 주로 걸리는 기생충병이다. 특히, 톡소플라스마증은 임신 중인 여성이 조심해야 하는 기생충병이다.

아니사키스증

- 고등어, 전갱이, 가다랑어, 연어, 오징어, 꽁치 등의 내장에 유충이 기생하고 있다.
- 숙주가 죽으면 유충은 내장에서 근육으로 이동한다.
- 아니사키스가 기생하는 물고기를 날것으로 먹으면, 유충이 사람의 위와 장벽에 달라붙어 격심한 복통을 수반하는 식중독을 일으킨다.
- 아니사키스 식중독에 걸리면 내시경으로 유충을 제거한다.
- 물고기를 냉동하거나 잘 가열하면 아니사키스 유충은 죽는다.
- 예방하려면 물고기가 신선할 때(유충이 내장에서 근육으로 이동하기 전에) 내장을 제거하는 것이 효과적이다.

톡소플라스마증

- 대부분의 포유류와 조류에 기생한다.
- 고양이과 동물이 종숙주(유성 생식을 하는 자리)이고, 고양이 변에 오시스트라 불리는 많은 원충을 함유한 구슬 같은 것이 배설된다.
- 사람은 고기(특히 양고기, 돼지고기, 사슴고기)를 섭취하거나 고양이 변에 들어 있는 오시스트가 입으로 들어가 감염된다.
- 면역이 정상이면 대부분은 림프절 붓는 정도로 증상이 가볍다.
- 드물게 수막뇌염과 심근염으로 경련과 두통을 일으킨다.
- 임부(특히, 임신 6개월 이후)가 감염되면 드물게 태반을 경유해 태아에 감염돼 선천성 톡소플라스마증이 발증한다.

해외여행과 감염증

- 해외에는 자국에 없는 감염증도 많다.
- 방문 국가의 감염증 정보를 입수해 미리 예방접종을 한다.
- 병원 외래나 여행자 클리닉에서 해외 감염증과 관련된 상담을 받을 수 있다.

해외에는 자국에 없는 감염증도 있다

해외에는 자국에 없는 감염증이 유행할 수 있다. 이러한 질병은 예방접종을 하지 않으며 당연히 면역이 없다. 아무런 대책을 하지 않고 도항하면 감염될 위험이 높고 그중에는 마땅한 치료 방법이 없어 목숨을 잃을 수 있는 질병도 있으므로 주의가 필요하다. 또한 해외에서 감염된 채 그대로 귀국하면, 자신이 그 감염증의 감염원이 된다는 점도 잊어서는 안 된다.

지역이나 국가 또는 감염증에 따라 예방접종 증명서가 없으면 입국할 수 없는 경우가 있다. 여행이나 출장, 유학으로 해외에 갈 때는 방문 국가에 어떤 감염증이 있는지, 어떤 것을 주의해야 하는지 확인한 후에 예방접종 등과 같은 필요한 조치를 받도록 한다. 국가별 감염증 정보는 질병관리청 국립검역소(KDCA) 홈페이지에 자세히 게재돼 있으므로 반드시 확인한다.

여행 전 건강 검진과 예방접종

우선 병원에서 현재의 건강 상태를 검진하자. 특히, 치료 중인 질병이 있는 사람은 해외 체류 중 약 복용과 컨디션 관리에 대한 지시를 받을 필요가 있다. 또한 여행지에 따라서도 필요한 예방접종을 해야 한다. 가까운 의료기관에서 이와 관련된 업무를 하지 않는다면 해외 감염증 업무를 보는 병원이나 해외여행 클리닉에서 상담을 받아보자. 출국 전 준비와 예방접종 의료 기관의 정보도 질병관리청 국립검역소 홈페이지에서 확인할 수 있다.

시험에 나오는 어구

해외여행 클리닉
감염증, 고산병 등과 같은 질병 예방, 귀국 후 해외에서 걸린 질병의 치료, 멘탈 헬스 등을 취급하는 클리닉을 말한다. 대학병원 중에는 해외여행 클리닉을 운영하는 곳도 있다.

키워드

질병관리청 국립검역소
해외에서 유행하는 감염증과 해외 체류 중 건강 관리를 통합 관리하고 있다. 홈페이지에 상세한 정보가 게재돼 있다.

메모

해외에서는 국민건강보험을 사용할 수 없다
우리나라에서 가입돼 있는 국민건강보험은 해외에서 사용할 수 없다. 따라서 해외에서 감염증에 걸려 의료기관에서 진료를 받으면 의료비를 자비로 내야 한다. 상당히 고액인 경우가 있으므로 여행자 보험 등의 사전 예방 대책을 세우는 것이 중요하다.

세계 각지에서 발생한 주요 감염증과 감염원

세계에는 우리나라에 없는 감염증이 많다. 예방접종이 없는 것도 많으니 여행지에서는 각별한 주의가 필요하다.

상한 음식이나 오염된 물을 먹는다.

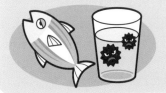

〈질환〉
A형 간염, O-157 감염증, 노로바이러스 감염증, 콜레라, A형 간염, 세균성 이질, 장티푸스, 캄필로박테리아증, 브루셀라증(유제품) 등
〈주의〉
날것을 먹지 않는다. 수돗물을 마시지 않는다.

모기와 가루진드기, 벼룩 등에 물린다.

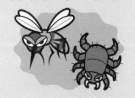

〈질환〉
뎅기열, 지카열, 치쿤구니야열, 황열, 말라리아, 필라리아증(사상충증), 웨스트나일열, 라임병, 재귀열, 로키산열, 페스트, 크림 콩고 출혈열, 지중해 홍반열, 일본 뇌염, 리슈마니아증(모래파리), 트리파노소마(체체파리), 사상충증(파리매) 등
〈주의〉
모기와 가루진드기가 있는 곳을 피하고 벌레 퇴치약을 사용한다.

동물에 물리거나 변이나 사체에 접촉한다.

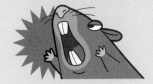

〈질환〉
한타바이러스 폐 증후군(쥐 등), Q열(사람 간), 광견병(들개, 아메리카너구리, 박쥐 등), 탄저병(감염된 동물의 사체나 털), 에키노코쿠스증(개과 동물 등), 조류 인플루엔자(새) 등
〈주의〉
감염원인 동물에 다가가거나 접촉하지 않는다.

오염된 호수나 늪, 토양 등에서 옮는다.

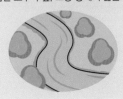

〈질환〉
주혈흡충증(물 속에 있고 피부로 침입), 피부 유충 이행증(오염된 변과 그 변으로 오염된 흙), 렙토스피라증(바일병, 감염된 동물의 변과 소변이 묻은 흙이나 물) 등
〈주의〉
오염된 흙이나 물에 들어가지 않는다.

사람에서 사람에게 전염된다(비말감염 등).

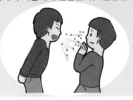

〈질환〉
홍역, 유행성 수막염, 에볼라 출혈열 등
〈주의〉
유행이 예상되는 보고된 지역에 가지 말고 홍역은 예방접종을 받는다. 기본적인 감염 예방법을 지켜야 한다.

로베르트 코흐의 공적

로베르트 코흐(Robert Koch)는 루이 파스퇴르(122쪽 참조)와 함께 근대 세균학의 아버지로 불리는 인물이다. 그는 독일 의사이자 세균학자로, 세균학의 기초를 닦고 발전시키는 계기를 만들었다. 특히 결핵균 연구로 1905년에 노벨상을 수상했다.

코흐의 많은 업적 중 특필할 만한 것은 세균 배양법의 기초를 확립한 일이다. 파스퇴르는 액체 배지(培地)에서 세균을 배양했지만, 액체 배지에서는 여러 종류의 세균이 섞여 있어 목표하는 세균만 배양하는 것은 불가능하다. 그래서 고형 배지를 생각해내고 처음에는 감자를 자른 단면을 배지로 이용했지만, 원생 미생물을 제대로 배양하지 못했다.

그다음으로 코흐는 젤라틴에 육즙을 섞어 굳힌 것을 배양하려고 했다. 그런데 세균을 배양하려면 체온과 유사한 온도가 필요한데, 그러면 젤라틴이 굳지 않고 녹아버리는 문제가 있었다.

그래서 고안한 것이 '한천(寒天) 배지'였다. 한천은 85도 이상이 되지 않으면 녹지 않기 때문에 세균을 배양하기에도 적합하다. 그리고 한천 배지에서 검사 물체(檢體)를 배양한 결과, 세균의 종류별로 집락(콜로니, Colony)이 생겼고 콜로니에서 단일 세균을 꺼내 순수 배양할 수 있었다.

이렇게 해서 코흐는 탄저병과 결핵균, 콜레라균을 잇따라 발견했다. 오래전 결핵은 원인을 알 수 없는 죽음의 병으로 여겼지만, 균의 발견으로 원인이 판명돼 치료와 예방의 가능성을 높였다. 코흐가 결핵균의 발견을 발표한 1882년 3월 24일은 '세계 결핵의 날(World Tuberculosis Day)'로 제정됐다. 베를린 대학에서 교편을 잡은 코흐의 연구실에서는 배양에 사용하는 샤레(페트리 접시)를 개발한 페트리, 장티푸스균을 발견한 가프키, 혈청 요법 연구로 노벨 생리학·의학상을 수상한 베링, 일본 세균학의 아버지로 불리는 기타사토 시바사부로(北里柴三郎) 등 우수한 연구자가 다수 배출됐다.

5장

면역 이상

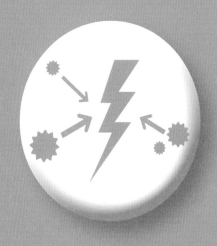

면역 결핍과 기회 감염

- 면역 결핍에는 선천적인 것과 후천적인 것이 있다.
- 면역 결핍으로 병원체에 쉽게 걸리는 상태를 '이감염성'이라고 한다.
- 보통 감염되지 않는 미생물에도 기회 감염이 일어난다.

면역이 정상으로 기능하지 않는 면역 결핍

면역이 어떤 원인으로 인해 정상적으로 기능하지 않는 상태를 면역 결핍이라고 하며, 이로 인해 질병이 쉽게 일어나는 상태를 면역 결핍 증후군이라고 한다. 면역 결핍 증후군은 갖고 태어난 면역에 문제가 있어 발증하는 원발성 면역 결핍 증후군(160쪽 참조)과 일종의 바이러스 감염이나 암, 자가면역질환에 나이를 먹거나 스트레스 등의 원인이 겹쳐 일어나는 속발성 면역결핍 증후군으로 나뉜다. 둘 모두 1가지 증세가 아니라 식세포의 문제, T세포의 문제, B세포와 항체의 문제 등 여러 가지 증세가 있고, 증세에 따라 감염되는 병원체의 종류(세균, 바이러스 등)가 다르다.

면역 결핍이 되면 어떻게 될까?

면역이 정상으로 기능하지 않으면 세균, 바이러스 등과 같은 병원체에 쉽게 감염되는데, 이를 이감염성(易感染性)이라고 한다. 감기, 중이염, 기관지염, 폐렴, 위장염 등의 감염증에 자주 걸리고, 감염증에 걸리면 중증으로 발전하거나 쉽게 낫지도 않는다.

사람의 피부와 점막에는 딱히 인체에 악영향을 미치지 않는 세균이나 바이러스 등의 미생물이 많이 달라붙어 있는데, 이런 균을 상재균(常在菌)이라고 한다. 면역 결핍이 되면 병원성이 낮은 상재균에도 감염돼 질병이 발증한다. 이와 같이 정상일 때는 감염되지 않는 미생물에 감염되는 것을 기회 감염이라고 한다.

시험에 나오는 어구

면역 결핍
면역 기능에 문제가 있어 생체 방어 기능이 저하해 쉽게 감염되는 상태

속발성 면역 결핍 증후군
질병에 의한 면역 결핍으로 감염증이 일어난 것을 말한다. 후천성 면역 결핍 증후군의 원인은 인간 면역 결핍 바이러스의 감염이다(162쪽 참조).

키워드

이감염성
미생물에 쉽게 감염되는 상태를 말한다. 보통은 감염되지 않는 병원체에 감염되거나 증상이 심해져 치료가 어렵다.

기회 감염
상재균 등 보통은 감염증을 유발하지 않는 미생물에 감염되는 것을 말한다.

메모

기회라는 단어의 의미
건강한 사람에게는 영향을 미치지 않는데, 면역 결핍 상태가 되면 기회를 놓치지 않고 바로 감염을 일으킨다.

면역 결핍 증후군은 2가지 종류로 나뉜다

면역 결핍에 의해 발생하는 면역 결핍 증후군은 원발성 면역 결핍 증후군과 속발성 면역 결핍 증후군으로 나눌 수 있다.

원발성 면역 결핍 증후군

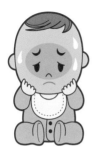

갖고 태어난 면역 기능에 결함이 있는 것을 말하며, 유전자의 이상에 의해 발증한다.

속발성 면역 결핍 증후군

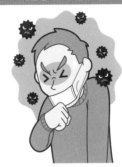

감염증, 암, 자가면역질환, 나이, 스트레스에 의해 2차적 면역 기능에 이상을 초래한다.

기회 감염

사람의 피부와 점막에는 '상재균'이라 불리는 미생물이 달라붙어 있다. 보통은 특별히 영향을 미치지 않지만, 면역 결핍으로 기능이 저하되면 증식해 질병을 유발한다.

상재균(세균)의 예

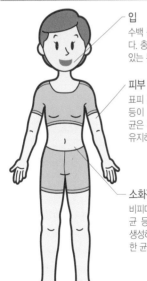

입
수백 종류의 상재균이 있다. 충치와 밀접한 관련이 있는 뮤탄스균 등이 있다.

피부
표피 포도구균, 여드름균 등이 있다. 표피 포도구균은 피부의 장벽 기능을 유지하는 기능도 있다.

소화관
비피더스균, 대장균, 웰치균 등이 있다. 비타민을 생성하는 등 인체에 유익한 균도 있다.

속발성 면역 결핍 증후군

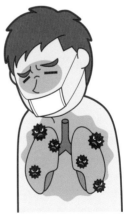

MRSA(메티실린 내성 황색 포도구균) 감염증이나 헤르페스, 폐포자충 폐렴 등을 일으킨다.

원발성 면역 결핍 증후군

- 주로 단백질을 만드는 유전자의 이상이 원인으로 여겨진다.
- 현재 300개에 가까운 유전자 이상이 발견됐다.
- 주요 증상은 이감염성으로 중증화와 사망으로 이어지기도 한다.

면역 결핍에는 300개의 유형이 있다

갖고 태어난 면역 시스템에 결함이 있는 것을 원발성 면역 결핍 증후군이라고 한다. 단, 면역의 어디에 이상이 있는지에 따라 많은 유형이 있고 증상도 제각각이다.

원인의 대부분은 면역계에서 기능하는 단백질을 만드는 유전자의 이상이다. 현재 300개에 가까운 이상 유형이 발견돼 질병 원인을 확정하는 진단에 활용되고 있다.

이상 유형에 따라 증상이 다르지만, 주요 증상은 각종 감염증에 쉽게 걸리는 이감염성이다. 감기에 쉽게 걸리고 열이 자주 나며, 항균약을 투여해도 감염증이 중증화하거나 급격하게 악화돼 사망하는 경우도 있다. 이 밖에 림프절의 부기와 습진 등의 증상이 나타나거나 알레르기 질환과 자가면역 질환을 일으키는 경우도 있다.

어떤 치료 방법이 있나?

항체를 만들지 못하는 면역 결핍의 경우에는 면역 글로불린 약제라는 혈장 성분으로 만든 약을 정기적으로 주사해 감염증을 예방한다. 여러 유전자의 이상으로 면역의 사령탑 역할을 하는 T세포가 결여되는 중증 복합 면역 결핍증은 골수와 제대혈을 이용해 조혈 간세포(줄기세포)를 이식함으로써 면역계를 재구축한다. 최근에는 결여된 유전자를 도입해 질병을 근본부터 치료하는 유전자 치료도 시도되고 있다.

시험에 나오는 어구

원발성 면역 결핍 증후군
면역 시스템에 결함이 있는 것을 말한다. 대부분은 면역에 관련된 단백질을 만드는 유전자의 이상이 원인이다.

키워드

중증 복합 면역 결핍증
유전자 이상이 중복돼 T세포의 결여와 B세포·NK세포의 감소가 일어나는 것을 말한다. 유아의 경우, 적절한 치료를 하지 않으면 사망한다.

조혈 간세포(줄기세포)
골수에 있고 모든 혈구의 토대가 되는 세포를 말한다. 혈구 분화에 이상이 있는 질병은 자신의 골수세포를 없앤 후 타인의 골수와 제대혈에서 채취한 조혈 간세포(줄기세포)를 이식해 정상 혈구를 만든다.

메모

신생아는 이감염성 증상이 나타나지 않기도 한다
신생아는 태아기에 모체로부터 만든 IgG와 모유에 들어있는 IgA에 의해 어느 정도 보호된다. 면역이 결핍되면 생후 수주~수개월 사이에 모친에게서 받은 면역 글로불린이 사라지고 이감염성 증상이 나타나는 일이 있다.

원발성 면역 결핍 증후군의 주요 증상

원발성 면역 결핍 증후군을 가진 사람은 면역 시스템에 결함이 생겨 다음과 같은 증상이 나타난다.

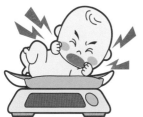

1 유아기에 정상적으로 발육하지 못하고, 호흡기와 소화 기관의 감염증이 여러 차례 일어난다.

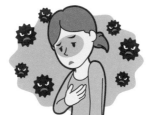

2 1년에 2회 이상 폐렴에 걸린다.

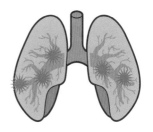

3 기관지 확장증에 걸린다.

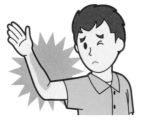

4 수막염이나 골수염, 패혈증 등 심부 감염증에 2회 이상 걸린다.

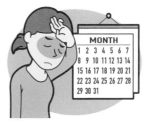

5 항균약을 이용해도 감염 증이 쉽게 낫지 않는다.

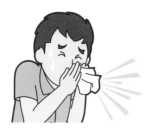

6 중증 부비강염이 반복적으로 일어난다.

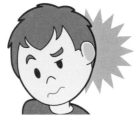

7 1년에 4회 이상 중이염에 걸린다.

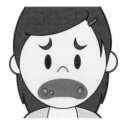

8 1세 이후에 아구창과 피부 진 균증에 걸리고 광범위한 범위 에 사마귀가 생긴다.

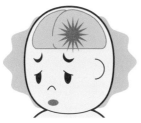

9 단순 헤르페스바이러스에 의한 뇌 염과 수막염균에 의한 수막염에 걸린다.

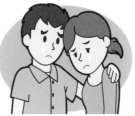

10 원발성 면역 결핍 증후군이 의심되는 가족력이 있다.

161

후천성 면역 결핍 증후군

POINT
- 인간 면역 결핍 바이러스 감염으로 후천성 면역 결핍 증후군이 일어난다.
- 긴 무증상기를 거쳐 발증하면 무서운 감염증을 일으킨다.
- 치료약으로 발증을 억제하거나 늦출 수 있다.

후천성 면역 결핍 증후군, AIDS

속발성 면역 결핍 증후군 중 인간 면역 결핍 바이러스(HIV, Human Immunodeficiency Viru)에 감염돼 면역 결핍에 빠지는 질병을 후천성 면역 결핍 증후군(AIDS, 에이즈)이라고 한다.

HIV는 감염자의 혈액, 정액, 질 분비액, 모유에 있고, 성행위나 주사기 공용, 의료 종사자의 주사 사고 외에 출산 시 산도를 통한 감염, 모유에 의한 감염 등과 같은 모자 감염으로 옮는다. HIV는 CD4를 가진 T세포에 들어가 증식해 T세포를 파괴하는 성질이 있다.

긴 무증상기 후에 발병기로 넘어간다

HIV에 감염되면 2~4주간 권태감, 발열, 관절통, 인두통 등 감기 증상이 나타난다(급성기). 단순한 감기라고 오해하거나 증상이 가벼워 그냥 넘어가는 일도 있다. 초기 증상은 몇 주일이 지나면 낫지만, 이후 수년에서 10년에 걸친 무증상기에 들어간다.

무증상기에는 감염에 대응하기 위해 늘어나는 T세포와 T세포를 파괴하는 HIV의 공격과 방어가 조용히 반복된다. 그러나 서서히 T세포가 감소해 결국 면역 결핍에 빠지면, 카포지 육종(Kaposi 肉種)과 폐포자충 폐렴(Neumocystis Pneumonia)과 같은 기회 감염과 악성 림프종이 발증하는 발병기로 이행한다.

AIDS가 발견될 당시만 해도 불치병이었지만, 지금은 약으로 발증과 진행을 늦출 수 있어 만성 질환으로 여겨진다. 또한 최근에는 치료를 해서 완치된 경우도 보고된 바 있다.

시험에 나오는 어구

후천성 면역 결핍 증후군
인간 면역 결핍 바이러스(HIV)에 감염돼 일으키는 면역 결핍. AIDS(에이즈)라고 한다.

인간 면역 결핍 바이러스
HIV. CD4를 가진 T세포에 잠입. 증식해 T세포를 파괴한다.

키워드

AIDS
Acquired Immune Defi- ciency Syndrome의 머리글자

카포지 육종
헤르페스바이러스의 일종이 혈관 내피 세포에 감염돼 발암을 일으킨 것을 말한다. 육종은 악성 종양의 일종이다.

폐포자충 폐렴
폐포자충이라는 진균의 일종에 감염돼 일으키는 폐렴을 말한다. 이전에는 카리니 폐렴이라 불렸다.

메모

모자 감염을 방지하려면
모자 감염을 방지하려면 임신 중기 이후에 항HIV약을 투여하거나 태아가 산도로 감염되지 않도록 제왕절개를 하고 모유를 주지 않는 방법이 있다.

HIV 감염과 증식

HIV는 CD4를 가진 T세포에 달라붙어 안으로 잠입하고, DNA에 RNA를 복사하는 DNA를 합성시킴으로써 바이러스 단백질을 만들어 T세포를 파괴한다.

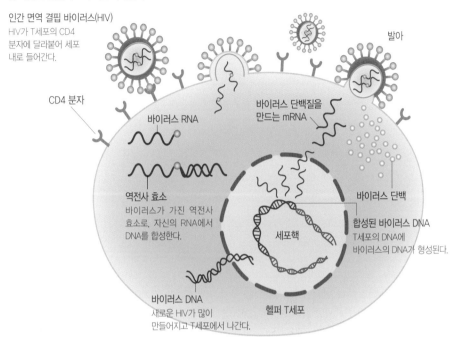

인간 면역 결핍 바이러스(HIV)
HIV가 T세포의 CD4 분자에 달라붙어 세포 내로 들어간다.

발아

CD4 분자

바이러스 RNA

바이러스 단백질을 만드는 mRNA

역전사 효소
바이러스가 가진 역전사 효소로, 자신의 RNA에서 DNA를 합성한다.

세포핵

바이러스 단백

합성된 바이러스 DNA
T세포의 DNA에 바이러스의 DNA가 형성된다.

바이러스 DNA
새로운 HIV가 많이 만들어지고 T세포에서 나간다.

헬퍼 T세포

HIV 바이러스 감염 증상

HIV에 감염되면 짧은 급성기를 거쳐 긴 무증상기에 들어간다. T세포의 수가 줄어들면 면역 결핍에 빠져 질병이 발증하는 발병기로 이행한다.

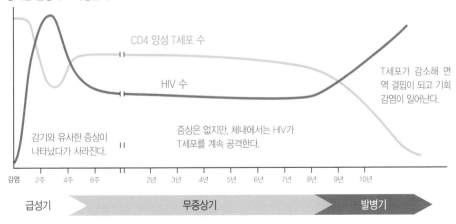

CD4 양성 T세포 수

HIV 수

T세포가 감소해 면역 결핍이 되고 기회 감염이 일어난다.

증상은 없지만, 체내에서는 HIV가 T세포를 계속 공격한다.

감기와 유사한 증상이 나타났다가 사라진다.

감염 2주 4주 6주   2년 3년 4년 5년 6년 7년 8년 9년 10년

급성기   무증상기   발병기

알레르기

- 특정 항원에 대한 면역 발증이 숙주에 불이익을 미치는 것을 '알레르기'라고 한다.
- 알레르기는 유전적 소인과 환경이 상호작용해 발증한다.
- 알레르기 증세는 4가지로 분류된다.

특정 항원에 대한 면역반응

알레르기는 특정 항원에 대한 면역반응이 결과적으로 자신의 몸에 불이익을 미치는 것을 가리킨다.

알레르기 반응 연구가 진행됨에 따라 분류가 복잡해졌지만, Ⅰ형에서 Ⅳ형으로 크게 분류하는 고전적 분류(Coombs & Gell의 분류)가 알기 쉽다는 이유에서 현재도 이용되고 있다. 각각 Ⅰ형 : 즉시형, 아나필락시스형(166쪽 참조), Ⅱ형 : 세포 상해형(168쪽 참조), Ⅲ형 : 면역복합체형(170쪽 참조), Ⅳ형 : 지연형, 세포성 면역(172쪽 참조)의 4가지로 분류되며 반응 속도와 증상에도 차이가 있다.

이 중 자가 항원에 대한 면역 응답이 자신을 공격하는 질환을 자가면역질환이라고 한다. 주로 Ⅱ형과 Ⅲ형에 속하지만, 자신의 IgE 항체에 대한 IgG 항체를 만들어 대식세포가 활성화하는 만성 두드러기(蕁麻疹, Urticaria)는 Ⅰ형이다.

알레르기의 원인

피부와 폐의 표면을 감싼 상피세포가 손상되면, 그곳에 있는 항원(음식물과 흡입 항원)을 흡혈 진드기나 기생충이라고 착각해 IgE 항체를 만드는 것이 알레르기를 일으키는 요인으로 여겨진다. 이는 진화 과정에서 부드러운 피부에 둘러싸인 포유류에게만 갖춰진 방어 시스템이다. 실제로 IgE 항체와 대식세포, 호염기구가 없는 쥐는 흡혈 진드기의 두 번째 공격을 막을 수 없는 것으로 알려져 있다.

알레르기의 주요 증상

기관과 부위	주요 증상
눈, 코, 구강, 인두, 귀	눈의 충혈과 가려움, 눈물, 콧물, 코 막힘, 재채기, 구내염, 치육염, 입술과 입 주위의 부기, 목구멍 간질거림과 가려움, 인두통, 현기증, 이염(耳炎, 중이염), 이명 등
순환기계	혈압 저하, 부정맥, 가슴 두근거림(動悸) 등
비뇨기·생식기계	단백뇨, 방광염, 빈뇨, 외음과 질 가려움 등
골근육계	관절과 근육의 통증, 탈력감과 근력 저하, 관절 경직 등
외피	피부 건조, 가려움, 두드러기, 발진, 피부 트러블, 부종 등
정신 신경 증상	두통, 초조함, 집중력 결여, 울증, 정서불안정, 불면증 등
입, 턱	턱 관절증, 혓바늘, 구내염, 구각염, 치육염 등
호흡기계	기침, 천명(목에 가래가 끼어 나는 소리, 178쪽 참조), 숨 막힘, 호흡 곤란 등
소화기계	복통, 설사, 구역질·구토, 복부 팽만감 등
전신 증상, 기타	체중 감소, 발열, 피로감 등

알레르기의 분류

알레르기는 항체와 면역 세포의 반응에 따라 4가지로 분류된다.

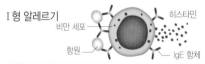

I형
'즉시형'이라고 하며 IgE가 붙은 비만 세포에 항원이 결합해 히스타민이 방출됨으로써 두드러기 등의 증상이 나타난다(166쪽 참조).

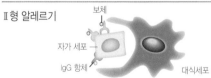

II형
'세포 상해형'이라고 하며 자가 항체가 보체와 결합해 자가 세포를 파괴한다(168쪽 참조).

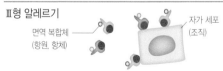

III형
'면역 복합체형'이라고 하며 항체와 가용성 항원이 결합한 면역 복합체가 호중구와 보체를 자극해 염증을 일으킨다(170쪽 참조).

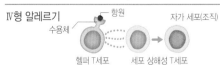

IV형
'지연형'이라고 하며 세포성 면역에 의해 발증하는 알레르기이다(172쪽 참조).

Ⅰ형 알레르기

POINT

● 꽃가루 알레르기와 음식물 알레르기는 Ⅰ형 알레르기이다.
● IgE가 대식세포와 호염기구 결합해 감작이 성립한다.
● 알레르기가 IgE에 결합하면 히스타민이 방출돼 증상이 바로 발현된다.

흔한 알레르기는 Ⅰ형 알레르기

알레르기의 대표적인 예로는 꽃가루 알레르기, 음식물 알레르기, 두드러기를 들 수 있다. 이것들은 발증 메커니즘상 Ⅰ형 알레르기로 분류된다. 침에 찔렸을 때 일어나는 아나필락시스, 알이나 밀가루, 갑각류 등의 음식물 알레르기, 일부 약물 알레르기도 Ⅰ형 알레르기이다. Ⅰ형 알레르기는 IgE가 관여하는 체액성 면역에 의한 것으로, 반응이 15~30분 만에 빠르게 나타나기 때문에 즉시형이라고도 불린다.

Ⅰ형 알레르기 발증 메커니즘

습진과 감염으로 상처를 입은 피부·점막에 알레르겐이 침입하면 그것을 수지상세포가 식균하고 항원을 나이브 T세포(분화하지 않은 T세포)에 제시한다. 나이브 T세포는 활성화해 Th2형의 T세포(104쪽 참조)로 바뀌어 B세포의 IgE 생성을 유도한다. 생성된 IgE는 전신의 조직에 있는 대식세포와 혈중 호염기구의 표면에 있는 수용체에 달라붙는다. 이렇게 되면 알레르기에 반응하는 상태가 되는데, 이를 감작(感作)이라고 한다.

감작이 성립한 곳에 다시 알레르겐이 침입하고, 알레르겐이 대식세포 등의 표면에 부착해 있는 복수의 IgE에 결합(가교라고 한다)하면, 대식세포에서 히스타민과 류코트리엔 등의 물질이 방출된다. 그리고 이들 물질의 작용으로 평활근 수축과 혈관 투과성 항진, 선분비 항진이 일어나 두드러기와 가려움, 콧물, 기관지 수축 등의 증상이 일어난다.

I 형 알레르기의 발증 메커니즘

즉시형 알레르기라고도 하며 알레르겐이 체내에 침입하면 알레르기 반응이 단시간에 일어난다.

감작의 성립(시간이 걸린다)

수지상세포가
항원을 식균한다.

상피세포의 활성화와 상해에
의해 산생 방출된 사이토카인

B세포

형질세포

T세포
(Th2)

항원 제시

수지상세포

대식세포

IgE

수지상세포가 알레르겐이 되는 물질을 식균하고, 상피세포의 활성화와 상해에 의해 신생 방출된 사이토카인에 의해 활성화되면, 항원 제시를 받은 나이브 T세포가 헬퍼 T세포(Th2)로 분화한다. 대식세포의 표면에 달라붙는다.

반응이 일어난다(바로 반응한다)

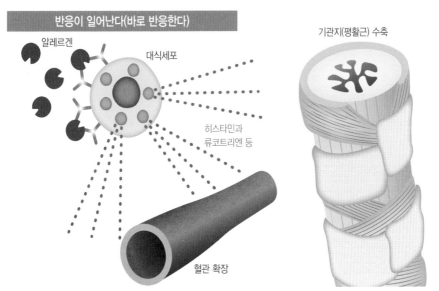

알레르겐

대식세포

기관지(평활근) 수축

히스타민과
류코트리엔 등

혈관 확장

다시 알레르겐이 침입해 대식세포 표면의 IgE에 가교해 결합하면 대식세포에게서 히스타민, 류코트리엔 등의 물질이 방출되고, 강력한 혈관 확장과 평활근 수축 등이 장시간에 걸쳐 일어난다.

Ⅱ형 알레르기

- Ⅱ형 알레르기는 '세포 상해형', '세포 융해형'이라고도 한다.
- 세포 표면 분자의 자가 항체가 보체와 결합하거나 ADCC에 의해 표적 세포가 파괴된다.
- 질병 유형은 제각각이며 중심 치료법은 부신 피질 스테로이드를 투여하는 것이다.

자가 항체와 보체가 자신의 세포를 파괴한다

Ⅱ형 알레르기는 세포 상해형 또는 세포 융해형이라고도 불린다. Ⅱ형 알레르기에 관여하는 것은 자신의 세포 표면 항원에 대한 IgG(또는 IgM)이다 (자가 항체). 여기에 보체가 결합해 보체의 활성화 경로가 차례대로 활성화하고, 세포막에 구멍을 뚫어 질병이 일어난다. 적혈구, 백혈구, 혈소판 등과 같은 혈구 외에 신장과 피부 조직에 있는 기저막 항원도 표적이 된다. NK세포가 IgG를 이용해 ADCC로 표적 세포를 파괴하거나 대식세포가 항체와 보체가 붙은 세포를 식균한다. 자가 항체가 생기는 원인은 밝혀지지 않았다.

대표적인 질병으로는 혈액형이 다른 혈액을 수혈했을 때 일어나는 용혈, 자가면역성 용혈성 빈혈, 혈소판 감소증, 특발성 혈소판 감소성 자반증 등이 있다.

항체와 보체가 자신의 혈소판을 파괴한다

자가면역성 용혈성 빈혈에 걸리면 자신의 적혈구 막에 있는 단백질에 대한 자가 항체가 생긴다. 그리고 항체가 적혈구에 달라붙고, 여기에 보체가 붙어 활성화하면 적혈구가 파괴돼 용혈이 일어난다. 항체가 달라붙은 적혈구가 비장으로 운반되면 비장에 있는 대식세포가 식균해 파괴한다. 그 결과, 심한 빈혈을 일으켜 숨이 차고 피로를 느끼는 등의 증상이 나타나거나 비장이 붓고(비장종대) 혈액 중 빌리루빈이 증가해 피부가 황색으로 변하는 황달이 일어난다.

시험에 나오는 어구

Ⅱ형 알레르기
'세포 상해형', '세포 융해형'이라고도 한다. 혈구 표면의 단백질에 대한 자가 항체가 생기고 보체와 함께 세포를 파괴한다. 자가면역성 용혈성 빈혈 등이 있다.

IgG
면역 글로불린 중 가장 많다. 장기간에 걸쳐 생성되며 백신의 감염 예방에서 중심적인 역할을 한다.

키워드

자가 항체
자신의 조직과 단백질 항원에 대해 만들어지는 항체를 말한다.

빌리루빈
양이 늘어나면 피부와 눈의 결막이 황색으로 변하는 황달 증상이 나타나는 원인 물질이다.

메모

기타 Ⅱ형 알레르기의 기서
세포막 항원에 결합한 IgG 수용체(IgG의 Fc 부분에 결합하는 수용체)를 갖는 대식세포와 NK세포가 달라붙어 표적 세포를 파괴하는 항체 의존성 세포성 세포 상해(ADCC)도 Ⅱ형 알레르기에 해당한다.

Ⅱ형 알레르기의 발증 메커니즘

자신의 세포에 대한 항체(자가 항체)가 보체와 함께 세포에 결합해 파괴한다. 또한 자가 항체와 결합한 세포를 대식세포가 식균해 분해한다.

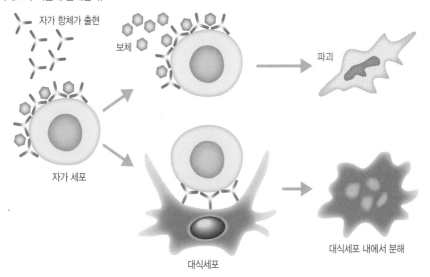

자가면역성 용혈성 빈혈에 의한 적혈구 파괴 원리

자가면역성 용혈성 빈혈은 적혈구에 대한 자가 항체가 만들어져 적혈구가 파괴되면서 나타난다.

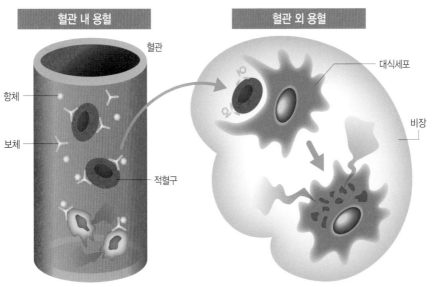

적혈구에 항체와 보체가 결합해 파괴한다.

항체가 결합한 적혈구를 대식세포가 식균해 분해한다.

Ⅲ형 알레르기

- 가용성 항원과 항체 결합한 면역 복합체와 보체가 조직에 침착해 일어난다.
- 모여든 호중구 등이 배출하는 산소와 보체가 조직을 손상시킨다.
- Ⅲ형 알레르기 질병에는 혈청병, 전신성 홍반성낭창 등이 있다.

면역 복합체의 침착으로 조직이 손상된다

Ⅲ형 알레르기는 가용성 항원과 항체 몇 개가 결합한 면역 복합체와 보체가 조직에 침착함으로써 조직이 손상돼 일어나기 때문에 면역 복합체형이라고도 불린다.

가용성 항원이 몸에 침입하면 그곳에 항체가 결합해 면역 복합체가 생긴다. 면역 복합체는 간의 쿠퍼 세포와 조직의 대식세포에 의해 처리되지만, 어떤 원인으로 면역 복합체가 대량으로 만들어지면 대식세포가 미처 처리하지 못해 조직에 침착한다. 이곳에 호중구와 다른 대식세포가 들어오면 항체가 붙어 있는 것을 표식으로 항원을 식균해(62쪽 참조) 세포 내에서 산소(리소좀 효소, Lysosomal Enzyme)를 방출해 조직에 염증을 일으킨다. 한편, 면역 복합체는 보체를 활성화(64쪽 참조)한다. 활성화된 보체의 단편은 호중구를 더 불러들여 염증을 촉진하고, 다른 보체의 단편은 대식세포를 자극해 혈관 투과성을 항진시켜 Ⅰ형 알레르기 증상도 일어난다. 이렇게 해서 조직이 손상되는 것이 Ⅲ형 알레르기이다.

대표적인 질병으로는 류머티즘 관절염(194쪽 참조), 전신성 홍반성낭창(196쪽 참조), 급성 사구체 신염 등이 있다. 또한 반시뱀에 물리거나 파상풍 치료를 위해 투여하는 혈청에 대한 혈청병도 Ⅲ형 알레르기이다. 이러한 독소를 중화하는 혈청(항혈청)은 동물의 혈액으로 만들기 때문에 혈청의 동물 유래 단백질이 항원이 돼 반응이 일어난다. 현재 동물 유래 항혈청을 대신하는 단일 클론성 항체(Monoclonal Antibodies)가 개발 중이다.

시험에 나오는 어구

Ⅲ형 알레르기
면역 복합체가 조직에 침착해 일어난 염증과 조직 손상을 말한다.

면역 복합체
항원에 항체가 달라붙어 생긴 덩어리로, 항체가 IgM, IgG인 경우, 보체가 결합해 활성화한다.

키워드

쿠퍼 세포
간장을 구성하는 세포의 하나로, 대식세포의 일종이다.

보체(64쪽 참조)
면역을 돕는 단백질을 말한다.

메모

급성 사구체 신염
A군 β형 용혈성 연쇄구균(용련균) 감염증 후에 일어나는 급성 신염. 단백질뇨, 부종, 고혈압, 소변량 감소가 나타난다. 신장의 사구체에 면역 복합체가 침착해 일어난다.

항체가 충분히 있는 사람이 백신 접종 후 생기는 주사 부위 발적 종창
인플루엔자 항체가 충분한 사람이 백신을 접종한 경우에는 주사 부위에 약 12~24시간을 피크로 하는 발적 종창이 일어난다. 이것이 전형적인 Ⅲ형 알레르기 증상이다.

Ⅲ형 알레르기의 발증 메커니즘

Ⅲ형 알레르기는 혈구 등 체액에 녹아 있는 단백질을 항원으로 인식하는 항체가 출현하고, 항체와 항원이 결합된 면역 복합체가 조직에 장애를 일으킨다.

보통은 식세포가 처리한다

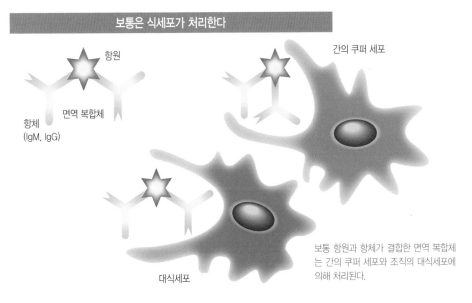

항원

간의 쿠퍼 세포

면역 복합체

항체
(IgM, IgG)

대식세포

보통 항원과 항체가 결합한 면역 복합체는 간의 쿠퍼 세포와 조직의 대식세포에 의해 처리된다.

면역 복합체의 침착이 조직의 손상을 유발한다

대식세포

호중구

리소좀 효소

보체

보체

면역 복합체

조직의 세포

어떤 원인으로 면역 복합체가 조직에 침착하면 호중구와 대식세포에 식균되거나 면역 복합체에 의해 활성화된 보체가 불러들인 호중구에게서 효소가 방출돼 염증이 촉진된다. 또한 다른 보체는 세포를 파괴한다.

IV형 알레르기

세포성 면역이 관여하는 알레르기

IV형 알레르기는 T세포 등의 면역 세포가 관여하는 세포성 면역에 의해 발증하는 알레르기이다. I~III형 알레르기를 일으키는 항체와 보체 같은 체액성 면역은 관여하지 않는다. 항원에 폭로되고 나서 면역 세포가 동원되기까지 시간이 걸리기 때문에 지연형이라고도 한다.

과거에 특정 항원에 감작된 T세포(Th1)가 다시 그 항원에 접촉하면, 사이토카인을 방출하고 세포 상해성 T세포(CTL)와 대식세포가 활성화해 항원이 침입한 국소에 모여든다. 그리고 각각 사이토카인을 방출하거나 직접 세포사를 유도해 조직에 염증이 일어나고 발적과 종창 등과 같은 증상이 나타난다. 염증 반응이 장기화되면 육아종(肉芽腫)이라는 딱딱한 결절이 생기기도 한다.

투베르쿨린(Tuberculin) 반응 검사는 결핵균에서 추출한 단백질을 피내에 주사한 후 발적과 종창 유무를 보고 결핵균에 대한 감작 T세포가 있는지를 (감염력이나 백신력이 있는지를) 판정하는 IV형 알레르기 반응을 이용한 것이다.

IV형 알레르기에 따른 질병에는 알레르기성 접촉성 피부염(발진), 금속 알레르기, 약제 알레르기, 과민성 폐렴 등이 있다.

장기 이식받은 조직에 대한 거부반응도 IV형 알레르기에 의한 것이다. 이식된 조직 세포의 MHC(100쪽 참조)가 자신과 다르다고 감지한 세포 상해성 T세포(110쪽 참조)가 그 조직을 적이라고 판단해 공격하기 때문에 격심한 거부반응이 일어난다.

Ⅳ형 알레르기의 발증 메커니즘

Ⅳ형 알레르기는 항원이 되는 물질의 항원 제시를 받은 헬퍼 T세포(Th1)가 세포 상해성 T세포와 호중구를 활성화시켜 자가 세포를 공격한다.

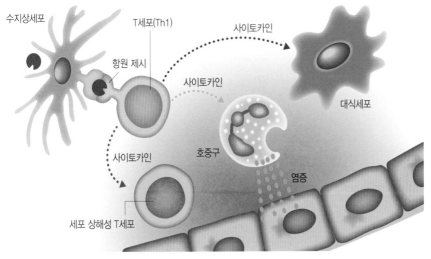

감작된 T세포가 다시 알레르겐에 접촉하면 사이토카인을 방출해서 면역 세포가 모이고 국소에 염증을 일으킨다.

장기 이식의 거부반응

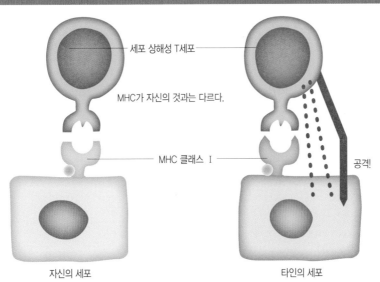

타인의 세포는 MHC가 자신과는 다르기 때문에 이를 감지한 세포 상해성 T세포가 공격한다.
그 결과 세포가 파괴되거나 강한 염증이 일어난다.

아나필락시스

● Ⅰ형 알레르기가 여러 장기에서 생기는 것을 '아나필락시스'라고 한다.
● 벌침, 음식물, 약제, 라텍스 등이 원인 알레르겐이다.
● 몇 분 사이에 생명이 위험한 것도 있다(아나필락시스 쇼크).

전신에 알레르기 반응이 일어난다

알레르기 반응이 여러 장기(臟器)에서 생기는 것을 아나필락시스라고 한다. 아나필락시스에 의해 생명이 위험해지는(말초순환부전·호흡 곤란) 것을 아나필락시스 쇼크(Anaphylaxis Shock)라고 하며 심하면 사망한다.

아나필락시스를 일으키는 알레르겐에는 벌이나 개미의 독, 항균약과 진통약 등의 약제, 알과 밀가루, 갑각류, 메밀, 견과류 등의 음식물과 라텍스 등이 있다.

히스타민 등의 물질이 전신에 퍼진다

아나필락시스의 대부분은 IgE가 관여하는 Ⅰ형 알레르기이다. 과거에 알레르겐에 폭로돼 특이적 IgE가 대식세포에 달라붙은 곳에 다시 알레르겐이 들어오면 대식세포에서 히스타민 등의 물질이 방출된다. 이러한 반응은 항원에 폭로된 장기를 중심으로 일어나지만, 여러 장기에서 세동맥 확장, 평활근 수축, 혈관 투과성 항진 등의 반응이 일어나면 아나필락시스가 된다. 때로는 혈압 저하, 기관지 수축에 따른 천명(178쪽 참조)과 호흡 곤란, 복통과 구토 등의 소화기 증상과 조직의 부종과 순환 혈액량의 감소, 폐수종 등을 일으켜 쇼크가 된다. 많은 경우, 이들 반응은 알레르겐에 폭로되고 난 후 몇 분 이내에 일어난다. 아나필락시스 증상이 일어나면 가능한 한 빨리 에피네프린을 투여해야 한다.

시험에 나오는 어구

아나필락시스
알레르기가 여러 장기에서 생기는 것을 말한다. 단 몇 분 사이에 증상이 나타나고 목숨이 위험해 지기도 한다.

아나필락시스 쇼크
아나필락시스에 의해 쇼크 상태에 빠진 것을 말한다.

키워드

쇼크
전신의 혈액 순환 기능 부전(말초순환부전)을 말한다. 혈압 저하 등으로 전신의 장기에 충분한 혈액이 보내지지 않아 손상을 입는다. 정신적인 쇼크와는 의미가 다르다.

라텍스
천연고무의 주성분이다. 고무나무에 상처가 나면 나오는 수액에 들어 있는 '생체 방어 단백질'에 대해 몸이 IgE를 만들어 알레르기 반응이 일어난다.

메모

에피네프린
아드레날린을 말한다. 강력한 혈관 수축에 따른 혈압 상승, 기관지 확장, 심박수 증가 등과 같은 작용을 하며 아나필락시스 쇼크 치료에 사용된다.

아나필락시스 발증 경과의 예

벌에 쏘였을 때 아나필락시스가 발증하기까지의 경과를 그림으로 나타내면 다음과 같다.

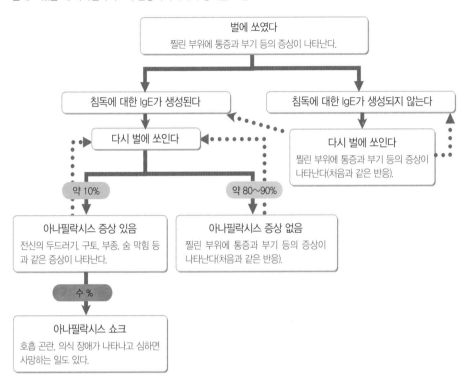

벌에 쏘였다
찔린 부위에 통증과 부기 등의 증상이 나타난다.

침독에 대한 IgE가 생성된다

침독에 대한 IgE가 생성되지 않는다

다시 벌에 쏘인다

다시 벌에 쏘인다
찔린 부위에 통증과 부기 등의 증상이 나타난다(처음과 같은 반응).

약 10%

약 80~90%

아나필락시스 증상 있음
전신의 두드러기, 구토, 부종, 숨 막힘 등과 같은 증상이 나타난다.

아나필락시스 증상 없음
찔린 부위에 통증과 부기 등의 증상이 나타난다(처음과 같은 반응).

수 %

아나필락시스 쇼크
호흡 곤란, 의식 장애가 나타나고 심하면 사망하는 일도 있다.

아나필락시스 쇼크 증상

아나필락시스 쇼크가 일어나면 전신의 장기에 알레르기 반응이 생기고 다음과 같은 증상이 나타난다.

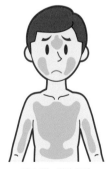

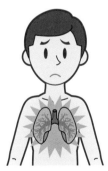

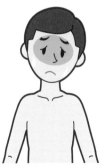

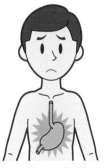

피부 또는 점막 증상
전신의 피부 발진과 가려움.
입술과 혀의 종창 등

호흡기 증상
호흡 곤란, 기도 협착, 천명,
저산소혈증 등

순환기 증상
혈압 저하, 의식 장애 등

지속되는 소화기 증상
복부 산통(疝痛), 구토 등

아토피성 피부염

POINT

● 가려움을 수반한 습진이 만성으로 반복된다.

● 유소년기에는 얼굴의 습진, 사춘기 이후에는 무릎과 팔꿈치의 굴절부에 나타난다.

● 치료 방법은 염증을 억제하는 스테로이드제의 외용과 꾸준한 스킨케어이다.

아토피성 피부염의 원인

아토피성 피부염은 피부의 장벽 기능 장애와 소양(搔痒)·소파(搔爬), 면역반응의 3가지 요소가 복잡하게 얽혀 있으며, 각 요소에 환경적 인자와 유전적 요인이 관계하고 있는 것이라 생각한다. 피부의 장벽 기능을 담당하는 필라그린(Filaggrin) 분자가 태어나면서부터 결여된 환자는 아토피성 피부염이 자주 발증한다. 면역반응의 주체는 피부를 긁어 유발되는 자연면역반응(36쪽 참조)이며, 피부에서 생성되는 사이토카인이 각종 면역 세포를 활성화한다. 또한 피부에는 황색 포도구균이 달라붙어 아토피성 피부염을 더욱 악화시킨다. 일부 환자의 경우에는 IgE 항체를 거친 I형 알레르기(획득면허)가 관계하지만, 자연면역계가 가장 크게 관여하고 있다.

스테로이드제와 보습제는 충분한 양을 사용

피부염의 대부분은 머리부터 시작해 얼굴과 목, 손발의 관절 안쪽 등으로 퍼진다. 유소년기에는 빨갛고 질퍽한 습진, 사춘기 이후에는 피부 건조가 심해져 각질이 생기고 갈라진다. 심한 가려움으로 잠을 자기 힘들고 긁어서 피가 나기도 한다. 만성화하면 피부가 딱딱하고 두터워진다.

치료 방법은 스테로이드제로 염증이나 가려움을 억제하고 꼼꼼하게 스킨케어를 하는 것이다. 스테로이드제와 보습제는 충분한 양을 사용해야 한다. 무엇보다 일상생활에서 음식물과 진드기 등 아토피를 악화시키는 요인을 제거하는 것이 중요하다.

시험에 나오는 어구

아토피성 피부염

자연면역반응으로 생기는 피부염을 말한다. 머리와 얼굴, 목, 손발의 관절 안쪽 피부에 생긴다. 가려움이 심해 심신에 영향이 크다. 습진이 IV형 알레르기로 일어나는 접촉성 피부염과 비슷하며, IgE 항체가 검출되기 때문에 I형 알레르기나 IV형 알레르기(획득허가계)로 분류됐지만, 획득허가계가 관여하는 바는 환자에 따라 다르다.

아토피 요인

IgE가 쉽게 만들어지는 특성을 말한다.

키워드

아토피의 어원

그리스어로 '기묘하다'라는 의미의 'Atopos(아토포스)'에서 유래했다. 원인을 알 수 없고 악화와 호전을 반복해 '기묘한 피부염'이라는 이름이 붙었다.

메모

스테로이드제는 올바른 방법으로 사용

스테로이드 연고는 강도에 따라 1군(센 연고)~5군(약한 연고)으로 분류된다. 의사에게 용량과 강도를 처방받아 사용하고, 피부 염증이 나으면 서서히 약한 스테로이드로 변경하거나 횟수를 줄인다.

아토피성 피부염의 증세

유전적 요소

면역반응

장벽 기능 장애

사이토카인

항원 침입

통증을 일으키는 피부 파괴
사이토카인

소양·소파

땀·자극

알라르민

온도·습도

황색 포도구균

환경 요인

아토피성 피부염의 치료와 케어

기본 스킨케어

청결 유지

보습

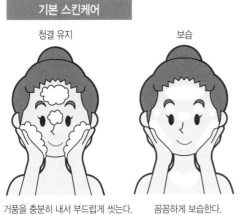

거품을 충분히 내서 부드럽게 씻는다.

꼼꼼하게 보습한다.

피부의 오염을 제거하고 청결하게 유지하는 것과 충분
한 양의 보습제를 발라 보습하는 것이 스킨케어의 기본

부신피질 스테로이드제

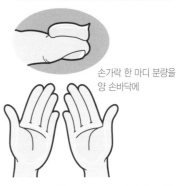

손가락 한 마디 분량을
양 손바닥에

스테로이드제(크림)는 손가락 한 마디 분량을
덜어 양 손바닥에 문지른다. 충분한 양을 바르
되 부드럽게 바르는 것이 중요하다.

177

기관지 천식

- 갑자기 기침과 가래, 호흡 곤란 등의 발작이 일어나고 이를 반복하는 질병이다.
- 기관지에 호산구와 대식세포, 림프구 등의 만성 염증이 일어난다.
- 바이러스 반응이 억제돼 하기도염(下氣道炎)에 따른 천식 발작이 일어난다.

갑작스런 기침과 호흡 곤란이 일어나고 반복된다

기관지 천식은 기관지의 호산구와 대식세포, Th2 세포의 염증이 지속돼 기관지가 예민해진 상태에서 바이러스 감염으로 기도 평활근이 수축되기 때문에 숨을 뱉을 때마다 기도에서 "씨익씨익", "그러렁그러렁" 하는 소리(천명, 喘鳴)와 심한 기침과 가래가 나오고 호흡이 곤란해지는 천식 발작을 일으키는 질병이다.

만성 호산구성 염증은 진드기와 집 먼지, 반려동물의 털, 비듬, 곰팡이 등에 대한 Th2 세포와 항원 특이적 IgE 항체를 거쳐 대식세포가 활성화해 일어나는 경우(I형 알레르기: 획득면역계), 바이러스 감염으로 상피세포가 손상·활성화돼 생성, 방출되는 사이토카인(IL-25, IL-33, TSLP)이 2형 자연 림프구(22쪽 참조)와 다양한 경로를 거쳐 유도하는 경우(자연면역계)가 있다.

기관지 천식은 호중구성 염증이 주요인인 환자, 비만으로 인해 중증화하는 환자 등 일반 호산구성 염증이 원인인 환자와는 다른 증세가 몇 가지 있다.

천식의 치료는 발작을 일으켰을 때 하는 치료(기관지 확장제 흡입 등: 'Reliever'라고 부른다), 발작이 일어나지 않아도 일상적으로 하는 치료(스테로이드제 흡입: 'Controller'라고 부른다)로 분류된다. 최근에는 중증이어서 일반 스테로이드제만으로 치료할 수 없는 환자에게 IgE 항체와 사이토카인을 저해하는 항체(생물학적 제제)를 사용하기도 한다.

기관지 천식
기관지가 만성 염증으로 예민해진 상태에서 알레르겐과 다양한 자극이 가미돼 기침과 가래, 호흡 곤란 등과 같은 발작을 일으키고 이를 반복하는 질병을 말한다.

 키워드

바이러스의 저응답성
천식 환자는 기도 표면이나 혈구 세포에서 항바이러스 인터페론을 생성하기 어렵기 때문에 상기도에서 감기 바이러스(라이노바이러스와 RS 바이러스)를 죽이지 못해 하기도염을 일으켜 발작이 일어난다.

천명
호흡을 할 때마다 기도에서 나는 소리를 말한다. "씨익씨익", "그러렁그러렁" 등으로 표현된다. 좁아진 기도로 공기가 지나다니기 때문에 나는 소리이다.

 메모

호기성 호흡 곤란
기관지 천식은 숨을 내쉬는 것이 힘들다. 협착된 기관지가 숨을 내실 때 흉곽의 압력이 높아져 더 압박되기 때문이며 숨이 길어져 천명이 들린다.

기관지 천식의 발생 원리

기관지 천식은 알레르겐의 흡입과 피로 등과 같은 요인에 의해 알레르기를 유발해 기관지가 수축하면서 일어난다.

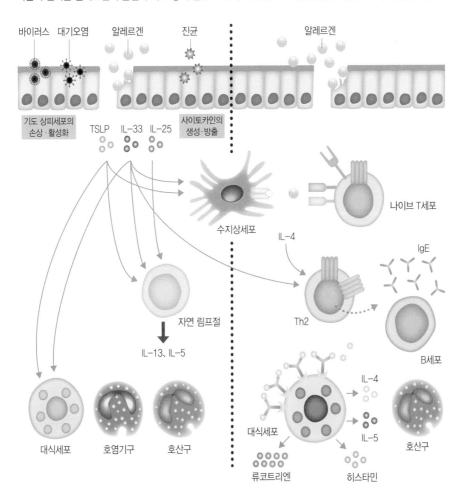

기관지 천식의 원래 형태인 만성 호산구성 염증은 항원에 대한 IgE 항체의 생성, 감작, 항원 재
폭로에 따른 대식세포의 활성화라는 획득면역계의 반응(Ⅰ형 알레르기)으로도 일어난다(그림의
오른쪽 절반). 한편, 바이러스 감염과 대기오염 물질(담배 연기, PM2.5 등), 진균 등에 따른 기도
상피세포의 손상·활성화에 의해 생성·방출되는 사이토카인이 다양한 경로를 거쳐 대식세포와
호산구를 활성화하거나 사이토카인을 방출시켜 만성 호산구성 염증을 일으킨다(자연면역계).
아토피형 환자는 획득면역계, 비아토피형 환자는 자연면역계가 주요인이 돼 기도염증을 일으키
는 것으로 보인다.

꽃가루 알레르기

POINT

- 삼나무, 노송나무, 돼지풀 등과 같은 꽃가루가 원인이 돼 일어나는 Ⅰ형 알레르기이다.
- 재채기, 콧물, 코 막힘, 눈 가려움과 같은 증상이 나타난다.
- 항알레르기제에 따른 대증요법이 치료의 중심이다.

계절성 알레르기 비염·결막염의 일종

알레르겐에 의해 비염 증상이 일어나는 것을 알레르기성 비염, 눈에 증상이 나타나는 것을 알레르기성 결막염이라고 한다. 꽃가루 알레르기는 삼나무, 노송나무 등 꽃가루 알레르기에 의해 재채기, 콧물, 코막힘 등의 비염 증상과 눈 가려움 등의 결막염 증상이 생기는 질병이다. 증상이 알레르겐이 되는 꽃가루가 날리는 계절에만 나타나기 때문에 계절성 알레르기성 비염·결막염이라고도 불린다.

꽃가루를 피하고 항알레르기제로 대증요법

알레르겐이 되는 꽃가루가 비점막과 결막에 침입하고, 수지상세포, T세포, B세포, 대식세포가 관여해 감작이 성립한 곳에 다시 꽃가루가 침입하면 Ⅰ형 알레르기 반응이 일어난다. 그리고 대식세포에서 방출된 히스타민과 류코트리엔이 콧물과 재채기, 코막힘 증상을 유발한다.

꽃가루철에는 꽃가루가 비점막에 부착하는 것을 가능한 한 피하고 항히스타민제 등과 같은 항알레르기제로 증상을 완화한다. 또한 비점막을 레이저로 지져 반응을 억제하는 치료, 꽃가루 진액을 조금씩 섭취해 익숙해지는 알레르겐 면역 요법(188쪽 참조)도 시행되고 있다.

시험에 나오는 어구

꽃가루 알레르기
꽃가루에 따른 알레르기성 비염·결막염을 말한다. 삼나무와 노송나무의 꽃가루와 달리, 돼지풀이나 오리새(Orchard Grass, 외떡잎식물 벼목 화본과의 여러해살이풀)의 꽃가루는 멀리 날아가지 않는다.

키워드

항히스타민제
제1세대 항히스타민제는 대식세포의 히스타민 작용을 억제하지만, 뇌에 도달해 졸음을 유발한다. 제2세대 항히스타민제는 뇌혈관 관문을 통과하지 않기 때문에 졸음을 유발하지 않는다.

비점막 소작술(燒灼術)
레이저 빛으로 과민해진 비점막을 지져 비염 증상을 완화하는 치료법이다. 점막이 재생하면 항원이 침입하기 어려워져 알레르기 반응을 억제할 수 있다.

메모

꽃가루 알레르기는 국민병
꽃가루 알레르기로 진단받은 사람과 계절성 증상을 보이는 사람은 전체 국민의 30% 정도라고 하며, 젊은층에서는 증상은 없어도 IgE 항체를 가진 사람(감작 성립)이 60% 이상이라고 한다.

꽃가루 알레르기 발증 메커니즘

흡입한 꽃가루를 수지상세포가 식균하고 T세포에 항원 제시한다. T세포가 B세포를 활성화해 형질세포가 IgE를 방출하고, IgE가 대식세포에 달라붙어 감작이 성립한다. 여기에 다시 꽃가루가 침입하면 대식세포에서 히스타민 등이 방출돼 재채기 등의 증상을 일으킨다.

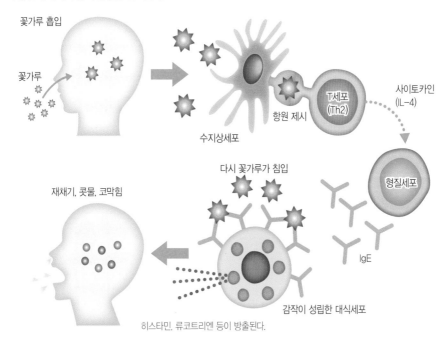

꽃가루 흡입

꽃가루

수지상세포

항원 제시

T세포 (Th2)

사이토카인 (IL-4)

형질세포

IgE

다시 꽃가루가 침입

재채기, 콧물, 코막힘

감작이 성립한 대식세포

히스타민, 류코트리엔 등이 방출된다.

꽃가루 알레르기 원인인 꽃가루와 비산 시기

일본에서는 봄에 삼나무 꽃가루 알레르기 증세를 보이는 사람이 많지만, 돼지풀 등이 원인이 돼 가을에 꽃가루 알레르기 증세를 보이는 사람도 있다.

식물명	1월	2월	3월	4월	5월	6월	7월	8월	9월	10월	11월	12월
오리나무		▨	▨									
삼나무			▨	▨								
노송나무				▨	▨							
졸참나무 · 상수리나무				▨	▨							
은행나무				▨								
벼							▨					
돼지풀								▨	▨	▨		
쑥								▨	▨	▨	▨	

음식물 알레르기

- 음식물이 일으키는 알레르기를 말한다.
- 연령에 따라 알레르겐이 되는 식품이 다른 경향이 있다.
- 유유아기의 주요 감작 경로는 '습진'이다.

음식물에 포함된 단백질이 알레르겐

음식물 알레르기는 음식물에 의해 일어나는 알레르기를 말한다. 약 99% 는 I형 알레르기이다. 알레르겐이 되는 식품을 입으로 먹은 경우뿐 아니라 코로 흡입하거나 상처 난 피부로 침입, 주사로 음식물이나 성분이 침입한 경우도 '음식물 알레르기'라고 한다.

알레르겐이 되는 것은 주로 단백질이다. 대표적인 원인 식품으로는 달걀, 우유, 밀가루, 갑각류, 과일, 메밀, 대두, 땅콩 등이 있다. 성장과 함께 내성을 획득하는 식품과 그렇지 않은 식품이 있고, 연령에 따라 알레르겐을 일으키는 식품에 차이가 있다.

알레르겐 유발 음식물이 습진이 있는 피부에 반복적으로 부착되면 I형 알레르기의 감작이 성립한다. 다음에 그 알레르겐이 체내에 침입하면 알레르기 반응이 일어나 몸에 다양한 증상이 나타난다.

주요 증상은 몸의 가려움, 두드러기, 입 안의 이물감, 입술과 입·눈 주위의 부종, 기침과 재채기, 복통, 구역질·구토, 설사 등이다. 중증인 경우, 호흡 곤란과 아나필락시스 쇼크를 일으키는 일도 있다.

경증의 경우, 시간이 경과하면 증상이 안정되지만, 아나필락시스 쇼크 등과 같은 중증인 경우에는 에피네프린을 신속하게 투여하는 등 긴급 치료가 필요하다.

음식물 알레르기를 일으키지 않으려면 의사와 상담하면서 치료하는 것이 중요하다.

 시험에 나오는 어구

음식물 알레르기
음식물에 의해 발증하는 알레르기를 말한다. 대부분이 I형 알레르기로 분류된다. 설령 음식물에 특이적인 IgE 항체를 갖고 있더라도 먹을 수 있는 경우도 많기 때문에 제대로 진단받는 것이 중요하다.

 키워드

대표적인 원인 식품
식물 알레르기 유발의 대표적인 식품인 달걀, 우유, 밀가루를 3대 주요 원인 식품이라고 한다.

두드러기
알레르기 등으로 피부에 빨간색 발진이 생기고 가려움을 수반하는 증상을 말한다. 일반적으로 몇 시간이 지나면 사라진다.

 메모

연대별 주요 알레르겐
유유아는 달걀, 우유, 밀가루, 사춘기에는 갑각류와 달걀, 메밀이 많다. 성인의 경우에는 갑각류와 밀가루, 과일이 상위를 차지한다.

치료 방침
음식물 알레르기 치료 지침(가이드라인)에서는 알레르겐을 배제한 식사를 권장하고 있다.

음식물 알레르기 증상

음식물 알레르기는 음식물에 함유된 단백질 단편(펩티드)이 습진 부위를 통해 체내에 흡입돼 펩티드에 반응하는 IgE가 생성되기 때문에 일어난다.

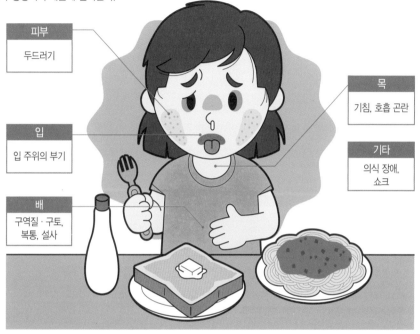

피부

두드러기

입

입 주위의 부기

배

구역질 · 구토,
복통, 설사

목

기침, 호흡 곤란

기타

의식 장애,
쇼크

음식물 알레르기의 알레르겐은 입으로 먹는 것뿐 아니라 코로 흡입, 상처 난 피부나 주사를 통해 침입하는 경우가 있을 수 있다. 알레르기 증상에는 두드러기 등의 피부 증상과 복통 등의 소화기 증상, 호흡 곤란 등과 같은 호흡기 증상 외에 쇼크를 일으키면 의식 장애나 사망의 가능성도 있다.

음식물 알레르겐 검사의 원재료에 대해

음식물 알레르기를 유발하는 것이 명확한 식품 중 증례가 많은 것과 증상이 중증인 7품목을 '특정 원재료'라 하고, 이들을 포함한 가공식품에는 표시가 의무화돼 있다. 또한 과거에 일정한 빈도로 건강 피해를 일으킨 20품목을 특정 원재료에 준하는 것으로 보고, 이들을 포함한 가공식품에도 표시를 권장하고 있다.

특정 원재료	달걀, 우유, 밀가루, 메밀, 땅콩, 새우, 게
특정 원재료에 준하는 것	오렌지, 사과, 키위, 바나나, 복숭아, 호두, 대두, 송이버섯, 고구마, 소고기, 닭고기, 돼지고기, 전복, 오징어, 연어알, 연어, 고등어, 젤라틴, 깨, 캐슈넛

접촉성 피부염과 금속 알레르기

- 접촉성 피부염에는 비알레르기성과 알레르기성이 있다.
- 알레르기성 접촉성 피부염은 주로 Ⅳ형 알레르기이다.
- 금속 알레르기는 금속 이온과 몸의 단백질이 결합해 일어난다.

알레르기성 접촉성 피부염의 원인은 제각각

접촉성 피부염은 뭔가에 접촉해 일어나는 피부염 전체를 가리킨다. 접촉성 피부염에는 화학약품에 의한 비알레르기성과 알레르기 반응으로 일어나는 알레르기성이 있다. 알레르기성 접촉성 피부염은 주로 피부에 폭로하는 항원에 대한 세포성 면역반응(Ⅳ형 알레르기)이다.

항원이 되는 것은 화장품, 헤어케어용품, 향수, 목걸이와 반지, 손목시계 등과 같은 액세서리, 속옷과 의류, 의약품, 세제와 가정용 약품류, 식물, 반려동물 등과 같이 다양하다. 알레르기 반응이 일어나면 우선 원인 물질을 피하고, 피부에 부신 피질 스테로이드제를 발라 치료한다.

금속 알레르기는 금속 자체가 항원은 아니다

항원은 단백질 크기의 분자이며 액세서리와 같은 금속 자체는 항원이 될 수 없다. 금속 알레르기는 피부에 접촉한 금속이 땀에 닿은 후 금속 이온이 녹아 피부에서 체내로 들어가고 몸의 단백질과 결합하면 변질한 단백질이 생기는데(부착물, Hapten), 이것이 항원이 돼 발증한다. 따라서 쉽게 이온화하는 니켈과 코발트, 크롬 등은 알레르기를 일으키기 쉽고, 그렇지 않은 금, 은, 백금, 티탄 등은 알레르기를 쉽게 일으키지 않는다고 할 수 있다. 치과 치료에는 이온화하기 어려운 금속이 사용되지만, 그래도 알레르기를 일으키는 경우가 있다.

시험에 나오는 어구

접촉성 피부염
물질이 피부에 닿아 일어난다. 약품이 원인인 비알레르기성과 Ⅳ형 알레르기가 원인인 알레르기성이 있다.

금속 알레르기
액세서리 등의 금속 이온이 땀에 의해 녹아내리고, 이것이 피부로 침입해 몸의 단백질과 결합하면 변질된 단백질이 생긴다. 이것이 항원이 돼 세포성 면역으로 피부염이 일어난다.

키워드

이온화
전하 시에 중성 분자가 + 또는 − 전하를 가진 이온이 되는 것을 말한다. 이온이 되기 쉬운 정도를 '이온화 경향'이라고 한다. 금속 중에는 백금이나 금이 가장 이온화 경향이 낮아 액세서리에 자주 사용된다.

메모

귀걸이는 금속 알레르기를 일으키기 쉽다
귀걸이는 귓불을 관통할 때 금속 부분이 피하 조직과 접촉해 금속 알레르기를 일으킨다.

알레르기성 접촉성 피부염의 알레르겐 물질

알레르기성 접촉성 피부염을 일으키는 알레르겐 물질에는 화장품, 의료, 반려동물 등이 있다.

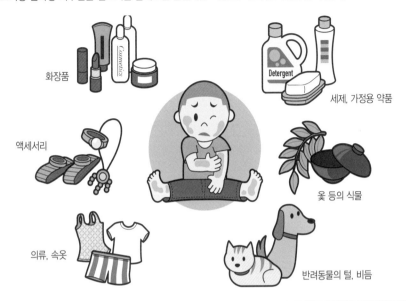

화장품

세제, 가정용 약품

액세서리

옻 등의 식물

의류, 속옷

반려동물의 털, 비듬

금속 알레르기의 발증 메커니즘

몸에 접촉해 있는 금속이 땀과 타액에 의해 금속 이온이 녹아 몸의 단백질과 결합하면 그 단백질이 이물질이라고 판단해 면역 반응이 일어난다.

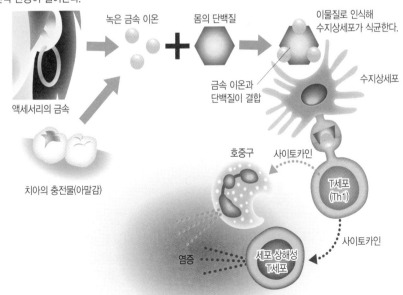

녹은 금속 이온

몸의 단백질

이물질로 인식해 수지상세포가 식균한다.

금속 이온과 단백질이 결합

수지상세포

액세서리의 금속

치아의 충전물(아말감)

호중구

사이토카인

T세포 (Th1)

사이토카인

세포 상해성 T세포

염증

185

면역 이상

알레르기 검사

POINT

- 항원 특이적 IgE 검사는 혈액의 특정 알레르겐에 대한 IgE를 조사한다.
- 피부 테스트는 주사와 침, 패치를 사용해 Ⅰ형과 Ⅳ형 알레르기 반응을 본다.
- 항원 유발 시험은 알레르겐 물질을 투여해 증상을 유발한다.

항체를 조사하는 검사와 피부 반응을 관찰하는 검사

몸 상태가 안 좋은 이유로 알레르기가 의심될 때는 어떤 물질에 알레르기가 있는지를 조사해야 한다. 알레르기 검사에는 혈중 항원 특이적 IgE 검사, 피부 테스트, 항원 유발 시험 등이 있다.

〈주요 알레르기 검사〉

- 혈중 항원 특이적 IgE 검사

혈액의 특정 알레르겐에 대한 IgE(항원 특이적 IgE) 항체의 양을 조사한다. 단, 항원 특이적 IgE의 양과 알레르기 증상 유무 및 정도가 반드시 일치하지 않는다.

- 피부 테스트

Ⅰ형 알레르기의 알레르겐으로 추정되는 물질을 피부 위에 올려놓고 가는 침으로 콕콕 찔러 반응을 보는 피부 단자 검사(Skin Prick Tests), 침으로 세게 긁어 반응을 보는 스크래치 테스트, 피부에 알레르겐을 주사해 반응을 보는 피내 검사가 있다. 15분 후에 발적과 발진이 나타나면 피부의 대식세포에 항원 특이적인 IgE 항체가 있다고 판단한다.

한편, Ⅳ형 알레르기 검사는 항원을 묻힌 패치를 피부에 부착하고 48~72시간 후에 발적이 있는지를 관찰하는 패치 테스트를 실시한다.

- 항원 유발 시험

알레르겐이라 여겨지는 물질을 소량 투여해 실제로 알레르기 증상을 유발하는 검사로, 대표적인 예로 음식물 알레르기에 대한 음식물 경구 부하 시험을 들 수 있다. 알레르기 증상을 일으키는 것이 목적이므로 유발된 증상을 긴급 처치할 수 있는 시설에서 해야 한다.

시험에 나오는 어구

항원 유발 시험
항원을 투여해 증상을 유발하는 테스트로 음식물 알레르기를 테스트한다. 꽃가루 알레르기의 경우, 꽃가루 진액을 코에 분무하거나 눈에 점안해 테스트한다.

키워드

프릭, 스크래치
프릭(Prick)은 찌르는 것. 스크래치(Scratch)는 긁는 것을 의미한다.

메모

항원 특이적 IgE 검사로 조사하는 항목
집먼지와 삼나무 꽃가루 등의 흡입 알레르겐. 알(흰자·노른자)과 밀가루, 고기, 견과류 등의 식이(食餌) 알레르겐. 벌이나 기생충. 곰팡이 등 검사할 수 있는 항목은 다양하다.

음식물 경구 부하 시험
음식물 알레르기 검사에서 알레르겐을 실제로 투여해 증상의 유무를 관찰한다. 아나필락시스를 유발할 가능성이 있기 때문에 긴급 처치가 가능한 곳에서 수행해야 한다.

혈중 항원 특이적 IgE 검사

혈액을 채취해 혈중 IgE 항체를 조사하는 검사를 말한다. 일반적으로 수치가 높을수록 알레르기를 일으킬 가능성이 높지만 이 수치만으로 진단하는 것은 불가능하다.

측정치 (UA/mL)	스코어	판정
< 0.34	0	음성
0.35~0.69	1	의양성
0.7~3.4	2	
3.5~17.4	3	
17.5~49.9	4	양성
50~99.9	5	
100 <	6	

피부 테스트

알레르겐이라 여겨지는 물질을 피부에 닿게 해 발적, 발진 등과 같이 알레르기 반응이 나타나는지를 검사하는 테스트이다.

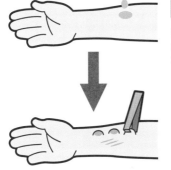

피부 단자 검사, 스크래치 테스트

알레르겐을 피부에 올려놓고 침으로 찌르거나(프릭) 긁어(스크래치) 반응을 본다. 피하의 대식세포 표면에 IgE 항체가 붙어 있는지(감작)를 조사하는 I형 알레르기 테스트가 이에 해당한다.

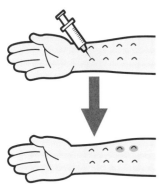

피내 검사

알레르겐을 피내에 주사해 반응을 본다. 15분 후에 I형 알레르기, 48시간 후에 IV형 알레르기를 판정한다. 강한 반응이 일어날 가능성이 있기 때문에 세심한 주의가 필요하다.

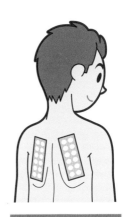

패치 테스트

알레르겐을 침투시킨 패치를 붙이고 48~72시간 후에 반응을 본다. IV형 알레르기 검사가 이에 해당한다.

알레르겐 면역 요법

- 알레르겐을 소량씩 섭취해 몸을 순응시키는 치료법이다.
- 알레르기성 비염과 기관지 천식 등 치료를 위해 보급되고 있다.
- 아나필락시스를 유발할 우려가 있기 때문에 충분한 주의가 필요하다.

알레르겐을 조금씩 섭취해 순응시킨다

어느 항원에 대해 알레르기 반응이 일어나는 체질을 근본적으로 바꾸는 것을 최종 목표로, 알레르기 반응을 일으키지 않거나 일으키기 어렵게 하는 치료법이 바로 알레르겐 면역 요법이다. 이는 알레르겐을 조금씩 섭취해 몸을 순응시키는 것이다. 예전에는 항원에 대한 감작을 줄이는 치료라는 의미에서 감감작(減感作) 요법이라 불렀다.

현재는 꽃가루 알레르기를 비롯한 알레르기성 비염, 기관지 천식, 봉독(蜂毒) 알레르기 치료법으로 보급되고 있으며, 음식물 알레르기 치료도 연구 중이다. 다만, 알레르겐 면역 요법을 받은 사람의 수는 적다. 그 이유는 최소 수개월~연 단위로 통원치료를 해야 하고, 알레르겐 투여로 아나필락시스 쇼크를 일으키는 위험성이 있으므로 가벼운 치료법이라고는 할 수 없기 때문이다.

면역 요법 메커니즘

우선 대식세포와 호염기구가 탈과립(脫顆粒, 히스타민 방출)을 일으키지 않을 정도로 미량의 알레르겐에 반복적으로 노출되기 때문에 반응하기 어려워진다(탈감작이라고 한다). 이어서 항원에 대한 IgG4 항체가 생성된다. IgG4 항체가 생긴 것은 항원에 대한 제어성 T세포(Treg)가 유도되고 있다는 것을 의미한다. 이후 제어성 T세포가 IgE 항체의 생성을 제어한다.

시험에 나오는 어구

알레르겐 면역 요법
알레르겐을 조금씩 섭취해 몸을 익숙하게 함으로써 알레르기 반응이 일어나지 않도록 하는 치료법을 말한다. 최소 수개월~연 단위의 치료가 필요하다.

키워드

IgG4
면역 요법을 받은 환자에게서 종종 생성되는 항체를 말한다. 제어성 사이토카인 IL-10이 존재하는 환경에서 B세포의 클래스 스위치(어떤 클래스의 항체를 생성하는 세포를 전환해 다른 클래스의 항체를 생성하도록 만드는 현상)가 일어나면 만들어진다. 시험관 실험에서는 항원에 따른 호염기구의 반응을 저해하기 때문에 '저해 항체'라고도 불리지만, 체내에서 어떤 기능을 하는지는 명확하지 않다.

메모

음식물 알레르기의 경구 면역 요법
음식물 알레르기 환자에게 조금씩 항원을 경구 투여하는 경구 면역 요법은 아나필락시스를 포함한 부반응이 종종 나타나기 때문에 연구 단계에 있는 치료법이라 할 수 있다.

알레르겐 면역 요법의 방법

현재 삼나무 꽃가루 알레르기와 기관지 천식 등의 알레르겐 면역 요법이 보급돼 있다. 피하에 주사를 놓는 방법은 통증이 있고 반드시 통원해야 하지만, 혀 아래에 정제를 놓거나 떨어뜨리는 방법은 통증이 없고 본인이 직접 할 수 있기 때문에 정기적으로 통원하면 된다.

피하 면역 요법

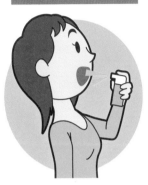

소량의 알레르겐을 피하에 주사하는 방법

설하 면역 요법

알레르겐 진액과 정제를 혀 아래에 놓아 두는 방법

음식물 경구 면역 요법

음식물 알레르기의 알레르겐 면역 요법인 음식물 경구 면역 요법은 연구 중인 치료법이며, 현재는 한정된 의료 기관에서만 시행하고 있다.

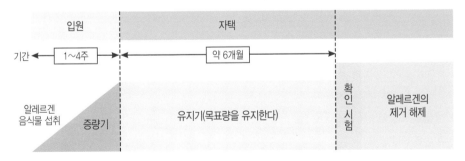

경구 부하 시험을 실시해 증상이 나오는 음식물의 양(임계치)을 결정한 후 음식물 알레르기를 일으키는 알레르겐을 섭취하고 섭취량을 차츰 늘려 몸을 익숙하게 한다. 단, 철저한 감시 제제하에서 실시해야 한다. 아나필시스 증상을 일으킬 수 있기 때문에 시작 초기에는 입원을 해야 한다. 최소 수개월~수년이 걸린다.

혈액형 부적합 임신

POINT

- 모체에 없는 혈액형의 항원을 태아가 갖고 있는 상태를 말한다.
- 첫째 임신·출산 시에 태아의 혈액이 모체에 들어가면 감작이 성립한다.
- 둘째 임신 시에 모체의 IgE 항체가 태아에게 옮겨가서 공격한다.

모친이 Rh(-)인 경우, 특히 주의해야 한다

모친이 갖고 있지 않은 혈액형의 항원을 태아가 갖고 있는 상태를 혈액형 부적합 임신이라고 한다. 모친과 태아의 혈액형이 다른 것은 흔한 일이지만, ABO식 혈액형을 정하는 A·B 항원과 Rh식 혈액형을 정하는 D 항원의 모자 간 조합에 따라서는 태아에 심각한 문제가 일어날 수 있다.

상태의 경중으로 보면 모친이 Rh(-)에 부친이 Rh(+)인 경우가 중요하다. 이 경우, 태아의 혈액형은 Rh(+)로, 태아는 모친이 갖고 있지 않은 D 항원을 갖고 있다.

임신 후기와 출산 시 또는 절박조산 시 태아의 혈액이 모친의 혈관에 들어가면, 모친의 체내에서 태아의 D 항원에 대한 항D 항체가 만들어져 감작이 성립한다. 이 감작은 유산 시에도 일어난다.

둘째를 임신하면 항체가 태아를 공격한다

첫째 임신 중에 모친에게 항D 항체가 생겨도 태아에 문제가 일어나는 일은 드물다. 그 이유는 감작이 성립하는 것은 대개 임신 후기 이후나 출산 시이기 때문이다. 처음 만들어지는 항체인 IgM이 태아로 이행해 태아의 적혈구를 공격·파괴한다. 그 결과, 태아에게 심각한 빈혈과 황달, 태아 수종 등의 문제가 일어난다(Ⅱ형 알레르기).

예방과 치료를 위해 모친에게 항D 면역 글로불린을 투여하고 태아에게는 수혈을 한다.

시험에 나오는 어구

혈액형 부적합 임신
모친이 갖고 있지 않은 혈액형의 항원을 태아가 갖고 있는 상태를 말한다. 특히 모친이 Rh(-), 부친이 Rh(+)인 경우. 둘째 태아에게 심각한 빈혈이 일어날 수 있다.

키워드

D 항원
적혈구의 막에 있는 Rh식 혈액형을 정하는 항원을 말한다. 이를 가진 경우가 Rh(+), 갖지 않은 경우가 Rh(-)이다.

메모

ABO식 혈액형 부적합도 있다
모친이 O형, 태아가 A형 또는 B형인 경우. 부적합이 되지만, ABO식 부적합의 경우 태아에게 일어나는 문제는 별로 없다.

태반의 구조
태반은 자궁 내벽과 태아 쪽 조직에서 생긴 장기를 말한다. 태아의 융모라고 불리는 혈관이 모체의 혈액에 잠긴 듯한 구조를 하고 있다. 산소와 영양소는 태아의 융모막 사이를 두고 공급되므로 둘의 혈액이 섞이는 일은 없다. IgG는 융모 표면의 수용체에 의해 모친에게서 태아에게 보내진다.

Rh식 혈액형 부적합 임신의 감작 성립

Rh(−)인 모친이 Rh(+)인 아이를 임신한 경우, 임신 후기나 출산 시에 태아의 혈액이 모친의 혈관에 들어가면 D 항원에 대한 감작이 성립한다.

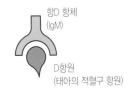

항D 항체
(IgM)

D항원
(태아의 적혈구 항원)

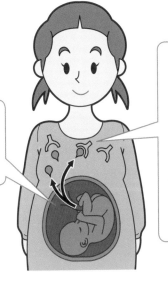

임신 후기에 태반의 균열 또는 출산 시 태반의 박리 단면을 통해 태아의 혈액이 모친의 혈관으로 들어간다.

모친의 체내에서 태아의 적혈구 D 항원에 대한 항체=항D 항체가 생긴다. 다만, 처음에 만들어지는 것은 IgM으로, 태반을 통과하지 않는다.

Rh식 혈액형 부적합 임신: 둘째 (이후) 임신 시

항D 항체를 가진 Rh(−) 모친이 둘째(그 이후도 포함)를 임신하면, 태반을 통해 항D 항체인 IgG가 태아로 전달돼 태아의 적혈구를 공격한다.

항D 항체
(IgG)

D 항원

모친의 체내에서는 항D 항체인 IgG가 만들어진다.

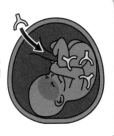

태반은 모친의 IgG를 선택적으로 태아에 보내기 때문에 항D 항체가 태아를 공격한다.

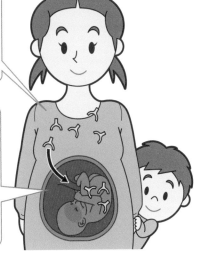

면역 이상

자가면역질환이란?

POINT
- 적이 아닌 자신을 면역이 공격해 일어나는 질병이다.
- 면역의 자기관용 현상이 깨지는 것이 원인 중 하나로 여겨진다.
- 자신의 분자를 외적으로 착각해 공격한다.

자기관용 현상이 깨진다

면역은 원래 자기 자신을 공격하지 않는다. 그것은 출산 전후 흉선에서 자기의 항원에 반응하는 헬퍼 T세포가 거의 사멸하고(76쪽 참조), 일부 살아남은 헬퍼 T세포의 활성화도 제어성 T세포(115쪽 참조)가 멈추기 때문이다(면역의 자기관용, 30쪽 참조). 면역의 자기관용 현상이 어떤 이유에서 이상해져 자기 자신의 세포가 공격받는 것을 자가면역질환이라고 한다. 공격하는 표적이 세포 표면 분자인 경우에는 Ⅱ형 알레르기, 가용성 항원인 경우에는 Ⅲ형 알레르기이다.

자신의 분자를 외적으로 착각한다

조직이 격절(隔絕)돼 있어 보통은 면역 세포와 만나지 않아야 할 단백질(격절 항원이라고 한다)이 염증과 외상으로 인해 조직에서 누출돼 면역 세포와 만나면, 외적이 침입했다고 인식해 면역 응답을 개시하는 경우가 있다.

더 나아가 외적과 유사한 구조를 가진 자신의 분자와 이물질이 결합한 것과 자외선과 바이러스로 인해 변형한 자신의 분자를 면역 세포가 외적이라고 착각하는 일도 있다(분자 의태, Molecular Mimicry).

또한 일부의 자가 항원에 반응하는 T세포는 흉선의 선발(76쪽 참조)에서 빠져나오는 것으로 밝혀졌다. 한편 자가 항원에 반응하는 T세포를 특이적으로 제어하는 T세포(제어성 T세포)도 동시에 흉선에서 만들어지고, 이들 제어성 T세포가 자가면역질환을 예방하는 것으로 밝혀졌다.

 시험에 나오는 어구

자가면역질환
면역이 이상을 초래해 자신의 조직을 공격함으로써 특정 장기와 전신에 염증이 일어나는 질병을 말한다.

자기관용
면역이 자기 자신을 적으로 간주하지 않고 공격하지 않는 것을 말한다. 자가반응성 T세포가 생기지 않도록 하는 원리와 말초에 나온 자가반응성 T세포를 억제하는 제어성 T세포의 기능 등이 있다.

 키워드

자가반응성 T세포
자기 자신의 항원에 반응하는 헬퍼 T세포를 말한다. 본래는 흉선에서 양성 또는 음성 선택을 받아 배제돼야(아포토시스) 하지만, 일정 수의 세포가 빠져나와 말초로 나온다. 보통은 제어성 T세포가 자가반응성 T세포의 활성화를 방해한다.

 메모

사이토카인과 항체가 조직을 공격한다
자가면역질환은 자신을 외적으로 인식한 면역 세포가 방출하는 사이토카인과 B세포가 만드는 자가 항원에 대한 항체에 의해 조직이 염증을 일으킨다.

192

자가면역질환의 발증 메커니즘

자가면역질환이 발생하는 이유는 면역이 자기 자신을 공격하기 때문이다. 면역이 자신을 왜 공격하는지는 해명되지 않았지만, 자기관용이 무너진 것을 원인 중 하나로 들 수 있다.

●자가반응성 T세포가 대량으로 말초에 나온다

●제어성 T세포가 정상적으로 기능하지 않는다

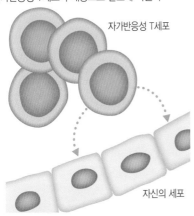

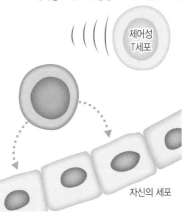

흉선 선발 과정의 문제로 자가반응성 T세포가 대량으로 말초에 나와 자신을 공격한다.

제어성 T세포가 정상적으로 기능하지 않고 자가반응성 T세포를 제어할 수 없다.

자가면역질환의 종류

자가면역질환은 전신에 염증이 보이는 전신성 자가면역질환과 특정 장기에 염증이 보이는 장기 특이성 자가면역질환으로 분류된다.

전신성 자가면역질환

질환명	표적 장기·조직	만들어지는 자가 항체
전신성 홍반성낭창	여러 장기	항2개쇄 DNA 항체, 항핵 항체 등

장기 특이성 자가면역질환

질환명	표적 장기·조직	만들어지는 자가 항체
류머티즘 관절염	관절의 활막	류마토이드 인자, 항CCP 항체
갑상선염	갑상선 마이크로솜	항갑상선 마이크로솜 항체
중증 근무력증	신경, 근육	항아세틸코린 수용체 항체
굿파스처 증후군 (Goodpasture's Syndrome)	폐, 신장	항기저막 항체
셰그렌 증후군	수액선, 누선	항SS-A 항체 또는 항SS-B 항체

류머티즘 관절염

POINT

- 관절에 면역 세포가 들어온 후 사이토카인을 분비해 염증을 일으킨다.
- 사이토카인에 의해 활막이 염증을 일으키면 증식해 뼈가 붕괴된다.
- 주로 손가락과 발가락부터 좌우대칭으로 관절이 붓고 통증이 생긴다.

사이토카인이 관절 활막에 염증을 일으킨다

류머티즘 관절염은 자신의 면역이 관절을 공격해 염증을 일으킴으로써 관절이 파괴되는 질병이다. 여성에게 더 많고 남성 대 여성의 비율은 1:3~4 정도이며 30~50대경에 많이 발증하는 것이 특징이다.

류머티즘 관절염은 관절의 모세혈관이 증가하고 관절 내에 들어온 림프구와 대식세포가 사이토카인(TNF-α, IL-6 등)을 방출해 관절낭의 내막을 만드는 활막이 염증을 일으킨다. 염증이 생긴 활막은 비정상적으로 증식해 관절이 붓고 아프다. 좀 더 진행되면 사이토카인에 의해 뼈와 연골이 서서히 파괴된다.

조기진단, 조기치료로 관절의 붕괴를 막는다

주요 증상은 관절의 부기와 통증, 아침에 일어났을 때 손가락이 움직이지 않는 '아침경직(강직)'이다. 부기와 통증은 손가락의 제2·3 관절과 발가락 관절부터 좌우대칭으로 시작하는 사람이 많고, 서서히 손목과 팔꿈치, 발목과 무릎으로 진행한다. 이윽고 뼈와 관절의 파괴가 진행하면 관절이 변형하면서 빠르게 진행한다.

CCP 항체를 측정하는 검사가 이 질병의 조기진단에 널리 사용되고 있다. 관절 손상은 발증 후 비교적 이른 시기에 빠르게 진행하기 때문에 항CCP 항체 검사와 임상 증상과 아울러 가능한 한 조기에 진단하고 항류머티즘제 치료를 시작하는 것이 중요하다. 그러나 환자의 관절에는 CCP가 존재하지 않기 때문에 왜 환자에게만 항CCP 항체가 생기는지는 확실하지 않다.

시험에 나오는 어구

류머티즘 관절염
RA(Rheumatoid Arthritis)라고도 한다. 관절의 활막에 염증이 생기고, 더 진행하면 뼈와 연골이 파괴돼 변형된다. 심장과 폐, 소화관에 혈관염이 생기는 것을 '악성 류머티즘 관절염'이라고 한다.

키워드

류머티즘
고대 그리스어 'Rheuma'에서 유래했다. '흐름'이라는 의미로, 당시에는 이 질병이 뇌에서 나쁜 것이 흘러나와 생기는 것이라고 여겼다.

메모

사이토카인을 중화하는 항체
사이토카인 TNF-α(종양 괴사 인자)와 IL-6(인터류킨 6)가 자가 면역을 포함한 염증에 깊이 관여하기 때문에 이들 사이토카인을 중화하는 항체가 류머티즘 관절염 치료에 이용된다.

CCP(Cycle Citrullinated Peptide)
필라그린(피부의 장벽 기능을 담당한다. 176쪽 참조)의 일부분을 시트룰린화하는 수식을 한 후 환상으로 한 펩티드를 말한다.

류머티즘 관절염의 관절 변화

류머티즘 관절염은 관절을 덮은 활막에 염증이 생겨 연골과 뼈가 파괴되는 질병으로, 관절낭의 활막에 염증을 일으킨다. 염증이 생긴 활막은 비정상적으로 증식하고, 좀 더 진행되면 뼈와 연골이 파괴돼 심한 통증을 수반한다.

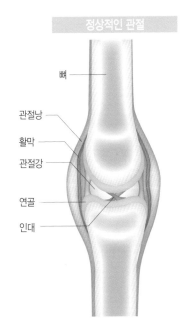

정상적인 관절

뼈
관절낭
활막
관절강
연골
인대

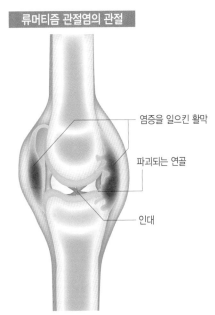

류머티즘 관절염의 관절

염증을 일으킨 활막
파괴되는 연골
인대

류머티즘 관절염의 주요 증상

주요 증상은 관절의 부기와 통증이며, '아침경직'은 류머티즘 관절염에 보이는 특징적인 증상이다.

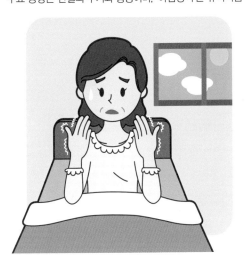

아침경직

아침에 일어날 때 손가락이 굳어 잘 움직이지 않는다.

관절의 통증과 부기

관절이 붓고 아프다. 통증은 좌우대칭으로, 동시에 여러 관절에 생긴다. 손발의 끝(손가락의 제2·3관절과 발가락의 뿌리 등)에서 시작한다.

전신 증상

염증이 전신에 퍼지고 미열 등의 전신 증상이 나타나기도 한다.

전신성 홍반성낭창(SLE)

- 뺨의 접형 홍반과 탈모, 미열과 피로감 등의 전신 증상이 나타나는 난치병이다.
- 세포핵의 성분과 자가 항체(항핵 항체 등)에 의한 면역 복합체가 중요하다.
- 20~40대 여성이 많고 관해와 재연을 반복한다.

뺨의 나비형 홍반과 전신의 염증 증상이 특징

홍반성낭창(Erythematodes)은 홍반이라는 의미이다. 양 뺨에 나비와 같은 형태의 홍반(나비형 홍반)이 나타나고, 전신의 장기에도 염증이 일어나기 때문에 전신성이라는 이름이 붙었다. 남녀 비율은 1:9 정도로 여성이 많고, 발증 연령은 20~40대로 환자의 40%가 20대 여성이다.

면역이 자신의 세포핵 성분인 DNA와 인지질(燐脂質) 등에 대한 항체(항핵 항체, 항인지질 항체)를 만든다. 이들 성분과 혈액 중에서 만들어진 면역 복합체(170쪽 참조)가 여러 가지 장기에 침착하고, 그곳에서 보체가 활성화돼 염증을 일으키는 자가면역질환(Ⅲ형 알레르기)이다. 발증에는 유전적 인자, 감염증, 자외선 등의 환경 인자가 관여하는 것으로 알려져 있다.

관해 후 어떤 계기로 인해 재연을 반복한다

앞서 말한 접형 홍반과 얼굴, 귓불, 관절 뒤쪽에 가려움이 없는 홍반(원반상 홍반)이 나타나거나 탈모, 발열(대부분은 미열), 피로감, 식욕부진과 같은 전신 증상을 수반한다. 관절의 부종과 통증 외에 면역 복합체가 신장에 침착해 일어나는 신장염(루푸스 신염), 빈혈과 백혈구 감소, 정신 증상 등의 다양한 증상을 일으킨다.

염증을 억제하는 약을 복용하는 것이 기본 치료법이고, 이 밖에 부신피질 스테로이드제, 비스테로이드계 항염증제, 면역 억제제 등이 사용된다. 치료를 하면 일시적으로 증상이 호전(관해, 寬解)되지만, 일광이나 스트레스, 감염증과 약 복용 중지로 인해 재연하는 등 관해와 재연을 반복한다.

시험에 나오는 어구

전신성 홍반성낭창
SLE(Systemic Lupus Erythematodes)라고도 한다. 자가 항체와 세포핵 성분 등의 면역 복합체가 조직에 침착해 보체가 활성화함으로써 염증이 일어난다. 젊은 여성에게 많다. 왜 여러 가지 자가 항체가 생기는지는 명확하지 않다.

항핵 항체
세포핵 성분에 대한 항체를 총칭하는 말이다. 전신성 홍반성낭창은 혈중 항DNA 항체와 항Sm 항체, 항인지질 항체 등이 진단에 도움이 된다.

키워드

루푸스 신염(낭창성 신염, Lupus Nephritis)
환자의 절반가량에서 일어나는 신염으로, 네프로제증후군이나 심부전을 유발한다.

메모

루푸스의 의미
'루푸스(Lupus)'는 라틴어로 '이리(狼)'라는 의미로, 접형 홍반이 이리에 물린 것처럼 보인다고 해서 붙여진 이름이다.

※ 관해(寬解): 어떤 증상이 줄어들거나 누그러짐

전신성 홍반성낭창의 증상과 특징

전신성 홍반성낭창은 자가 항체에 의해 생기는 면역 복합체가 다양한 조직에 침착해 전신에 염증을 일으키는 질병으로, 발열, 피로 등의 여러 가지 증상을 일으킨다.

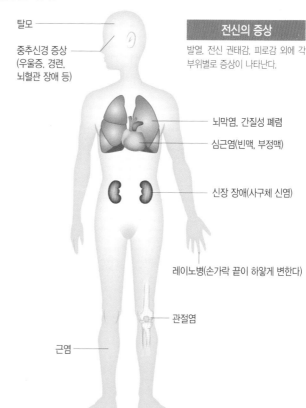

- 탈모
- 중추신경 증상 (우울증, 경련, 뇌혈관 장애 등)

전신의 증상

발열, 전신 권태감, 피로감 외에 각 부위별로 증상이 나타난다.

- 뇌막염, 간질성 폐렴
- 심근염(빈맥, 부정맥)
- 신장 장애(사구체 신염)
- 레이노병(손가락 끝이 하얗게 변한다)
- 관절염
- 근염
- 다리 홍반

나비형 홍반

코를 중심으로 양 뺨에 퍼지는 발적이다. 전신성 홍반성낭창에서만 보이는 증상이다.

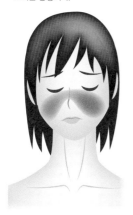

column 교원병이란?

전신성 홍반성낭창 등의 질병을 '교원병(膠原病)'이라고 부르기도 한다. 교원병의 '교(膠)'는 풀칠할 때 사용하는 아교, '교원(膠原)'은 교원질(콜라겐)을 말하며, 몸의 장기와 기관을 잇는 결합 조직을 말한다. 따라서 교원병은 몸의 결합 조직에 염증이 일어나는 질병을 일컫는다. 다만, 현재 질병의 원인을 해명하는 연구가 진행됨에 따라 질병의 개념이 바뀌어 결합 조직 질환과 자가면역질환, 더 나아가 전신의 뼈와 근육, 관절 등에 통증이 생기는 질병의 총칭인 류마티스성 질환의 3가지 성질을 합친 질병을 가리킨다. 전신성 홍반성낭창 외에 류마티즘 관절염, 피부 경화증도 교원병의 일종이다.

길랭-바레 증후군

- 감염증에 걸린 후 갑자기 몸에 힘이 들어가지 않는 희귀 질환이다.
- 자가 항체와 림프구가 신경의 수초와 축삭을 파괴한다.
- 대부분은 자연 치유되지만, 조기치료를 해야 중증화를 방지할 수 있다.

감염증을 겪고 난 후에 갑자기 힘이 빠지는 질병

길랭-바레(Guillain-Barre) 증후군은 감기 등의 감염증을 앓은 후 갑자기 온몸에 힘이 들어가지 않는 질병이다. 감염증으로 활성화한 면역(자가 항체와 림프구)이 잘못돼 자신의 말초신경을 공격하는 자가면역질환이다. 왜 이런 일이 일어나는지는 해명되지 않았다. 주로 운동신경이 손상되지만, 감각신경이나 자율신경이 침범되는 일도 있다. 신경의 수초(髓鞘)가 손상되는 탈수형과 축삭(軸索)이 손상되는 축삭 장애형이 있다.

보통은 자연 치유되지만, 적극적인 치료가 효과적이다

감기, 설사와 같은 감염증에 걸리고 나서 1~3주 후에 갑자기 몸에 힘이 들어가지 않는다. 증상이 드러나기 전에 감염증이 확인되는 것은 환자의 3분의 2 정도이다. 대부분의 경우, 근력 저하는 하지부터 일어나고 몸 위쪽으로 진행해(상행성) 상지로 확산된다. 사지뿐 아니라 얼굴 근육이 움직이지 않고(안면 신경 마비), 혀가 잘 움직이지 않아 말을 하기 어려우며, 음식물을 잘 삼키지 못하는 증상이 나타난다. 드물게 중증으로 발전하면 호흡근이 마비돼 호흡기가 필요한 경우와 사망하는 경우도 있다.

대개는 수주~수개월에 자연 치유되지만, 적극적으로 치료해야 조기에 중증화를 방지할 수 있다. 치료법에는 혈장을 깨끗하게 해서 항체를 제거하는 혈액 정화 요법, 대량의 면역 글로불린을 투여하는 면역 글로불린 대량 정주 요법이 있다.

시험에 나오는 어구

길랭-바레 증후군
감염증을 겪고 난 후 사지를 중심으로 근력 저하가 일어난다. 자가 항체가 운동신경을 중심으로 말초신경의 수초와 축삭을 손상시킨다. 대개는 자연 치유되지만, 조기 치료가 치유를 앞당기고 중증화를 막는 데 효과적이다.

키워드

말초신경
뇌·척수의 중추신경을 드나들며 말초와 연결되는 신경으로, 기능적으로는 운동신경, 지각신경, 자율신경이 있다.

수초
신경섬유 주위를 둘러싸고 있는 피막을 말한다. 전기적 신호의 전달 속도를 앞당긴다.

축삭(軸索)
신경세포체의 축삭소구에서 나오는 돌기상의 가늘고 긴 신경섬유를 말한다.

메모

환자의 60%에서 항체가 확인된다
길랭-바레 증후군 환자의 60% 정도의 혈액에서 말초신경의 성분인 당지질(강글리오시드 등) 항체가 확인된다. 그러나 자가 항체만으로 질환의 모든 것을 알 수는 없다.

길랭–바레 증후군 발증 메커니즘

어떤 감염증으로 만들어진 항체가 자신의 신경 섬유의 수초와 축삭을 공격해 일어난다. 수주~수개월에 걸쳐 자연 치유되지만, 치료를 받아야 조기 회복과 중증화를 예방할 수 있다.

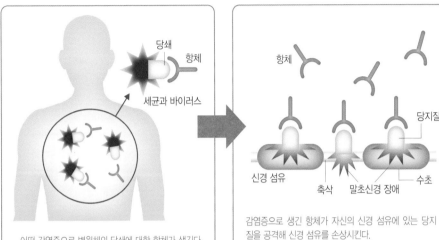

어떤 감염증으로 병원체의 당쇄에 대한 항체가 생긴다.

감염증으로 생긴 항체가 자신의 신경 섬유에 있는 당지질을 공격해 신경 섬유를 손상시킨다.

길랭–바레 증후군의 증상

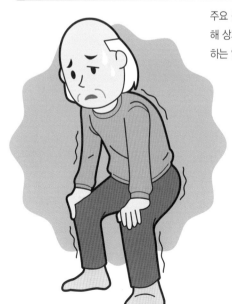

주요 증상은 근력 저하로, 하지에서 시작해 몸 위쪽으로 진행해 상지로 확산된다. 중증으로 발전하면 자력으로 호흡하지 못하는 일도 있다.

- 발과 손에 힘이 들어가지 않는다.
- 혀가 돌지 않고 음식물을 잘 삼킬 수 없다.
- 중증이 되면 호흡근이 마비돼 호흡기가 필요한 경우도 있다.

바제도병

POINT
- 바제도병은 갑상선 호르몬이 과잉 분비되는 질병이다.
- 갑상선을 자극하는 항체와 수용체의 결합이 방아쇠가 된다.
- 갑상선 호르몬이 전신의 대사를 항진시켜 쉽게 피로해진다.

항체가 갑상선을 과잉 자극한다

바제도병(Basedow Disease)은 갑상선 호르몬이 과잉 분비되는 질병이다. 병명은 이 질병을 발견하고 보고한 독일인 의사 바세도우(Basedow, K. A.)의 이름을 딴 것이다. 영어권에서는 이 질병을 발견하고 보고한 영국인 의사 그레이브스(Graves)의 이름을 따 '그레이브스병'이라고도 불린다.

갑상선은 목에 있는 나비 모양의 내분비선으로, 이곳에서 분비되는 갑상선 호르몬은 전신의 대사를 항진시키는 기능을 한다. 갑상선 호르몬은 뇌하수체에서 분비되는 갑상선 자극 호르몬(TSH)이 갑상선 자극 호르몬 수용체(TSH 수용체)와 결합하면 분비가 촉진된다. 바제도병은 어떤 이유로 면역 시스템이 갑상선 자극 호르몬 수용체에 결합하는 항체(TSH 수용체 항체)를 만들어 갑상선 호르몬이 과잉 분비된다.

항상 체력을 소모하는 상태가 된다

갑상선 호르몬이 과잉 분비되면 전신의 대사가 항진해 안정을 취하고 있어도 전속력으로 달린 상태와 같다. 가슴 두근거림(동계, 動悸), 빠른 맥박(빈맥, 頻脈), 다한과 숨이 차고 먹어도 살이 찌지 않거나 마른다. 또한 수족과 몸이 떨리고 더위를 심하게 타는 증상이 나타나며 피로감이 극대화된다. 그리고 갑상선 부종(갑상선종)과 안구 돌출, 눈꺼풀 부종 증상이 나타나기도 한다.

갑상선 호르몬 합성을 억제하는 약을 복용하는 것이 기본 치료법이다. 방사성 요오드의 복용으로 갑상선 세포를 줄이거나 수술로 갑상선을 절제하는 치료도 있다.

시험에 나오는 어구

바제도병
갑상선 기능 항진증의 하나로, 갑상선 자극 호르몬 수용체를 자극하는 항체에 의해 갑상선 호르몬이 과잉 분비된다. 전신의 대사가 격해져 체력을 소모한다.

키워드

갑상선 호르몬
대사를 활발하게 하는 기능이 있다. 분비가 항진하면 가슴 두근거림과 다한, 맥이 빨라지는 증상이 나타난다.

갑상선 자극 호르몬
하수체 전엽에서 분비되며, 갑상선 자극 호르몬 수용체와 결합해 갑상선 호르몬 분비를 촉진한다.

방사성 요오드
방사능을 가진 요오드를 말한다. 요오드는 갑상선에 흡수되므로 이것을 투여해 갑상선 세포를 파괴한다. 방사능을 가진 원소를 '동위원소(아이소토프, Isotope)'라고 하며, 이를 사용한 치료를 '동위원소 치료(Isotope Therapy)'라고 한다.

메모

그레이브스병
바제도병은 영어권에서 '그레이브스병'이라고도 불린다.

바제도병 발증 메커니즘

어떤 원인으로 TSH 수용체 항체가 생기고, 이것이 갑상선의 TSH 수용체에 결합하고 갑상선을 자극해 갑상선 호르몬이 과잉 분비된다.

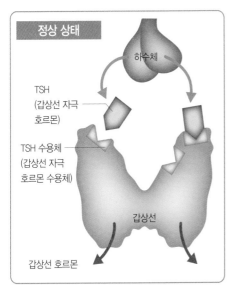

정상 상태

하수체

TSH
(갑상선 자극
호르몬)

TSH 수용체
(갑상선 자극
호르몬 수용체)

갑상선

갑상선 호르몬

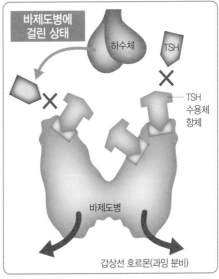

바제도병에
걸린 상태

하수체

TSH

TSH
수용체
항체

바제도병

갑상선 호르몬(과잉 분비)

바제도병의 주요 증상

갑상선 호르몬이 과잉 분비되기 때문에 대사가 항진해 맥박이 빨라지고 가슴이 두근거리는 증상이 나타난다. 갑상선이 붓거나 안구 돌출 증세를 보이기도 한다.

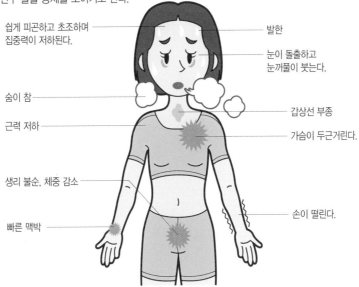

쉽게 피곤하고 초조하며
집중력이 저하된다.

발한

눈이 돌출하고
눈꺼풀이 붓는다.

숨이 참

근력 저하

갑상선 부종

가슴이 두근거린다.

생리 불순, 체중 감소

빠른 맥박

손이 떨린다.

면역 이상

만성 갑상선염

POINT

- 면역이 갑상선을 공격해 갑상선에 만성 염증이 일어나는 질병이다.
- 갑상선 부종과 갑상선 기능 저하가 일어난다.
- 갑상선 호르몬의 분비가 줄면 권태감 등의 증상이 나타난다.

갑상선에 만성 염증이 일어나는 질병

만성 갑상선염은 주로 T세포가 자기 자신의 갑상선을 공격해 만성 염증이 일어나는 자가면역질환이다. 이 질병을 세계에서 처음으로 보고한 일본인 외과의사 하시모토 하카루(橋本策)의 이름을 따 교본병(橋本病) 또는 하시모토 갑상선염(Hashimoto's Disease)이라고도 한다. 어떤 이유로 공격이 일어나는지는 알려져 있지 않다. 압도적으로 여성이 많이 걸리고 남녀 비율은 1:20~30이나 된다. 환자는 30~40대가 많고 아이가 걸리는 일은 드물다.

만성 갑상선염의 주요 증상은 갑상선의 부종(갑상선종)이다. 갑상선이 다소 딱딱하고 울퉁불퉁한 느낌이 나며 붓는 것이 특징이다. 심하게 부어 목이 굵어지는 사람도 있는가 하면 본인도 전혀 알아차리지 못하는 사람도 있다.

또한 만성 갑상선염에 걸린 사람의 30% 정도가 갑상선 호르몬 분비가 줄어드는 갑상선 기능 저하 증세를 보인다. 갑상선 호르몬은 몸의 대사에 관여하는 호르몬으로, 분비 기능이 떨어지면 대사가 저하해 부종, 체중 증가, 기운이 없고 무기력하며, 식욕 저하, 오한, 피부 건조, 변비 등과 같은 증상이 나타난다.

권태감을 질병 증상이라고 깨닫지 못한다

갑상선 부종과 갑상선 기능 저하 증상이 가벼우면 권태감을 느껴도 질병이라고는 생각하지 못하고 힘든 상태로 그냥 지내는 사람도 있다. 혈액의 갑상선 호르몬과 자가 항체를 조사하면 진단이 가능하고, 갑상선 호르몬 약을 복용하면 증상이 완화되므로 권태감으로 인해 일상생활에 지장이 있는 사람은 가능한 한 빨리 병원에서 검사를 받도록 한다.

 시험에 나오는 어구

만성 갑상선염
면역을 담당하는 림프구가 갑상선을 공격해 갑상선에 만성 염증이 일어나는 질병을 말한다. 갑상선 부종과 갑상선 기능 저하(갑상선 호르몬의 분비 저하) 증상이 일어난다.

 키워드

갑상선 기능 저하
갑상선 호르몬 분비가 저하되면 전신의 권태감과 무기력감을 느끼고 맥이 늦게 뛰는 증상이 나타난다.

 메모

갑상선에 대한 자가 항체
갑상선에서 호르몬의 생성에 필요한 사이로글로불린 단백질에 대한 항사이로글로불린 항체와 산소의 갑상선 페르옥시다아제에 대한 항갑상선 페르옥시다아제 항체가 있다. 그러나 갑상선의 파괴는 주로 T세포의 작용으로 일어난다.

갑상선종과 갑상선 기능 저하의 관계
갑상선의 부종 정도와 갑상선 기능 저하는 반드시 비례하지 않는다. 붓기는 가벼운데, 갑상선 기능이 크게 저하되는 일도 있다(이와 반대도 있다).

```
```

만성 갑상선염 발증 메커니즘

어떤 원인으로 림프구(조직 장애성 T세포)가 갑상선에 발현하는 사이로글로불린과 갑상선 페르옥시다아제를 목표로 공격해 만성 염증이 일어난다.

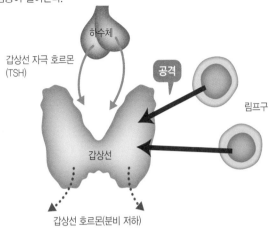

만성 갑상선염의 원인과 증상

갑상선이 붓는 갑상선종과 갑상선 기능 저하에 의한 부종, 맥이 늦게 뛰는 증상이 나타난다.

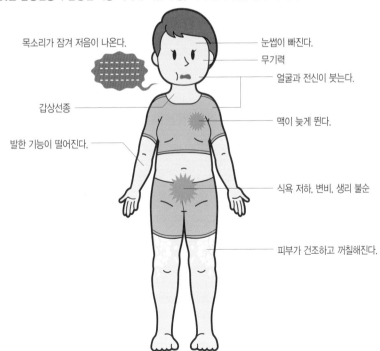

중증 근무력증

POINT

- 신경근 접합부의 정보 전달 물질 수용체가 자가 항체에 의해 파괴되는 난치병이다.
- 근육을 움직이라는 운동 지령이 전달되지 않아 근력 저하 등의 증상이 일어난다.
- 대부분은 치료를 하면서 일상생활이 가능하다.

신경근 접합부의 수용체가 파괴된다

운동신경과 근육 세포가 시냅스를 만드는 부분을 신경근 접합부라고 한다. 보통은 뇌에서 보낸 정보가 신경의 말단에 도착하면 신경 전달 물질(아세틸콜린)이 방출된다. 이것이 근세포의 수용체와 결합하면 근세포가 수축해 운동이 일어난다. 그런데 중증 근무력증에 걸리면 자가 항체에 의해 수용체가 파괴돼 운동 지령이 전달되지 않게 된다. 왜 이런 항체가 생기는지는 아직 밝혀지지 않았다.

운동 지령이 근육에 도달하지 않으면 근력 저하, 권태감 등과 같은 증세가 나타난다. 특히, 눈 주변에 일어나기 쉬운 것이 특징이고, 눈꺼풀이 처지는 안검하수와 사물이 이중으로 보이는 복시 현상이 나타난다. 이 밖에도 음식물을 잘 삼키지 못하거나 손발 근력이 저하해 일상적인 운동에 지장이 생기는 경우도 있다. 중증화하면 호흡근이 마비돼 호흡 곤란에 빠질 수도 있다.

면역 억제제로 대부분은 일상생활이 가능하다

이 질병의 85% 정도에서 아세틸코린 수용체에 대한 항체가 보이고, 그중 75% 정도가 흉선의 이상 때문이라고 알려져 있다. 치료법에는 아세틸콜린의 분해를 방해하는 콜린에스테라아제 억제제와 부신 피질 스테로이드제 등의 면역 억제제를 이용하는 약물 요법, 항체를 제거하는 혈액 정화 요법, 흉선 절제술 등이 있다. 최근에는 조기진단과 조기치료가 가능하며 대부분은 치료를 받으면서 일상생활이 가능하다.

시험에 나오는 어구

중증 근무력증
신경근 접합부에서 근세포 쪽 수용체가 자가 항체에 의해 파괴돼 운동 지령이 전달되지 않는 난치병이다.

신경근 접합부
운동신경의 말단과 근세포 표면의 운동 종판(終板)이 시냅스를 만들고 있는 부분을 말한다.

키워드

시냅스
신경과 신경 또는 신경과 근세포 등의 접속부로, 정보를 전달하는 측과 받는 측 사이에 사소한 틈새(시냅스 간극)가 있다. 신경 말단에서 시냅스 간극으로 방출된 신경 전달 물질이 받는 쪽 수용체에 작용해 정보가 전달된다.

아세틸콜린
신경 전달 물질을 말한다.

콜린에스테라아제
아세틸콜린을 분해하는 효소를 말한다.

메모

중증 근무력증의 치료
치료를 하지 않아도 되는 사람은 수 %, 치료를 해도 효과가 없는 경우는 10% 정도이다.

중증 근무력증 발증 메커니즘

자가 항체에 의해 신경근 접속부의 근세포 쪽 수용체가 파괴돼 신경에서 근육으로 정보가 전달되지 않는다.

정상 신경근 접합부

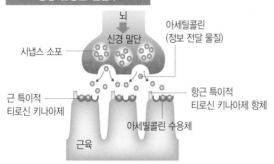

신경 말단의 시냅스 소포에서 정보 전달 물질인 아세틸콜린이 방출된다. 아세틸콜린 수용체 등과 같은 근세포의 수용체와 결합하면 근세포가 수축된다.

중증 무근력증의 신경근 접합부

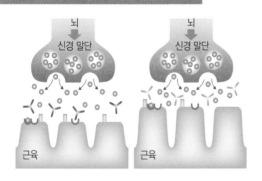

근세포인 아세틸콜린 수용체에 대한 항체(항아세틸콜린 수용체 항체)에 의해 근세포의 수용체가 파괴돼 신경에서 정보가 근육으로 전달되지 않는다. 근 특이적 티로신 키나아제에 대한 항체(항근 특이적 티로신 키나아제 항체)가 중증 무근력증에 어떻게 작용하는지는 확실하지 않다.

중증 근무력증의 주요 증상

중증 근무력증의 주요 증상은 근력 저하와 권태감이다. 또한 근력 저하는 눈 주변에서 가장 많이 일어나는 것이 특징이다. 증상은 주로 오후에 악화된다.

안검하수(눈꺼풀이 처진다)

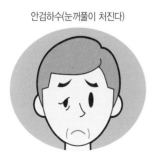

복시(사물이 둘로 보인다)

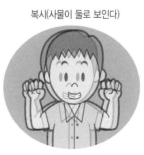

근력 저하

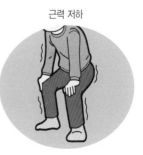

면역 이상

다발성 경화증

POINT

- 면역이 중추신경의 수초를 공격하는 것이 원인이다.
- 신경 섬유의 수초가 손상돼 다양한 증상을 유발하는 난치병이다.
- 대부분은 관해와 재발을 반복하지만, 증상이 심해져 누워 지내는 사람도 있다.

면역이 신경 섬유의 수초를 손상시킨다

다발성 경화증(MS, Multiple Sclerosis)은 뇌와 척수 같은 중추신경의 신경 섬유 여기저기에 장애가 일어나는 질병이다. 면역이 자기 자신을 공격하기 때문에 일어나는 자가면역질환으로 여겨진다. 신경 섬유는 정보를 빨리 전달하는 기능을 하는 수초(髓鞘, Myelin Sheath)라고 하는 피막에 둘러싸여 있다. 다발성 경화증에 걸리면 면역이 수초를 손상시켜(탈수) 정보가 원활하게 전달되지 않는다. 지금까지 두 종류의 헬퍼 T세포(Th1과 Th17) 중 어느 한쪽이 발병에 관계하고 있으며, 약의 효과에 차이가 있는 것으로 알려져 있다.

손상된 신경에 따라 증상이 다르다

어느 신경의 수초가 상처를 입었느냐에 따라 나타나는 증상이 다르다. 척수 장애는 피부 저림과 찌릿찌릿한 통증, 손발 마비, 배설 장애 등, 뇌간(腦幹) 장애는 사물이 둘로 보이는 복시, 얼굴 감각과 운동 마비 등, 소뇌 장애는 보행 시의 휘청거림과 손 떨림 등이 일어난다. 대부분은 관해(210쪽 참조)와 재발을 반복하며 만성으로 이행하지만, 서서히 진행해 누워 지내는 사람도 있다.

증상이 재발하는 급성기에는 부신 피질 스테로이드제를 처방한다.

시험에 나오는 어구

다발성 경화증
면역이 중추신경의 신경 섬유 수초를 손상시켜 탈수를 일으키고 신경 전달에 장애가 일어나는 질병을 말한다.

수초
신경 섬유 주변을 둘러싸고 있는 피막으로, 절연체 구실을 한다. 수초를 가진 신경을 '유수(有髓) 섬유'라고 한다. 수초가 있으면 신경 임펄스가 수초 틈새(랑비에 결절, Node of Ranvier)를 날듯이 전달되기 때문에 전달 속도가 빠르다.

키워드

탈수
수초가 상처를 입는 것을 말한다. 정보가 전달되지 않기 때문에 감각 마비, 운동 장애 등과 같은 문제가 일어난다.

메모

다발성 경화증과 시신경 척수염
시신경과 척수에 병변이 생기는 시신경 척수형 다발성 경화증이라 불리던 것 중 항아쿠아포린4(AQP4) 항체라는 자가 항체가 양성이 있는 것을 알게 됐다. 현재 이 유형은 '시신경 척수염'이라고 불리며, 다발성 경화증과는 다른 질병으로 여겨진다.

다발성 경화증의 발증 메커니즘

면역의 공격으로 중추신경의 신경 섬유 수초가 상처 입으면 정보가 원활하게 전달되지 않는다. 수초가 손상돼 중추신경의 신경 섬유에 장애가 발생한다.

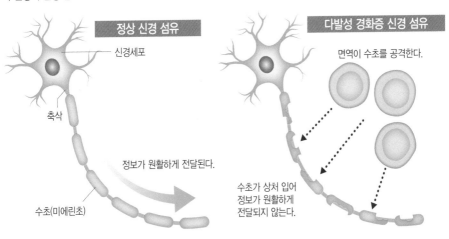

정상 신경 섬유

신경세포

축삭

정보가 원활하게 전달된다.

수초(미에린초)

다발성 경화증 신경 섬유

면역이 수초를 공격한다.

수초가 상처 입어
정보가 원활하게
전달되지 않는다.

다발성 경화증의 증상

다발성 경화증은 상처 입는 신경에 따라 드러나는 증상이 다르다. 30세 전후 여성에게 많이 발병하고 유전적 요인이 발병률에 관여한다.

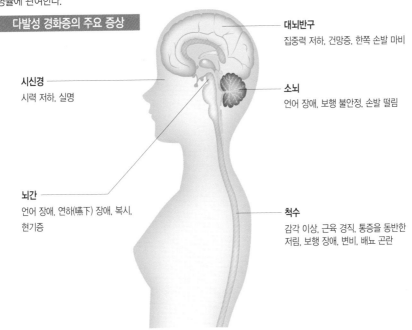

다발성 경화증의 주요 증상

시신경
시력 저하, 실명

뇌간
언어 장애, 연하(嚥下) 장애, 복시,
현기증

대뇌반구
집중력 저하, 건망증, 한쪽 손발 마비

소뇌
언어 장애, 보행 불안정, 손발 떨림

척수
감각 이상, 근육 경직, 통증을 동반한
저림, 보행 장애, 변비, 배뇨 곤란

Ⅰ형 당뇨병

POINT

- 면역이 인슐린을 분비하는 췌장의 β세포를 파괴하는 것이 원인이다.
- 인슐린 부족에 따른 고혈당으로 다양한 합병증이 일어난다.
- 인슐린이 분비되지 않기 때문에 직접 주사를 놓아야 한다.

면역이 자신의 β 세포를 공격하는 것이 원인

당뇨병은 혈당치(혈중 포도당 농도)를 낮추는 인슐린이라는 호르몬의 분비가 저하 또는 제 기능을 잃어 혈당치가 너무 높은 상태가 이어지고, 결과적으로 혈관이나 신경이 서서히 손상됨에 따라 망막증, 신경 장애, 신기능 장애, 허혈성 심질환 등의 합병증을 일으키는 만성질환이다. 당뇨병에는 유전적 요인에 과식과 운동 부족 등이 겹쳐 발증하는 Ⅱ형 당뇨병과 원인 불명으로 주로 아이들에게 발증하는 Ⅰ형 당뇨병이 있다.

인슐린은 췌장의 랑게르한스섬 β세포에서 분비된다. Ⅰ형 당뇨병의 원인은 바이러스 감염으로 활성화한 면역이 잘못해 자신의 췌장의 β 세포를 공격, 파괴하는 것이다. 따라서 Ⅰ형 당뇨병 진단 시에는 혈액 중 자가 항체 유무를 검사한다.

평생 인슐린을 직접 주사해야 한다

Ⅰ형 당뇨병은 인슐린을 분비하는 세포가 파괴돼 있으므로 하루에 몇 차례 당뇨 수치를 체크하면서 인슐린을 피하에 직접 주사해야 한다. 다시 말해, 주사로 인슐린을 보충할 필요가 있다. 또한 다른 질병으로 발전하거나 인슐린을 투여하지 않아 일어나는 당뇨병성 케톤산증(Diabetic Ketoacidosis)과 인슐린 투여 후 식사를 하지 않았을 때 일어나는 저혈당증 같은 급성 합병증을 방지하는 것이 중요하다. 최근에는 피하 지방층에 인슐린 주입 바늘을 삽입해 지속적으로 주입하는 인슐린 펌프 요법도 시행되고 있다.

시험에 나오는 어구

Ⅰ형 당뇨병
면역이 췌장의 β 세포를 공격해 일어나는 자가면역질환을 말한다.

인슐린
췌장의 랑게르한스섬 β 세포에서 분비되는 호르몬을 말한다. 주로 지방세포와 근세포에 작용해 세포가 당을 흡수함으로써 혈당치를 낮춘다.

키워드

만성질환
서서히 발병하고 장기간의 치료가 필요한 질환을 말한다.

당뇨병성 케톤산증
인슐린의 부족으로 세포가 당을 이용하지 못하고 지질을 이용한 결과, 대사 산물인 케톤체가 혈중에 늘어 혈액이 산성으로 기우는 것을 말한다. 의식 장애 등을 일으킨다.

저혈당증
인슐린을 투여했는데 식사를 하지 못하면 이상 저혈당이 된다. 심한 경우 혼수 상태가 된다.

메모

iPS 세포를 이용한 치료법
iPS 세포에서 인슐린을 분비하는 β 세포를 만들어 이식하는 치료법이 개발되고 있다.

I형 당뇨병 발증 메커니즘

감염으로 활성화한 면역이 잘못해 랑게르한스섬의 β 세포를 파괴하기 때문에 인슐린이 분비되지 않아 발증한다.

I형 당뇨병의 발증

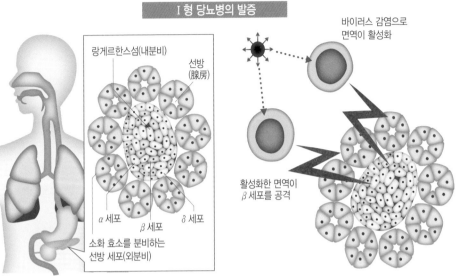

췌장의 랑게르한스섬

I형 당뇨병의 증상

심하게 목이 마르고 수시로 화장실에 가고 싶으며, 쉽게 피곤해지는 등의 자각 증상이 나타나는데, 이를 방치하면 신경 장애, 망막증, 신기능 장애 같은 합병증이 일어난다. 분비되지 않는 인슐린을 보충하고 급성 합병증을 막기 위해 직접 주사해야 한다.

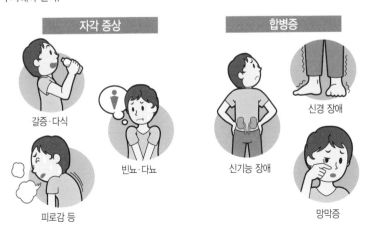

면역 이상

궤양성 대장염

POINT

- 대장 점막에 염증이 생겨 설사와 복통이 계속되는 원인 불명의 난치병이다.
- 면역 시스템의 장애와 유전적 요인 등이 관여한다.

대장 점막의 염증으로 설사와 복통이 계속된다

궤양성 대장염은 대장의 점막에 염증에 의한 미란(짓무름)이나 궤양으로 복통과 설사를 반복하는 질병으로, 대장 점막의 염증은 직장을 중심으로 거슬러 올라가면서 확산된다. 설사는 진무른 점막에서 나오는 점액과 혈액이 섞여 혈변과 점혈변이 된다. 중증이 되면 발열, 빈혈, 체중 감소 등 전신에 증상이 나타나거나 관절염, 요로결석 등 장 이외에 합병증이 일어나기도 한다. 설사 증상이 수일~수주간 계속되는 활동기와 증상이 호전돼 컨디션이 좋은 관해기를 반복하는 것이 특징이다.

발증 연령은 남성이 15~24세경, 여성은 20~29세경이 가장 많다. 발증률에 남녀 차이는 없다.

면역의 이상이 원인이다

원인에는 면역 시스템 장애와 유전적 소인, 식생활 등이 관여하는 것으로 보이지만, 아직까지 명확하게 밝혀지지는 않았다. 다만, 환부에서 TNF-α 등의 사이토카인(74쪽 참조)이 대량으로 생성되고, 이것이 염증을 일으키는 것으로 알고 있다.

치료는 증상을 가볍게 하는 관해 도입 요법과 재연을 예방하기 위한 관해 유지 요법으로 병세를 살피면서 진행한다. 염증을 억제하는 5-아미노살리실산제와 부신 피질 스테로이드제 약물 치료가 중심이다. 면역 억제제와 TNF-α의 작용을 차단하는 항체(TNF 길항제)를 사용하기도 한다.

시험에 나오는 어구

궤양성 대장염
대장 점막에 염증에 따른 미란과 궤양이 생겨 설사와 복통을 반복한다.

키워드

TNF-α
주로 대식세포가 생성하는 사이토카인에 의해 염증을 일으킨다.

메모

유사한 질병에 크론병이 있다
궤양성 대장염과 함께 염증성 장 질환으로 분류되는 크론병(Crohn's Disease)이 있다. 크론병은 식도에서 직장까지 앞부분에서 궤양, 섬유화가 일어나 복통, 설사, 혈변을 반복하는 원인 불명의 난치성 질환이다. 설사는 대장에 크론이 생겼을 경우에 많이 일어난다.

중증 크론병의 치료
비정상적으로 활성화한 백혈구를 제거하는 백혈구 제거 요법과 약물 요법으로 효과를 볼 수 없는 경우에는 염증 부위를 절제하는 수술을 하기도 한다.

궤양성 대장염 발증 메커니즘

원인은 해명되지 않았지만, 면역이 대장 점막을 손상시키는 것으로 알려져 있다. 대장 점막에 염증에 의한 미란과
궤양이 생긴다.

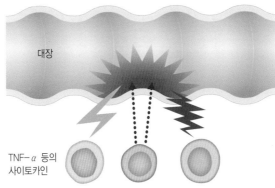

궤양성 대장염의 유형과 증세

궤양성 대장염은 복통과 설사를 초래하는 질병으로, 원인은 해명되지 않았지만 증상이 이어지는 활동기와 컨디션
이 회복되는 관해기를 반복한다.

병변 확산 과정

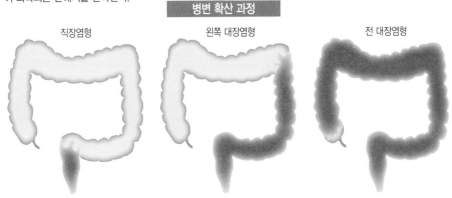

병변은 직장에서 시작돼 대장을 거슬러 올라가면서 확산된다. 병변의 확산 유형에 따라 직장염형.
왼쪽 대장염형. 전 대장염형의 3가지 유형으로 나뉜다.

질병의 경과(재연관해형) 만성질환은 관해와 재연을 반복한다.

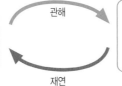

활동기	관해	관해기
대장 점막에 미란과 궤양이 생겨 복통과 설사, 혈변 등의 증상을 유발한다.	재연	대장 점막의 미란이 없어지고 복통 증상이 사라져 컨디션이 좋아진다.

211

기타사토 시바사부로의 공적

기타사토 시바사부로(北里柴三郎)는 '근대 세균학의 아버지'라고 불리는 로베르트 코흐(156쪽 참조) 아래에서 세균학을 배운 의학자이자 세균학자이다. 기타사토는 일본의 의학교육과 의료 발전에 크게 공헌한 인물이다.

기타사토는 일본에서 의학을 배우고 내무성 위생국에 입사한 후 1885년에 코흐가 있는 베를린 대학으로 유학을 갔다. 기타사토는 세계에서 처음으로 파상풍균만을 취출해 순수 배양을 하는 데 성공했다. 이것만으로도 매우 획기적이었지만, 그는 다시 치료 방법이 없었던 파상풍 치료법을 확립하기 위해 연구에 매진했다. 그리고 동물 실험 결과 파상풍 증상을 일으키는 원인은 균 자체가 아니라 균이 내는 독소라는 사실을 발견했다. 또한 약하게 한 독소를 동물에 투여하고 면역을 획득시켜 그 동물에서 채취한 혈청을 다른 동물에 투여했더니 파상풍 독소를 투여해도 발증하지 않았다. 이것이 바로 혈청 요법의 원리이다.

기타사토는 다시 베를린 대학에서 동료인 에밀 아돌프 폰 베링(Emil Adolf von Behring)과 함께 파상풍 기술을 응용해 디프테리아의 혈청 요법도 개발하고, 공동으로 「동물의 디프테리아와 파상풍의 혈청 요법에 대해」라는 논문을 발표했다. 1892년 귀국한 기타사토는 게이오기주쿠대학의 창립자인 후쿠자와 유키치(福澤諭吉)의 조수를 맡아 사립전염병연구소를 설립하고 초대 소장이 돼 세균학과 전염병 예방 연구에 전념했다. 재직 중에는 정부의 의뢰로 홍콩에 파견돼 현지에서 유행하던 전염병 병원자인 페스트균을 발견하는 위업도 달성했다. 1914년에는 현재의 기타사토대학의 모체인 사립기타사토연구소를 설립하고 광견병과 인플루엔자를 연구하고 있다. 또한 1917년에는 후쿠자와(1901년 사망)의 은혜에 보답하기 위해 게이오기주쿠대학에 의학부를 설립, 초대 의학부장과 부속 병원장에 취임했다. 게이오기주쿠대학의학부에는 기타사토를 기념해 지은 기타사토기념의학도서관이 있다.

6장

면역과 의료

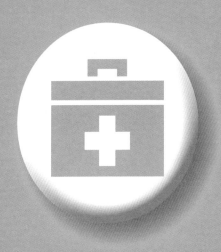

면역에 의한 암 예방

- 유전자의 돌연변이가 암세포를 발생시킨다.
- 면역 감시 기구가 암세포를 파괴해 암 발증을 방지한다.
- 암세포에는 면역의 공격을 피하는 전략이 있다.

암세포를 공격하는 면역, 공격을 피하는 암세포

자신의 정상 세포가 세포 분열을 반복하는 사이 어딘가에서 유전자의 돌연변이가 일어나 비정상 세포가 생긴다. 그리고 비정상 세포는 악성화해 암세포가 되고, 무질서하게 증식해 큰 덩어리를 만들거나 주위에 스며들어 확산하며(침윤, 浸潤), 다른 장기와 림프절에 전이한 결과, 몸의 기능이 정상적으로 기능하지 않게 되는 것이 '암'이라는 질병이다.

유전자의 돌연변이는 저절로 또는 방사선이나 자외선, 발암 물질이 원인이 돼 우리 몸 어딘가에서 매일 일어난다. 그렇다고 해도 비정상 세포 대부분은 노화하거나 세포 자살(아포토시스, 110쪽 참조)을 일으키기 때문에 모든 것이 암이 되는 것은 아니다.

돌연변이로 세포가 증식 명령을 받지 않아도 무한 증식을 시작하면 면역 세포가 그것을 찾아 내 없앤다. 이 원리를 면역 감시 기구라고 한다.

암세포는 정상 세포라는 표시를 내지 않기 때문에 이를 근거로 자연면역 세포인 NK세포(66쪽 참조)가 독자적으로 판단하여 파괴한다.

또한 획득면허를 담당하는 T세포들은 암세포 특유의 단백질을 항원(암 항원, 네오 항원)으로 감지해 공격, 파괴한다. 그리고 이러한 면역 감시 기구를 교묘하게 도망치는 전략을 가진 세포가 결국 암세포가 돼 암을 유발한다.

시험에 나오는 어구

암
악성 종양을 말한다. 의학적으로는 상피세포에서 생긴 악성 종양인 '암', 뼈와 근육에 생기는 악성 종양인 '육종', 혈액 암이라 불리는 '백혈병'을 합쳐 '암'이라고 한다.

침윤
암세포가 주위에 스며들며 확산되는 것을 말한다. 암과 정상 조직의 경계선을 알 수 없는 상태가 된다.

전이
암세포가 혈액과 림프액을 타고 다른 장기와 림프절 등으로 번져 증식하는 것을 말한다. 전이 정도에 따라 암의 병기(Stage)를 분류한다.

키워드

면역 감시 기구
면역이 암세포를 감시 및 제거하는 원리를 말한다.

메모

비정상 세포를 구분하는 세포 진단
유전자의 돌연변이로 생기는 비정상 세포와 암세포는 현미경으로 보면 모양이 정상과는 다르다. 이것을 '이형(異形) 세포'라 부르고, 세포 진단으로 비정상 정도(악성도)를 판정한다.

암세포로 인한 암 발증 프로세스

돌연변이와 발암 물질이라고 불리는 화학물질이 원인이 돼 유전자의 돌연변이가 일어난다. 갑자기 이상 세포가 생겨도 노화와 세포 자살(아포토시스)이 일어나 조직은 회복되지만, 그렇지 못한 세포가 암세포가 되어 증식하면 암을 유발한다.

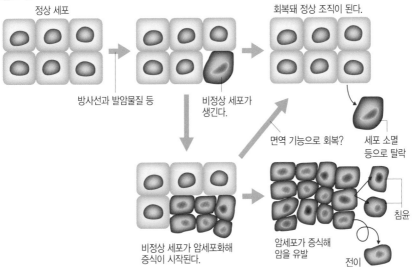

정상 세포

회복돼 정상 조직이 된다.

방사선과 발암물질 등

비정상 세포가 생긴다.

면역 기능으로 회복?

세포 소멸 등으로 탈락

비정상 세포가 암세포화해 증식이 시작된다.

암세포가 증식해 암을 유발

침윤

전이

면역이 암세포를 공격한다

항원 제시 세포가 암 항원을 흡수해 T세포에 제시하고 활성화한 T세포와 NK세포가 암세포를 공격한다.

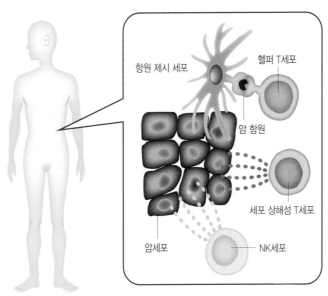

항원 제시 세포

헬퍼 T세포

암 항원

세포 상해성 T세포

암세포

NK세포

암 면역 요법의 종류

POINT
- 면역 요법은 암세포만을 공격하고 정상 세포는 손상시키지 않는다.
- 자신이 갖고 있는 면역 기능을 강화하는 방법을 '능동 면역 요법'이라고 한다.
- 체외에서 배양한 면역 세포를 투여하는 방법을 '양자 면역 요법'이라고 한다.

암 면역 요법의 종류

암을 치료하는 표준 방법에는 수술 요법, 항암제를 이용한 치료(화학 요법), 방사선 요법이 있다. 그리고 제4의 치료법으로 연구가 진행되고 있는 것이 암 면역 요법이다. 암 면역 요법은 면역이 암세포를 공격하는 원리를 이용해 암을 치료하는 방법을 일컫는다. 항암제나 방사선과 달리, 암세포만을 노려 공격하기 때문에 몸의 정상 조직을 손상시키지 않는다는 것이 큰 이점이다.

암 면역 요법은 크게 자신이 가진 면역 기능을 증강하는 능동 면역 요법과 몸 밖에서 배양한 면역 세포와 항체를 투여하는 양자 면역 요법으로 나뉜다. 고전적인 능동 면역 요법에는 면역 세포를 불러들이는 인터페론 등의 사이토카인을 투여하는 방법, 암 항원 백신을 투여하는 방법 등이 있다. 양자 면역 요법에는 환자로부터 채취한 NK세포를 활성화해 투여하는 방법과 암 항원을 인식한 T세포를 추출해 늘려 투여하는 방법이 있다. 그러나 고전적인 암 면역 요법의 효과는 매우 한정적이었다.

능동 면역 요법 중 최근 큰 주목을 받고 있는 것이 면역 체크포인트 저해 요법(218쪽 참조)이 있다.

현재 면역 요법이라 불리는 치료에는 후생노동성의 승인을 받은 것도 있지만, 과학적 근거가 없는 민간 요법도 있다. 따라서 치료를 받을 때는 전문 기관과 상담하는 것이 중요하다.

 시험에 나오는 어구

암 면역 요법
면역이 암을 공격하는 원리를 이용해 암을 치료하는 방법을 말한다. 암 특유의 단백질(암 항원)을 백신 투여하는 방법. 암 항원을 인식한 면역 세포를 체외에서 배양해 투여하는 방법 등이 있다.

 키워드

능동 면역 요법
자신이 가진 면역 기능을 높여 암을 공격하는 치료법을 말한다.

양자 면역 요법
체내에서 면역 세포를 추출하고 배양, 증식시켜 체내에 투여하는 치료법을 말한다.

면역 체크포인트 저해 요법
암세포가 면역의 공격을 피하는 기능을 차단해 면역이 유효하게 기능하도록 하는 치료법을 말한다.

 메모

두 명 중 한 명이 암에 걸린다
일본인 두 명 중 한 명이 생애 한 번은 암에 걸리고(일본 국립암연구센터 추계), 사망자 세 명 중 한 명이 암이 원인(후생노동성 인구 동태 통계)이라고 한다.

암 치료법

암의 표준 치료는 수술(외과적 요법), 항암제(화학 요법), 방사선 요법을 말한다. 면역 요법은 현재 연구 단계에 있는데, 정상 세포를 손상시키지 않아 크게 기대되고 있다.

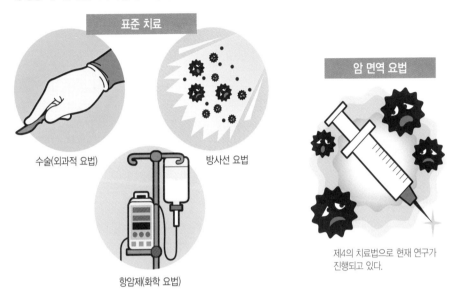

표준 치료

수술(외과적 요법)

방사선 요법

항암제(화학 요법)

암 면역 요법

제4의 치료법으로 현재 연구가 진행되고 있다.

암 면역 요법의 종류

암 면역 요법에는 암 항원을 백신으로 투여하고 체내에서 암 항원을 공격하는 면역을 기능시키는 방법, 암을 적이라고 인식한 면역 세포를 취출하고 배양해 체내에 투여하는 방법이 있다.

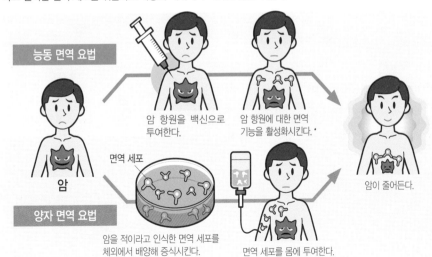

능동 면역 요법

암

암 항원을 백신으로 투여한다.

암 항원에 대한 면역 기능을 활성화시킨다.

면역 세포

양자 면역 요법

암을 적이라고 인식한 면역 세포를 체외에서 배양해 증식시킨다.

면역 세포를 몸에 투여한다.

암이 줄어든다.

면역 체크포인트 저해 요법

POINT
- 면역 체크포인트라는 T세포 수용체에 암세포 리간드가 결합해 면역 기능을 억제한다.
- 면역 억제를 방지하기 위해 면역 체크포인트 억제제가 개발됐다.

암세포가 면역에 브레이크를 건다

암세포는 면역의 공격을 피하는 기구를 갖고 있지만, 구체적으로 어떤 방법으로 면역의 공격을 피하는 것일까?

활성화한 T세포는 세포 표면에 면역 체크포인트 분자라고 하는 수용체를 내보낸다. 여기에 리간드 물질이 결합하면 T세포가 억제된다. 이것은 면역의 계속된 공격으로 자기 자신과 항원 제시세포가 손상되지 않도록 일정 지점에서 공격에 브레이크를 걸기 위한 장치(114쪽 참조)이다.

일부 암세포는 면역 체크포인트 분자에 결합하는 리간드를 내보내 결합시켜 T세포를 억제한다. 그 결과 공격을 피해 살아남은 암세포가 증식해 이윽고 암이 발병한다.

암세포가 T세포를 억제하는 것을 방해하는 약

면역 체크포인트 분자에 암세포 리간드가 결합되지 않게 하면 면역이 억제되는 것을 방지할 수 있다. 그래서 개발된 것이 면역 체크포인트 억제제이다. 대표적인 PD-1 항체약은 면역 체크포인트 분자의 하나인 PD-1에 제일 먼저 결합해 암세포가 내보내는 리간드 PD-L1이 결합하는 것을 방해한다.

면역 체크포인트 분자는 PD-1 외에도 다른 것이 인식되어, 이들에 작용하는 약도 개발됐다. 또한 암세포가 내보내는 리간드를 방해하는 약도 개발되는 등 면역 체크포인트 억제제 연구는 속도를 내고 있다.

시험에 나오는 어구

면역 체크포인트 분자
T세포가 표면으로 내보내는 단백질 수용체를 말한다. 여기에 리간드가 결합하면 면역 기능이 억제된다. PD-1, CTLA-4 등이 발견됐다.

면역 체크포인트 억제제
면역 체크포인트 분자에 달라붙어 암세포가 내보내는 리간드가 면역 체크포인트 분자에 결합하는 것을 방해하는 약을 말한다.

키워드

리간드
수용체에 특이적으로 결합하는 물질로, 열쇠구멍에 꽂는 열쇠와 같은 역할을 한다.

메모

체크포인트
면역을 활성화할지, 억제할지를 결정하는 포인트라는 의미이다.

CAR-T 요법(키메라 항원 수용체 발현 T세포 요법)
암세포를 확인하는 T세포 수용체를 환자에게서 취출한 T세포에 유전자 변환해 강제로 발현시키고 그 T세포를 환자에게 투여하는 치료법을 말한다. 일부 혈액 암에 효과가 있다고 보고됐다.

암세포가 면역 세포를 억제한다

암세포는 T세포가 내보내는 면역 체크포인트 분자(예 PD-1)에 리간드(예 PD-L1)를 결합시켜 T세포를 억제한다.

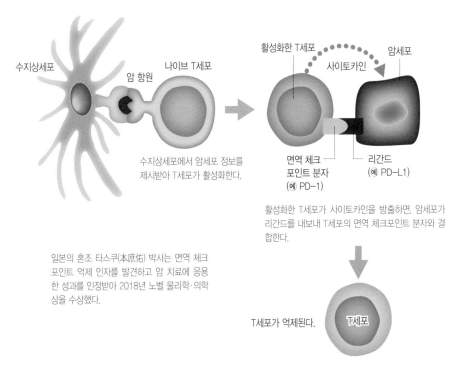

수지상세포에서 암세포 정보를
제시받아 T세포가 활성화한다.

일본의 혼조 타스쿠(本庶佑) 박사는 면역 체크
포인트 억제 인자를 발견하고 암 치료에 응용
한 성과를 인정받아 2018년 노벨 물리학·의학
상을 수상했다.

활성화한 T세포가 사이토카인을 방출하면, 암세포가
리간드를 내보내 T세포의 면역 체크포인트 분자와 결
합한다.

T세포가 억제된다.

면역 체크포인트 억제제의 원리

면역 체크포인트 억제제는 면역 체크포인트 분자에 제일 먼저 달라붙어 암세포 리간드가 결합하지 못하게 방해한
다. 면역 체크포인트 억제제는 T세포를 억제하지 않기 때문에 면역은 암세포를 계속 공격할 수 있다.

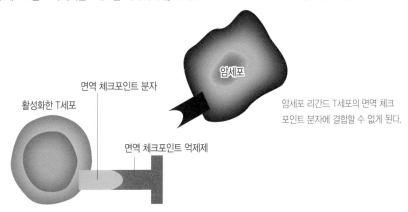

암세포 리간드 T세포의 면역 체크
포인트 분자에 결합할 수 없게 된다.

면역과 의료

장기 이식과 면역

POINT
- 조직형 HLA가 맞지 않는 장기는 면역이 공격한다.
- HLA 모두가 완전하게 맞는 사람을 찾는 것은 어렵다.
- 장기에 따라 이식 시에 최소한 합치해야 할 HLA가 다르다.

조직형이 맞지 않으면 이물질로 인식해 공격한다

신장과 심장, 폐 등 장기 이식을 할 때는 이식할 장기와 이식받을 환자의 조직형이 맞지 않으면 안 된다. 조직형이 맞지 않으면 이식을 받은 환자의 면역이 이식받은 장기를 이물질이라고 판단하고 공격해 이식한 장기가 기능하지 않게 된다. 이를 거부반응이라고 한다.

다만, 눈의 검은자위 위를 덮은 각막은 조직형을 맞지 않아도 이식이 가능하다. 그 이유는 각막은 면역이 이물질로 인식하지 않기 때문이다(90쪽 참조).

조직형 HLA의 조합은 수만 가지

장기 이식에서 문제가 되는 것은 몸의 모든 세포가 갖고 있는 HLA이라는 형(型)이다. HLA에는 클래스 I과 클래스 II가 있고, 각각 3개씩 구조를 결정하는 설계도의 유전자좌(遺傳子座, 염색체에서 특정 유전자가 차지하는 위치)가 있으며, 각 유전자좌에도 많은 종류가 있다(221쪽 표 참조).

각각 1개씩 양친으로부터 한 쌍씩 이어받는 HLA의 조합은 수만 가지나 된다. 형제간에는 4분의 1의 확률로 합치하지만, 완전하게 같은 형을 가진 타인을 찾는 것은 매우 어렵다.

신장 이식의 경우는 A, B, DR의 HLA가 적합해야 하는 등 장기의 특성에 따라 최소한 합치해야 할 HLA가 다르기 때문에 이식 조건에 맞는 제공자를 찾는다. 그래도 타인의 장기인 것만은 분명하므로 이식 후에는 환자에게 면역 억제제를 투여해 거부반응을 억제한다.

 시험에 나오는 어구

거부반응
장기를 이식받은 사람의 면역이 이물질이라고 판단해 공격하는 것을 말한다. 염증이 일어나고 부어서 열이 나는 등 장기가 정상적으로 기능하지 않게 된다.

HLA
사람 백혈구 항원(Human Leukocyte Antigen). 백혈구에서 발견돼 붙은 이름이지만, 이후 연구를 통해 모든 세포가 갖고 있는 것으로 밝혀졌다. MHC를 말한다.

 키워드

유전자좌
HLA의 구조를 결정하는 유전자가 있는 장소를 말한다. 제6염색체에 있다.

 메모

공여자(도너)와 수용자 (레시피엔트)
장기 이식에서 장기를 제공하는 사람을 '공여자(도너)', 이식받은 사람을 '수용자(레시피엔트)'라고 한다.

심장 이식과 HLA
심장 이식의 경우, 대개는 긴급하고 다른 장기에 비해 거부반응이 잘 일어나지 않기 때문에 HLA의 적합도는 크게 중요하지 않다.

주요 HLA

조직형 'HLA'의 조합은 수만 가지라고 한다. HLA는 사람 몸 안에서 중요한 면역 기구로 기능하며 주요 역할은 '자기'와 '비자기'를 식별하는 것이다.

클래스 I				클래스 II		
A	B		C	DR	DQ	DP
A1	B5	B49(21)	Cw1	DR1	DQ1	DPw1
A2	B7	B50(21)	Cw2	DR103	DQ2	DPw2
A203	B702	B51(5)	Cw3	DR2	DQ3	DPw3
A210	B8	B5102	Cw4	DR3	DQ4	DPw4
A3	B12	B5103	Cw5	DR4	DQ5(1)	DPw5
A9	B13	B52(5)	Cw6	DR5	DQ6(1)	DPw6
A10	B14	B53	Cw7	DR6	DQ7(3)	
A11	B15	B54(22)	Cw8	DR7	DQ8(3)	
A19	B16	B55(22)	Cw9(w3)	DR8	DQ9(3)	
A23(9)	B17	B56(22)	Cw10(w3)	DR9		
A24(9)	B18	B57(17)		DR10		
A2403	B21	B58(17)		DR11(5)		
A25(10)	B22	B59		DR12(5)		
A26(10)	B27	B60(40)		DR13(6)		
A28	B35	B61(40)		DR14(6)		
A29(19)	B37	B62(15)		DR1403		
A30(19)	B38(16)	B63(15)		DR1404		
A31(19)	B39(16)	B64(14)		DR15(2)		
A32(19)	B3901	B65(14)		DR16(2)		
A33(19)	B3902	B67		DR17(3)		
A34(10)	B40	B70		DR18(3)		
A36	B4005	B71(70)		DR51		
A43	B41	B72(70)		DR52		
A66(10)	B42	B73		DR53		
A68(28)	B44(12)	B75(15)				
A69(28)	B45(12)	B76(15)				
A74(19)	B46	B77(15)				
	B47	B7801				
	B48					

(출처 : 제11회 국제조직적합성 워크숍에서 공인된 'HLA 특이성'에서)

HLA형의 유전 예

양친으로부터 한 쌍씩 HLA을 이어받기 때문에 아이의 HLA형은 4가지 패턴이다. 다시 말해, 형제는 4분의 1의 확률로 HLA이 합치한다.

부친의 HLA
A11-B35-Cw4-DR51-DQ3-DPw2
A36-B12-Cw8-DR7-DQ4-DPw6

모친의 HLA
A3-B59-Cw8-DR9-DQ1-DPw1
A210-B8-Cw2-DR10-DQ3-DPw4

아이의 HLA

① A11-B35-Cw4-DR51-DQ3-DPw2
   A3-B59-Cw8-DR9-DQ1-DPw1

② A11-B35-Cw4-DR51-DQ3-DPw2
   A210-B8-Cw2-DR10-DQ3-DPw4

③ A36-B12-Cw8-DR7-DQ4-DPw6
   A3-B59-Cw8-DR9-DQ1-DPw1

④ A36-B12-Cw8-DR7-DQ4-DPw6
   A210-B8-Cw2-DR10-DQ3-DPw4

column HLA는 MHC이다

HLA 형에 클래스 I과 클래스 II가 있다는 말을 듣고 무엇이 떠올랐는가? HLA는 면역 프로세스에서 여러 번 나온 MHC, 즉 세포가 항원을 올려놓고 제시하는 분자를 말한다. HLA는 'Human Leukocyte Antigen(사람 백혈구 항원)'의 머리글자로, 제일 처음 백혈구에서 발견돼 붙은 이름이다. 이후의 연구에서 백혈구뿐 아니라 모든 세포가 갖고 있는 것으로 밝혀졌지만, 그대로 'HLA'라고 부른다.

수혈과 면역

- 수혈은 부족한 혈액과 성분을 추가하는 치료법이다.
- 혈액형이 맞지 않는 혈액을 수혈하면 거부반응에 따른 부작용이 일어난다.
- 적혈구를 수혈할 때는 사전에 교차 적합 시험을 수행해야 한다.

수혈 부작용으로 목숨까지도 잃는다

수혈은 혈액과 그 성분이 부족할 때 혈액을 혈관에 투여하는 치료법이다. 통상 혈액 자체(전혈)를 수혈하는 게 아니라 필요한 성분만을 투여한다(성분 수혈). 투여하는 혈액 제제에는 적혈구만을 모은 적혈구 제제, 지혈의 기능을 하는 혈소판을 모은 농축 혈소판 제제, 혈액 응고 인자와 각종 단백질 포함한 신선 동결 혈장 등이 있다.

타인의 혈액으로 만든 혈액 제제를 사용하는 경우, 투여받는 환자의 혈액과 항원 항체 반응(면역반응)이 일어나 중대한 부작용을 일으킬 수 있다. 따라서 수혈 전 제제의 준비 과정에는 충분한 주의가 필요하다.

적혈구를 수혈하는 경우, 혈액형이 다르면 환자의 혈중에 있는 항체가 투여받은 적혈구를 파괴해 용혈(溶血)이 일어난다. 그렇기 때문에 검사 전에는 같은 혈액형의 혈액을 준비하고 혈액 제제와 환자의 혈액으로 교차 적합 시험(크로스 매칭)을 수행한다. 교차 적합 시험에는 환자의 혈청에 제공되는 적혈구에 대한 항체가 없는지를 조사하는 주시험, 제공 혈액의 혈청에 환자의 적혈구에 대한 항체가 없는지를 조사하는 부시험이 있다. 주시험과 부시험 모두 음성(항체가 없다)이면 수혈이 가능하다.

또한 혈액 제제에 제공자의 림프구가 남아 있으면, 환자의 조직을 공격하여 중대한 부작용을 일으킨다(이식 편대 숙주병, GVHD). 부작용을 예방하기 위해 필터로 백혈구를 가능한 한 제거하고 다시 방사선을 조사(照射)해 백혈구의 세포 분열을 저지하는 조치를 취한다.

시험에 나오는 어구

성분 수혈
채취한 혈액을 적혈구, 혈소판, 혈장 등의 성분으로 나누고 환자에게 필요한 것만 수혈하는 방법을 말한다.

교차 적합 시험
적혈구를 수혈하기 전에 수행하는 검사로, 제공 적혈구에 환자의 혈청을 섞는 주시험과 환자의 적혈구에 제공 혈액의 혈청을 섞는 부시험을 수행해 모두 음성인지를 확인하고 난 후에 수혈한다.

키워드

용혈
적혈구가 파괴되는 것을 말한다. 용혈의 원인으로는 적혈구의 표면에 항체가 결합하는 것 등을 들 수 있다.

메모

부시험은 생략해도 된다
적혈구 제제에 환자의 적혈구를 공격하는 항체가 섞이지 않도록 충분한 조치가 취해져 있으므로 긴급할 때나 상세한 혈액 검사를 한 경우에는 부시험을 생략해도 좋다.

자기혈 수혈
타인의 혈액을 수혈하면 부작용의 위험이 있기 때문에 미리 자신의 혈액을 채취해 수혈하는 것을 말한다.

혈액 제제의 종류

성분 수혈로 투여하는 혈액 제제는 제공자의 혈액에서 필요한 성분을 취출해 만든다.

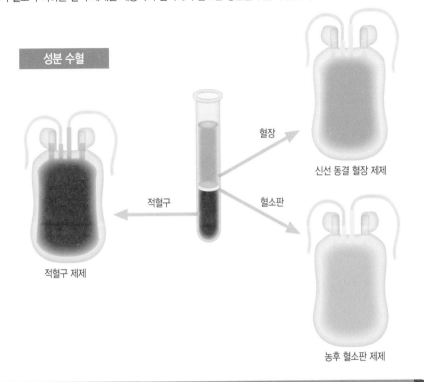

성분 수혈

혈장 → 신선 동결 혈장 제제

적혈구 → 적혈구 제제

혈소판 → 농후 혈소판 제제

교차 적합 시험

적혈구를 수혈하기 전에는 교차 적합 시험을 하고 주시험, 부시험 모두 음성인지(항체가 없는지) 확인한다.

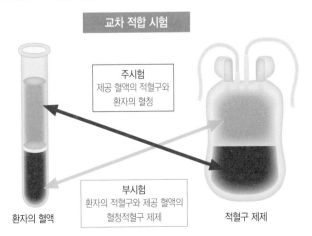

교차 적합 시험

주시험
제공 혈액의 적혈구와
환자의 혈청

부시험
환자의 적혈구와 제공 혈액의
혈청적혈구 제제

환자의 혈액

적혈구 제제

골수 이식

- 조혈 기능과 혈구에 이상이 있는 환자에게 타인의 정상 골수를 이식한다.
- 골수 이식을 할 때는 HLA 형이 적합해야 한다.
- 제공자와 환자의 혈액형은 일치하지 않아도 된다.

HLA가 맞는 사람에게 채취한 골수를 혈관에 넣는다

백혈병과 재생 불량성 빈혈, 중증 면역 결핍 증후군 등 혈액을 만드는 기능과 혈구 자체의 기능에 이상이 일어나는 질병은 타인의 정상 골수를 받는 골수 이식을 한다. 제공받은 골수의 조혈 줄기세포(160쪽 참조)가 환자에 정착해 피를 정상적으로 만들어 내면(조혈) 치료는 성공이다. 이식이라고 해도 신장 등의 장기 이식 수술과 달리, 점적과 같은 형태로 정맥에 골수 액을 주입하기만 하면 된다. 그렇다고 해도 전처치는 간단하지 않다. 제공자의 골수는 골반에 굵은 침을 찔러 채취해야 하므로 전신 마취를 해야 한다. 또한 환자는 자신의 비정상 조혈 기능과 혈구를 근절하기 위해 항암제 투여와 방사선 조사를 받아야 한다.

제공하는 골수는 환자의 HLA와 적합해야 한다. HLA가 맞지 않으면 이식받은 골수로 만들어진 백혈구가 전신의 조직을 적이라고 간주해 공격한다. HLA 적합자는 형제간에는 4분의 1의 확률로 발견되지만, 타인에게서는 좀처럼 찾기 어렵다. 그래서 효율적으로 적합자를 찾기 위해 골수 은행을 운영하고 있다.

이식 후에 환자의 혈액형이 바뀌는 경우도 있다

한편, 골수 이식은 혈액형(적혈구의 형)이 일치할 필요는 없다. 이식 후에는 적혈구와 백혈구도 제공받은 골수로 만들므로 새로운 적혈구가 백혈구의 공격 대상이 되는 일은 없다. 다른 혈액형의 골수를 이식받은 경우, 이식 후 환자의 혈액형은 제공자의 혈액형으로 바뀐다.

시험에 나오는 어구

골수 이식
백혈병과 같은 혈액 난치병 환자에게 타인의 정상 골수를 이식하는 치료법을 말한다. 이식이라고 해도 점적이나 수혈과 마찬가지로 정맥에 투여하는 간단한 방법이므로 골수의 조혈 줄기세포는 수혈을 받는 환자(레시피엔트)의 골수에 정착한다. 레시피엔트는 이식을 받기 전에 자신의 조혈 줄기세포를 없애는 치료를 받는다.

키워드

골수 채취
골수 제공자의 골반 뼈에 굵은 침을 찔러 채취한다. 전신 마취를 해야 하므로 제공자도 입원해야 한다.

메모

제대혈 간세포(줄기세포) 이식
제대혈(분만 후 산모와 태아를 연결하는 탯줄에서 얻은 혈액)에서 조혈 줄기세포를 모아 환자에게 이식하는 방법을 말한다. HLA가 완전히 맞지 않아도 생착(生着) 성공률이 높다. 제대혈에는 성인 말초혈의 100배나 되는 줄기세포가 함유돼 있다.

골수 채취 방법

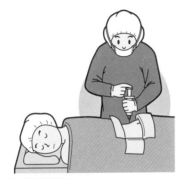

● 골수를 채취한다

제공자의 골반 뼈에 굵은 침을 찔러 골수를 채취한다.
전신 마취를 해야 하므로 제공자도 입원해야 한다.

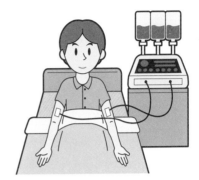

● 말초혈에서 조혈 줄기세포를 채취한다

제공자에게 말초혈의 조혈 줄기세포를 늘리는 약을 수일간 투여
하고, 나중에 말초혈에서 조혈 줄기세포만을 채취하는 방법이다.
입원과 전신 마취는 불필요하다.

제대혈에서 조혈 줄기세포를 채취하는 방법도 있다

출산 후 태반과 태아를 이어준 제대(배꼽 끈)에서 제대혈을 채취
하고 거기에 함유된 조혈 줄기세포를 추출해 제대혈 줄기세포
이식에 이용한다. 제대혈은 신생아와 분리되고 난 후에 채취하
기 때문에 산모와 아이에게 고통도 없고 위험하지도 않다.

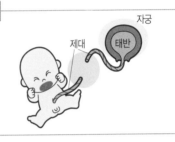

골수 이식 절차

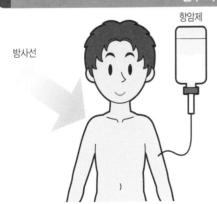

① 환자의 골수를 근절한다

비정상적인 환자의 조혈 기능과 혈구를 완전하게 죽이기 위
해 항암제 투여와 방사선을 조사한다. 처치 후에는 감염에 매
우 약한 상태가 된다.

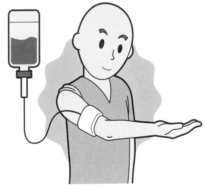

② 제공자의 골수를 정맥에서 이식한다

정상 기능을 가진 조혈 줄기세포를 함유한 골수액을 환자의
정맥에서 이식한다. 이식한 조혈 줄기세포가 정착해 정상
혈구를 만들면 성공이다.

ABO식 혈액형 검사

POINT

- 적혈구와 혈청의 항원 항체 반응을 이용해 혈액형을 조사한다.
- 적혈구 검사에서는 적혈구의 항원형을 조사한다.
- 혈장 검사에서는 혈청 중 항체 유무를 조사한다.

적혈구 검사와 혈장 검사의 2가지 종류가 있다

일반적으로 널리 알려진 ABO식 혈액형은 적혈구의 표면에 있는 A/B 항원이라 불리는 단백질의 유무에 따라 4가지 형으로 구분한 것이다. A항원만 갖고 있는 것이 A형, B항원만 갖고 있는 것이 B형, A·B 모두 갖고 있는 것이 AB형, 모두 갖고 있지 않은 것이 O형이다.

혈액형을 조사하는 검사는 항원 항체 반응을 이용한다. 적혈구 검사(오모테 검사)는 적혈구의 항원을 조사하는 검사이다. 채취한 혈액을 A 항원에 결합하는 항A 항체와 B 항원에 결합하는 항B 항체 시약에 소량 떨어뜨려 섞는다. 적혈구가 항체와 결합하면 적혈구가 응집하므로 그 모습을 관찰한다. 항A 항체에 응집하고 항B 항체에 응집하지 않으면 A 항원을 갖고 있는 A형, 항A 항체, 항B 항체 모두에 응집하면 A·B 양방의 항원을 갖고 있는 AB형이다.

혈장 검사(우라 검사)는 혈청 중 항체를 조사하는 검사이다. A 항원만 또는 B 항원만을 가진 검사용 적혈구에 검사하는 사람의 혈청을 섞어 항원 항체 반응을 관찰한다. 예를 들어 A 항원을 가진 적혈구만 응집한 경우, '검사하는 사람의 혈청에는 항A 항체가 있고 항B 항체는 없다'라는 이야기가 된다. 본래 면역은 자기 자신은 공격 대상으로 하지 않으므로 '항B 항체가 없다=자신은 B형'이 되기 때문이다. 그러나 왜 혈액형이 B형인 사람이 수혈 경험도 없는데 항A 항체를 갖고 있는 것일까? 우리가 생활하는 환경에 적혈구의 항원과 유사한 구조를 가진 세균이 있고, 어딘가에서 그 세균의 영향을 받고 있다는 설이 있지만, 아직 해명되지 않았다.

 시험에 나오는 어구

ABO식 혈액형
20세기 초반, 의사 카를 란트슈타이너(Karl Landsteiner)가 발견했다.

A항원/B항원
적혈구 표면의 단백질을 말한다.

항A항체/항B항체
적혈구 표면의 항원에 결합하는 항체(IgM)를 말한다. 항A 항체는 A 항원에 결합하는 항체를 말한다. 자신의 적혈구 항원에 대한 항체는 갖고 있지 않다. 자신의 혈액과는 반응하지 않는 항체를 '규칙 항체'라고 한다.

🔒 키워드

적혈구 검사와 혈장 검사
간이 검사만 해도 되는 경우에는 적혈구 검사만 하지만, 보다 상세하게 조사할 필요가 있는 경우에는 적혈구 검사·혈장 검사 모두 시행한다.

 메모

혈액형은 ABO식만 있는 것은 아니다
적혈구의 항원으로 분류하는 혈액형에는 이 밖에도 Rh식, MN식, 더피식 등 많은 혈액형이 있다. 자신의 혈액형에 대한 항체를 갖고 있는 것을 '불규칙 항체'라고 한다.

혈액형 검사 과정

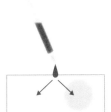

적혈구 검사

 항A 항체   항B 항체

A형   AB형

응집한다. 응집하지 않는다. 응집한다. 응집한다.

B형 O형

응집하지 않는다. 응집한다. 응집하지 않는다. 응집하는 않는다.

검사하는 혈액을 항A 항체와 항B 항체 시약에 넣어 응집하는지를 관찰한다. 응집한 항원을 갖고 있다고 판단한다.

항A 항체 항B 항체

혈장 검사

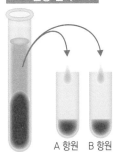

A 항원 B 항원

A형   AB형

응집하지 않는다. 응집한다. 응집하지 않는다. 응집하지 않는다.

B형   O형

응집한다. 응집하지 않는다. 응집한다. 응집한다.

A 항원 B 항원

검사하는 혈액의 혈청을 A항원과 B항원 적혈구에 넣어 응집하는지를 관찰한다. '응집하지 않는다=자기'이므로 응집하지 않은 것이 그 사람의 혈액형이다.

혈액형 판정

ABO식 혈액형을 조사할 때는 상기의 항원 항체 반응을 이용해 적혈구 응집 모습을 관찰하는 검사 방법으로 판정한다.

적혈구 검사 (적혈구의 항원을 조사한다)		혈장 검사 (혈청의 항체를 조사한다)		판정
항A 항체	항B 항체	A 항원 적혈구	B 항원 적혈구	
+	−	−	+	A
−	+	+	−	B
+	+	−	−	AB
−	−	+	+	O

+: 응집한다 −: 응집하지 않는다

각 혈액형의 적혈구 항원과 혈청 중 항체의 유무

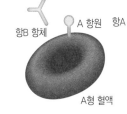

항B 항체 A 항원

A형 혈액

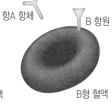

항A 항체 B 항원

B형 혈액

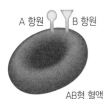

A 항원 B 항원

AB형 혈액

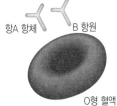

항A 항체 B 항원

O형 혈액

임신 검사

POINT

- 임신을 하면 'hCG'라는 당단백질 호르몬이 분비된다.
- 임신 검사약은 임신 시에 분비되는 hCG의 유무를 조사한다.
- 임신 검사약은 hCG와 결합하는 항체를 이용한다.

항원 항체 반응으로 판정·종료 선을 표시한다

임신을 하면 모체와 태아를 연결하는 태반의 조직에서 임신을 유지하는 기능을 하는 융모성선자극호르몬(human chorionic gonadotropin, hCG)이라는 당단백질 호르몬이 분비된다.

hCG는 소변과 혈중에 나타나기 때문에 소변에서 hCG가 검출되면 임신 가능성이 있다고 할 수 있다. 그리고 임신 검사약은 항원 항체 반응을 이용해 소변의 hCG 유무를 조사한다. 소변을 사용하기 때문에 침을 찔러 채혈하지 않아도 되고 통증도 없으며 언제 어디서나 간단하게 검사할 수 있는 이점이 있다. 의료용과 일반용 시판품이 있고 양자에 정도의 차이는 있지만, 검사의 원리는 같다.

그 원리를 요중(尿中)에 hCG가 있는(임신 가능성이 있다) 경우의 반응으로 살펴보자. 소변 흡수체에 묻힌 소변은 모세관 현상에 의해 반응을 진행한다. 우선 요중 hCG가 항hCG항체 감작 금 콜로이드(항hCG항체와 금 미립자를 붙인 것)와 결합해 복합체를 만든다. 이 복합체를 머금은 소변은 더 나아가 별도 항hCG항체가 고정된 부분에 오면, 복합체가 항hCG항체와 결합해 그곳에 고정된다. 그러면 이곳에 금 콜로이드에 의해 빨간색 선이 나타난다. 이것이 양성 판정이다. hCG와 결합하지 않고 남은 항hCG항체 감작 금 콜로이드가 소변과 함께 더 진행하면, 최후에 항 마우스 항체(항hCG항체에 결합한다)와 결합해 종료 선을 표시한다.

소변에 hCG가 없는 경우에는 최초와 두 번째의 항원 항체 반응이 일어나지 않기 때문에 판정 부분에 복합체가 고정되지 않고 종료 부분에만 선이 표시된다.

 시험에 나오는 어구

융모성선자극호르몬 (hCG)
임신 후에 태반을 만드는 융모라는 조직에서 분비되는 당단백 호르몬을 말한다. 임신 유지 기능을 한다.

항hCG항체
hCG와 결합하는 항체를 말한다. 항hCG항체 감작 금 콜로이드는 이 항체와 금 미립자를 붙인 것을 말한다. 금 코로이드가 아니라 발색 효소인 경우도 있다.

임신 검사약
면역반응을 사용해 hCG의 유무를 조사하는 것으로, 누구나 할 수 있다. 시판품은 다음 월경 예정일 즈음부터, 의료용은 그보다 며칠 전부터 검출이 가능하다.

모세관 현상
가는 물체의 안쪽과 틈새 안을 액체가 침투하는 물리 현상을 말한다.

 키워드

금 콜로이드
금 미립자가 부유하고 있는 용액이라는 의미이다. 금은 안정된 물질로, 입자의 크기와 양에 따라 보라색, 빨간색, 금색 등의 색을 발한다.

요중(소변) hCG 유무로 임신을 알 수 있는 임신 검사약

흡수체에 소변을 묻혀 두면 판정 창에 빨간색 선으로 결과가 표시된다. 표시 방법은 제조사에 따라 다르기도 하지만, 검사의 원리는 같다.

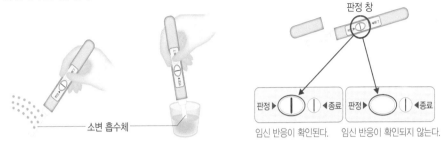

소변 흡수체

판정 창

판정 ▶ ◀종료   판정 ▶ ◀종료

임신 반응이 확인된다.   임신 반응이 확인되지 않는다.

임신 검사약의 원리

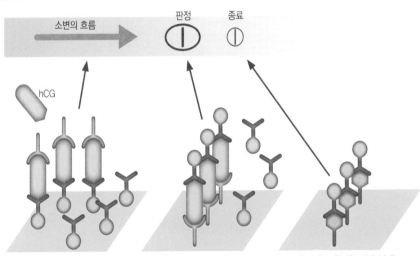

소변의 흐름   판정   종료

hCG

항hCG항체 감작 금 콜로이드

① hCG와 항hCG항체 감작 금 콜로이드가 결합해 복합체를 만든다. 결합하지 않고 남은 일부 항hCG 항체 감작 금 콜로이드는 더 진행한다.

항hCG항체(고정돼 있다)

② hCG와 항hCG 감작 금 콜로이드 복합체가 고정된 항hCG 항체에 포획돼 발색한다. 남은 항hCG 항체 감작 금 콜로이드는 더 앞으로 진행한다.

항 마우스 항체(고정돼 있다)

③ 남아서 흘러온 항hCG항체 감작 금 콜로이드가 항마우스 항체(검사약의 항체는 마우스의 것을 이용한다)에 포획돼 발색한다.

column 임신 검사약에 양성으로 나오면 진찰을 받자

시판 임신 검사약 테스트 결과, 양성이 나오면 의료 기관에서 임신 확정 진단과 임신 관련 모든 검사를 받아야 한다. hCG는 정상 임신뿐 아니라 자궁 외 임신이나 섬유(태반을 만드는 조직)의 질병으로도 분비되므로 병원에서 확실히 진찰받는 것이 중요하다.

인플루엔자 검사

- 48시간 이내에 치료약을 투여하기 위해 신속한 검사가 필요하다.
- 검체 내 바이러스가 키트의 항A 바이러스 항체, 항B 바이러스 항체와 반응하면 양성을 표시한다.

코 등의 점막에서 단시간에 바이러스를 검출한다

인플루엔자는 겨울에 대대적으로 유행하는 바이러스 감염증으로, 유유아나 고령자, 임신한 사람이 걸리면 중증으로 발전하는 경향이 있고, 최악의 경우에는 사망하기도 하는 무서운 질병이다. 바이러스는 쉽게 변이하기 때문에 한 번 감염돼 면역을 획득해도 별 의미가 없으며 몇 번이든 감염된다. 따라서 예방접종을 한 번 받아서는 안 되며, 매년 유행 시기에 들어가기 전에 유행할 것으로 예측되는 형의 백신 접종을 받는 것이 바람직하다.

인플루엔자 치료약은 모두 발증 후 48시간 이내에 투여하지 않으면 효과가 없다. 따라서 결과가 나오기까지 며칠이나 걸리는 검사는 의미가 없다. 따라서 치료약의 보급과 더불어 간단하게 단시간에 결과가 나오는 검사 키트가 개발됐다. 검사 키트는 바이러스의 핵 단백과 그에 대한 항체의 항원 항체 반응을 이용한 것으로, 10~15분 만에 결과가 나온다.

원리는 앞에 나온 임신 검사약과 유사하다. 면봉으로 코와 목의 점막에서 점액을 채취해 검사 키트에 묻히면, 검체가 모세관 현상에 의해 진행하는 사이 키트에 매립된 항A 바이러스 항체와 항B 바이러스 항체 각각과 반응한다. 바이러스와 항체가 결합하면 색이 나타나는 원리이기 때문에 A형 또는 B형에 선이 표시된다면 '검체 안에 그 형의 바이러스가 있다=감염됐다'라는 이야기이다. 아이들을 위해 코 안에 면봉을 넣지 않고 코를 풀어 검체를 채취하는 고감도 키트도 개발됐다.

시험에 나오는 어구

인플루엔자
인플루엔자 바이러스에 의한 감염증을 말한다. A형인 경우 고열이 주요 증상이고 관절 통증, 전신 권태감과 호흡기 증상 등을 일으킨다. 중증이 되면 뇌염을 일으켜 사망하는 일도 있다. A형에는 바이러스가 검출된 지역의 명칭을 따서 A홍콩형, A러시아형이라 불리는 바이러스 외에 2009년에 대유행한 신형 인플루엔자A(H1N1) pdm09가 포함된다. B형의 경우는 설사 등 소화기 증상을 동반하는 경우가 많다.

신속 항원 검사
외래 진료 현장에서 단시간에 결과를 확인할 수 있는 검사를 말한다. 바이러스의 경우, 항체를 측정하는 게 아니라 직접 바이러스 항원의 유무를 측정한다.

메모

바이러스의 변이와 면역
인플루엔자 바이러스는 표면의 단백질(항원) 구조가 쉽게 변이한다. 단백질 구조가 바뀌면 다른 항원이 돼 이전에 획득한 면역은 무효가 된다.

코와 목의 점막에서 채취한 검체로 검사한다

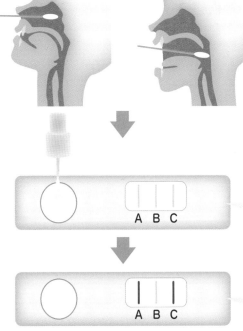

코와 목 안에서 면봉으로 검체를 채취한다. 아이들을 위해 코를 풀어 검체를 채취하는 방법도 개발됐다.

검체를 정해진 순서에 따라 처리한 것을 키트의 구멍에 떨어뜨리고 놓아 둔다.

A나 B에 빨간색 선이 생기면 그 바이러스가 존재한다는 것을 나타낸다. C는 컨트롤=검사가 정상적으로 진행됐다는 것을 나타낸다.

위 그림은 A형 바이러스 양성을 나타낸다.
※ 결과 표시 방법은 제조사에 따라 다르다.

인플루엔자 검사 원리

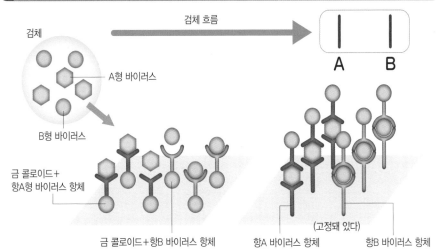

① 검체 내 바이러스와 금 콜로이드가 붙은 항A·항B 바이러스 항체가 결합해 복합체를 만든다.

② 복합체가 고정된 항바이러스 항체에 포획돼 발색하고 키트에 선이 나타난다.

231

찾아보기

그림으로 이해하는 인체 이야기

면역학의 기본

2022. 7. 22. 초 판 1쇄 인쇄
2022. 7. 29. 초 판 1쇄 발행

감　　수 | 마쓰모토 켄지
감　　역 | 김충현
옮긴이 | 김기태
펴낸이 | 이종춘
펴낸곳 | **BM** (주)도서출판 **성안당**

주소 | 04032 서울시 마포구 양화로 127 첨단빌딩 3층(출판기획 R&D 센터)
　　　 10881 경기도 파주시 문발로 112 파주 출판 문화도시(제작 및 물류)
전화 | 02) 3142-0036
　　　 031) 950-6300
팩스 | 031) 955-0510
등록 | 1973. 2. 1. 제406-2005-000046호
출판사 홈페이지 | www.cyber.co.kr
ISBN | 978-89-315-8972-6 (03510)
　　　 978-89-315-8977-1 (세트)
정가 | 16,500원

이 책을 만든 사람들
책임 | 최옥현
진행 | 김해영, 권수경
교정·교열 | 안종군
본문 디자인 | 김인환
표지 디자인 | 박현정
홍보 | 김계향, 이보람, 유미나, 이준영
국제부 | 이선민, 조혜란, 권수경
마케팅 | 구본철, 차정욱, 오영일, 나진호, 강호묵
마케팅 지원 | 장상범, 박지연
제작 | 김유석

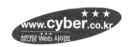

UNDO KARADA ZUKAI: MENEKIGAKU NO KIHON supervised by Kenji Matsumoto
Copyright ⓒ 2018 Kenji Matsumoto, Mynavi Publishing Corporation
All rights reserved.

Original Japanese edition published by Mynavi Publishing Corporation
This Korean edition is published by arrangement with Mynavi Publishing Corporation, Tokyo
in care of Tuttle-Mori Agency, Inc., Tokyo, through Imprima Korea Agency, Seoul.

Korean translation copyright ⓒ 2022 by Sung An Dang, Inc.

편집: 유한회사 view 기획(야마모토 다이스케), 이와이 히로유키(마이나비출판)
커버디자인: 이세 타로(ISEC DESIGN INC.)
본문디자인: 나카오 쯔요시(버즈컷 디렉션)
집필협력: 스즈키 야스코, 호리 요코
일러스트: 아오키 노부토, 아오키 렌지, 이케다 토시오

이 책의 한국어판 출판권은 Tuttle-Mori Agency, Inc., Tokyo와
Imprima Korea Agency를 통해 Mynavi Publishing Corporation와의
독점 계약으로 **BM** (주)도서출판 **성안당**에 있습니다. 저작권법에 의해
한국 내에서 보호를 받는 저작물이므로 무단전재와 무단복제를 금합니다.